作者 简介

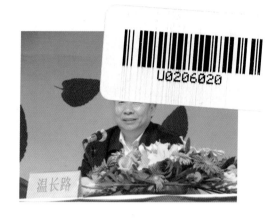

温长路

　　温长路　笔名文苕、寓愚、中医主任医师、作家，享受国务院特殊津贴，中华中医药学会学术顾问。担任国家中医药管理局中医药文化建设与科学普及委员会专家，中国科协精品期刊评审专家，中华中医药学会首席健康科普专家、科学技术进步奖评审专家及上海、福建、湖北等多家中医药院校的客座教授。长期以中医药文化、中医基础理论和卫生政策研究为方向，以中医内科脾胃病及部分疑难杂症研究为主题。已公开发表学术、文化、政论、科普等各类文章1000余篇，出版著作60余种。

实用中药歌诀

（第三版）

温长路　编著

中国医药科技出版社

图书在版编目（CIP）数据

实用中药歌诀/温长路编著．—3 版．—北京：中国医药科技出版社，2012.9

ISBN 978 - 7 - 5067 - 5597 - 9

Ⅰ．①实… Ⅱ．①温… Ⅲ．①中药学 - 基本知识 Ⅳ．①R28

中国版本图书馆 CIP 数据核字（2012）第 174063 号

美术编辑 陈君杞

版式设计 郭小平

出版　中国医药科技出版社

地址　北京市海淀区文慧园北路甲 22 号

邮编　100082

电话　发行：010 - 62227427　邮购：010 - 62236938

网址　www.cmstp.com

规格　787 × 1092mm $^1/_{32}$

印张　18 $^7/_8$

字数　319 千字

初版　1990 年 7 月第 1 版

版次　2012 年 9 月第 3 版

印次　2013 年 9 月第 3 版第 2 次印刷

印刷　北京地泰德印刷有限公司

经销　全国各地新华书店

书号　ISBN 978 - 7 - 5067 - 5597 - 9

定价　**38.00 元**

内 容 提 要

本书继续保持前两版的主要特点，以最新版（新世纪第二版）高校《中药学》教材为蓝本，每类有歌有论，每药有歌有说，分门别类地对教材中涉及到的中药进行提纲挈领式的解读，内容涉及中药名称、性味、归经、功效、炮制方法、配伍宜忌、药理研究等范畴，适合在校学生和基层中医、中西医结合工作者作为辅助读物，并有帮助简便记忆的效果。同时考虑到更大读者群的需要，在旧版的基础上较多地增加了中医药文化元素和养生保健知识，增添了与常见疾病相关的药物处方400余首。本书趣味性、可读性和实用性特点突出，更能适宜中医药知识的传播和普通读者阅读的需求。

三版前言

中医药是人民群众长期同疾病作斗争过程中成功经验的积淀和升华，为中华民族的繁衍昌盛做出了不可磨灭的贡献。数千年来，中医药积累了宝贵的经验，其中有相当一部分具有自主知识产权的价值。在社会不断发展、生活要求和质量不断提高的今天，人们越来越寄希望于以天然药物为健康保障手段的、具有民族特色优势的中医药，能更好地解决预防、保健、治疗、康复中的难题。中医药临床疗效确切、预防保健作用独特、治疗方式灵活、费用比较低廉，特别是随着健康观念变化和医学模式转变，中医药越来越显示出独特优势。

鉴于此，系统研究和掌握中药学的理论和知识，是中医临床的基本功。我国现有中药12800余种，其中药用植物11000余种，药用动物1581种，药用矿物80余种，临床常用的药物也有千种左右。要熟悉并掌握如此庞大的知识体系，的确不是一件容易的事。因此，自古就有不少学者都在研究学习方法的问题，其中为中药写歌作赋不失为一种公认的、有效的手段，历代都有不少朗朗上口的优秀中药歌诀传世。初生牛犊不怕虎，30多年前，笔者就斗胆开始运作这本《实用中药歌诀》了，也算是众多中药歌诀作者队伍中的"滥竽充数"者吧！从刻印本、一版、二版到今天，这本小册子十易其稿，在不知不觉中把我从青年带到了老年，不能不感叹时光之快！

这次修改，仍立足于原书的特色，在坚持构架上以最新版的"全国高等院校规划教材"为基础、在服务对象上以在校就读的学生和普通中医药工作者为主导外，在指导思想和表现内容上也做了如下三个方面的调整：一是在原作每味药物词条的诠释中增大了中医药文化元素的植入，以扩大读者对中医药作为中华优秀文化重要组成内涵的深层次了解和认识，力图表现中医药在建设文化强国战略中的地位和作用；二是加强了中药在养生保健领域内功能的表述，以表达中医药在保障人类健康、预防疾病方面的长处，比较全面地揭示中医药治疗疾病和预防疾病两大体系的精华，力图扩大中医药的普及和应用；三是将服务对象由专业性读者向普通性读者的延伸，在表现内容、手法、语言上更着重于通俗性、实用性、可读性的尝试，力图使它成为能被中医药专业之外的普通读者接受的中医药科普读物。在编排、版式、装帧方面，也在保持原作特色的基础上，按照与时俱进的观点，力图体现出三版新书的新特点、新面貌、新品位来。

潘永祥

2012 年 5 月 16 日　于北京

一版前言

这本小册子经过十个年头，八易其稿，权且初步定型了。多少年来，古今名人为中药写歌者不计其数，在这种前提下动手写这样的书稿，笔者不是没有顾虑和斟酌的。但是，决心最后还是定了。因为，中药歌诀虽多，书归百家，认识各有千秋，当前需要有一个与时下认识比较统一的标准，此其一也；学生为数众多，且具后浪推前浪之势，他们需要一本提纲挈领式的参考书，眼下还没有，此其二也；科学发展到了今天，中药学也在发展中，有许多新的问题需要人们认识，而伴随这种认识运动的还必须有与之相适应的新形式，此其三也；振兴祖国医学，既要提高中医药水平，也要普及中医药知识，而歌诀可以充当后者的"马前卒"，此其四也。

鉴于上述目的，这本书选用最新出版的全国高等医药院校教材《中药学》为蓝本，兼取前几版教材之长，参考古今中外有关中医药学的许多资料编纂而成。在写作方法上，着重突出内容上的功能化，就是以叙述每一味药的功能为立足点，兼及药物的科属、品种、别名、入药部分、产地、采收季节、贮存、炮制方法、服用方法、禁忌、副作用等，也适当写进了一些有关现代药理研究、化学成分分析的内容。在语言上，力求医学专业知识文学化，着眼于运用现代诗韵，使歌诀读起来上口。韵脚的选择，也注意在不损害中医药特色的情况下尽量少用重复字词，以避免吟咏时的干燥感和记忆上的混淆误解。用字力求通俗易懂，少数生冷字用普通工具书都可查到。在笔法上，试将诗歌的夸张、比兴、拟人化手法和一些典故、生活术语引了进来，对科技读物文学化和医理、文理、哲理的结合作了一些学习性的初步尝试。

本书第六稿脱稿后曾经广泛征求过国内中医药专家的意见，得到了中医药界许多老前辈和同行们的支持，并提出不少重要的、有价值的意见，在出版过程中又得到北京中医学院董建华教授、河南科学技术出版社李娜娜副编审的直接关照，藉此谨向他们致谢。

由于笔者专业水平有限，文学功底浅薄，故虽力求少出失误乃至笑话，恐难以避免。恳望得到贤达之士的批评、帮助、指教，以期再版时能有较大提高。

温长路
1990 年 6 月　于洛阳

再版前言

《实用中药歌诀》出版至今已经 8 年了。在接到中国医药科技出版社要再版这本书的通知后，我又对这本书进行了第九次修改，把它献给关心这本书的读者。

说实话，这次再版是出乎我意料的。虽然这本书出版后受到读者，特别是在校学生和广大青年读者的欢迎，在一所学校就曾销售出 1000 多册，并造成了脱销。去年至今，曾有不少读者通过各种渠道和我联系，要求重印。我也曾为读者的这份厚爱产生过冲动，有过重印一次的想法。但出书难，售书也难，我本人又没有能力分担发行方面的任务，故虽有念头也不敢奢望，回想当时出书的经过更使我的这种想法逐渐淡化。为了这本书，我写了 10 年改了 8 稿，曾多次印发全国几十所中医药院校和医疗单位征求专家意见并交学生试用。书稿写成后，经过与几家出版社联系出版，最后得以在中国医药科技出版社出版面世。因此，我对为这本书出版给予支持和帮助的李书祯编审、彭泽邦责任编辑一直都保存着那份感激之情。出版社这次决定再版这本书，对一个作者来说真是再好不过的褒奖，我本人十分感谢！

我这次仍把广大在校学生和青年朋友作为本书的主要读者，并兼顾向社会普及中医药知识的需要，以新出版的《中药学》教材为基础，对第一版《实用中药歌诀》进行必要的调整和修改。因为新版教材中，

1

有多种中药的分类和组合发生了改变，或由甲类变为乙类，或仍在甲类却发生了顺序上的变动。因此，不仅要根据每类药物的组成重新写分类歌，而且要在同类药物中重新进行排列，使一些药物分类更趋于合理和科学化。与上版《中药学》相比，新版《中药学》教材中还收入了大量的新方，为了帮助学生全面了解处方出处和药物的全部组成知识，我尤觉得有编写方剂索引的必要。我以《中药学》教材为母体，参阅了《方剂辞典》等文献，在此次修订中做了大量工作。

"删繁就简三秋树，领新立异二月花"。在古今哲人众多的歌诀面前我既没有删繁就简之胆，也没有领新立异之能，因此在我的笔下是很难生出"二月花"和"三秋树"的。不过有正规的《中药学》教材和其他科学工作者写出的优秀读物作为基础，本书作为辅助参考读物，能否对读者了解一般中医药知识起到些提纲挈领作用，也或许不是狂妄之想。

我期待着中医药界同仁们和广大读者再次给予这本书以关心和指正！只要是读者朋友和人民健康需要，我愿意将这本书再修改一百次，一千次！

温长路
1998 年 5 月 18 日　于洛阳

CONTENTS **目录**

总　论 / 1

1

各　论 ／19

一、解表药　　　　　　　　　　　　　／ 20

（一）发散风寒药　　　　　　　　　／ 20

（二）发散风热药　　　　　　　　　／ 34

目 录

目　录

目 录

总　论

一、中药源流歌

中华地阔海域宽，天南海北有药源，
植物动物和矿物，遍布田亩与山川。
药物发现劳动中，汤液问世酒为先，
药食并用论五味，西周已有医师篇[1]。
《山海》《诗经》写药事，神农《本经》举大幡，
《内经》说药立丰碑，长沙汉墓《病方》全[2]。
《药论》见于《史记》中，域外香药已内传[3]，
陶氏《集注》立新功，《辅行诀》中显倪端[4]。
雷敩首著《炮炙论》，多法炮制疗效添，
唐代《新修本草》书，盛事立言各有专[5]。
宋金《开宝》《嘉佑》书，收药论用再超前，
《证类本草》成新星，点校诠释更规范[6]。
明代医家李时珍，《本草纲目》震坤乾，
科学巨著惠人类，世界记忆挂桂冠[7]。
清代趋来本草热，专著如云难尽言。
首推大家赵学敏，拾遗补漏增内涵[8]。
民国药学有特色，一本辞书成大观[9]，
五彩夺目校园书，都是名流心血捐。
五星红旗换天地，药学又升百尺竿，
科学管理标准化，继承发扬紧加鞭[10]。

【注释】

[1] 关于中医药有正式文字的记载，可追溯到甲骨文时代，其中已有酒作为药用的记载。汤液和西周时期（公元前1066~前771年）专业医师的出现，是中医药逐渐走向成熟的重要标志。

[2] 先秦至两汉时期，论述药物学知识的专著和社会学著作都很多，如《山海经》、《诗经》等著作中有大量地涉及药物学的内容，从多侧面印证了当时对药物学的认知和普及状况；《黄帝内经》和《五十二病方》从专业层面的精深论述，更是中医药学逐渐成熟的实录。东汉末期（公元二世纪）成书的《神农本草经》，是汉代以前我国药物学知识和经验的总结，为我国现存最早的药物学专著。

[3] 两汉至南北朝时期，随着中外文化交流的发展，西域和南海诸国的檀香、沉香、龙脑、苏合香、乳香等香药陆续传入中国市场，成为我国药学宝库的补充。

[4] 梁代陶弘景（公元456~536年）搜集和整理历代用药经验，写成《神农本草经集注》七卷，载药730种，成为中药学中的又一创举。此书价值连城，残卷存于敦煌石窟，后被法国人伯希和劫掠，幸存的部分内容流传于民间。近年来经数位中医药学家搜集整理，成《辅行诀五脏用药法要》一书面世。

[5] 唐代是我国本草学飞速发展的时代，李勣、苏敬等依靠国家行政力量支持主编的《新修本草》（又称《唐本草》）图文并茂，开创了世界药学著作先例，是世界上最早的一部药典学著作。期间相继出版的《本草拾遗》、《千金要方》、《蜀本草》、《食疗本

草》、《海药本草》等对药物学都有专门性研究，进一步丰富了中药学的内容。

〔6〕公元975年刊行的《开宝本草》、1060年刊行的《嘉祐补注本草》，是伴随宋代中药学发展而产生的见证之作，对后世中药学的发展广有影响。唐慎微的《经史证类备急本草》（后世简称《证类本草》）开创了我国中药学研究史上的又一个新纪元，成为药物学研究的重要代表作。

〔7〕明代的医药成就有许多是可大书特书的，但对人类产生重大影响的莫过于医药学家李时珍的《本草纲目》，它集历史上中药学研究成果之大成，成为我国本草学研究史上的巅峰巨著。问世至今，一直左右着药物学传承的进程，于2010年3月、2011年5月先后入选《世界记忆亚太地区名录》和《世界记忆名录》。

〔8〕清代本草研究之风盛行，留下的各种药学著作有数十种之多，著名的如汪昂的《本草备要》、吴仪洛的《本草从新》、刘若金的《本草述》、严西亭的《得配本草》、邹澍的《本经疏证》、张璐的《本草逢源》、张志聪的《本草崇原》等，尤以医学家赵学敏（约公元1719～1805年）的《本草纲目拾遗》影响最大，他广泛搜集和整理包括民间用药经验在内的中医药知识，大大丰富了我国的药学宝库。

〔9〕民国时期，由陈存仁主编的《中国药学大辞典》，成为重要的专业工具书；张山雷、秦伯未、何廉臣、张锡纯等编著的大量书籍不仅影响到业界，而且还成为学校教育的用书，推动了中药学前进的步伐。

〔10〕中华人民共和国成立之后，我国中药学得

到了长足的发展，对大量古籍的系统整理出版、大批药学著作的编写发行和广泛开展的中药资源普查、中药科学研究，以及专门中药人才的培养工程等，使中药学的继承、创新、发展出现了历史上从未有过的繁荣局面。

二、中药采集歌

1. 植物药生长环境歌

采集中药难不难，熟悉环境是关键，
地势水分和土壤，还有气候热与寒，
若是有君不相信，略举几例来商研。
想采茵陈苍耳子，香附生地加车前，
大蓟小蓟败酱草，蒺藜葶苈半边莲，
找时循着三条路，田间道旁沟河边。
要采浮萍莲菖蒲，芦根芡实蒲黄般，
水中沼泽游一游，池塘湖泊玩一玩。
寻找党参五味子，升麻赤芍同路兼，
半阴半阳地带走，再踏高山和沃原。
柴胡知母好寻觅，苍术瞿麦易发现，
多在山坡向阳处，顺便带回威灵仙。
半夏南星穿山龙，黄精玉竹同道攀，
顺着树林细心瞧，找到药物不空还。
卷柏石韦长石碴，高山阴湿住不厌，
遍地有药皆是宝，慧眼方能识泰山。

2. 中药采收时令歌

中药采收看时令，二十四节须分明[1]。

花盛开时采全草，枝繁叶茂已长成。

花前花期采叶时，有效成分最充盈

采花莫待花瓣落，酿蜜时节正行动[2]。

果实种子长成熟，特殊功效用生青[3]。

根与根茎春秋挖，或将眠时或待醒[4]。

树皮根皮查浆液，春夏旺季有奇功。

药有千万法千万，注意同中求不同。

【注释】

[1] 各种植物药材都有一定的采收时节和方法，应区别对待。可遵循的共同规律是，一般都依据其根、茎、叶、花、实等入药部分的成熟程度，在其有效成分含量最高的时段进行采集。

[2] 花类药物的采收，要根据药用的需要，安排不同的时段：有的要采在花含苞欲放时，如金银花、辛夷花；有的要采在花刚刚开放时，如月季花；有的要采在花盛开时，如菊花、旋覆花。蜜蜂酿蜜的佳季，正是花盛开之时，可作为采收花粉的参考时段。

[3] 果实和种子类药，通常都在成熟时采收，但也有些药物需要采集在未成熟时，如青皮、枳实、乌梅等。

[4] 根与根茎的采集，一般在秋天植物部分开始枯萎或早春植物开始生长抽苗之前。这里用"将眠"比"枯萎"，借"待醒"喻"复苏"。

三、中药炮制歌

1. 药物炮制歌

药物炮制有讲究，关系药效大与否。
消除降低毒烈性，改变性能顺证投。
除去杂质及废物，便于制剂和藏收。
挑拣簸筛刮刷剔，切铡捣碾镑锉剖，
纯净粉碎有规格，如此制法称之"修"[1]。
淋洗泡漂浸润飞，去秽矫味求软柔，
搅拌沉淀取精华，总归水制这一筹。
火制程度有差别，炒炙煅煨功效奏。
蒸煮淬潭又一法，水火共制使计谋。
发芽发酵制成霜，法有多端说不够[2]，
具体情况区别待，经验要到干中求。

2. 药应忌铁歌 *[3]

知母桑皮天门冬，首乌生熟地黄分。
偏宜铜片竹刀切，铁器临之便不驯。

3. 六陈歌[4]

枳壳陈皮半夏齐，麻黄狼毒及茱萸，
六般之药宜陈久，入药方知奏效奇。
陈皮须用隔年货，麻黄三载始相宜。
大黄必用锦纹者，不过三年力不及。
医家不用新荆芥，鲜品木贼药不须。
芫花本是阴中物，不怕如丝烂绵纰。

7

4. 常用制剂歌

中药制剂有多样，酒冲片膏丸散汤。

丹剂注射鲜药汁，各具千秋说端详。

汤剂力宏吸收速，掌握火候与水量[5]。

散剂制法简而便，冲服撒布吹鼻腔[6]。

丸剂蜜药水糊掺[7]，方便制备和贮藏。

膏剂内服好吸收，外治风湿疥疡疮。

酒剂分为热冷浸[8]，储久不坏是琼浆。

丹剂量小作用大，升华汞矿和硫黄[9]。

片剂携带更适宜，男女老幼都相当。

冲剂随用随溶解，如饮香茶进肚肠。

鲜药捣汁疗效捷，内吃外敷保安康。

针剂注射最直接，争分夺秒救危亡。

根据需要选剂型，推陈出新循规章。

【注释】

[1] 指修制，包括纯净处理、粉碎处理、切制处理等程序，是中草药最基本的炮制方法。

[2] 中药的炮制方法很多，除修制、水制、火制、水火共制外，还有发芽、发酵、制霜等多种制法。具体用哪种制法，要根据临床需要而定。

[3] 有"＊"的均选自《本草诗解药性注》，后同。

[4] 本首前四句内容出自《药性赋》，后八句出自《药鉴》，但前后韵律不和，笔者依前韵进行了重编。

[5] 煎煮汤药一定要严格掌握用水和火候，以保证药中有效成分煎出，充分发挥疗效。用水包括水的卫生状况、水的质量和水的用量多少。

火候则是指要根据不同药物的不同性质和质地，分别采取的武火、文火、久煎、次第煎煮（分别先后）、包煎等不同的煎煮方法。

[6] 散剂药一般呈粉末状，或用温开水、酒类等冲服，或外用撒布于疮伤面，或直接吹于鼻腔、咽部。

[7] 丸剂是将药物碾成末，以蜜、水或米糊、面糊、酒、醋、药汁等为赋形剂制成的固体剂型。

[8] 酒剂就是一般说的药酒，是用白酒或黄酒浸泡药材而成的。制法上分为热浸和冷浸两种，用法上分为内服和外用两种。

[9] 丹剂多系用含汞、硫黄等矿物经过加热升华而成的化合制剂。习惯上，也有把一些贵重药物或有特殊功效的药物剂型称为丹的。

四、中药性能歌

1. 四气五味歌

药物有性又有味，立法用药有常规。

寒热温凉称四气[1]，还有平性少是非；

热者寒之寒者温，辨证施治灵活配。

辛甘酸苦咸五味[2]，涩淡芳香也在内；

辛味发散行气血，滋补润养增光辉；

甘味补益又和中，缓急调停作介媒；

酸涩收敛兼固涩，汗泻尿精血证给；

苦味主泻通降清，燥湿坚阴大功垂；

咸味软坚散结块，泻下通便施恩惠；

淡味渗湿并利尿，芳香化湿通窍隧。

性味互参辨同异，准确用药驱魔魅。

2. 五味所伤歌[3] *

食酸伤脾肉胝皱，食苦伤肺皮毛槁，

食甘伤肾则骨痛，食辛伤肝枯筋爪，
食咸伤心脉凝涩，五味所伤当分晓。

3. 药分阴阳歌 *

天有阴阳六气明，寒热温凉四时行。
地有阴阳化五味，酸苦甘辛咸淡成，
辛散酸收淡渗泄，咸软苦泻甘缓平。
酸苦涌泻阴味浊，辛甘发散阳气清。
轻清成象行乎上，亲下重浊阴成形。
清之清者发腠理，阳中之阳厚气升。
清之浊者实四肢，阳中之阴薄气功。
浊之浊者走五脏，阴中之阴味厚浓。
浊之清者归六腑，阴中之阴薄味通。

4. 药有升降浮沉歌 *

凡药轻虚浮而升，若是重实沉而降。
味薄升生厚沉藏，气薄降收厚浮长。
气厚味薄浮而升，味厚气薄沉而降。
气味俱厚能浮沉，气味俱薄可升降。
酸咸无升甘无降，寒凉无浮热无沉，
升浮上窍发腠理，沉降下窍走五脏。

5. 药分上下内外气血歌 *

质轻上行入心肺，质重下行走肝肾。
中空发表内实攻，枝达四肢皮肤行，
为心为干行脏腑，枯燥入卫润入营。
上下内外以此分，气血不以类相从。

6. 引经报使歌[4]

小肠膀胱属太阳，藁本羌活是本疆。

三焦胆与肝胞络，少阴厥阴柴胡强。

太阳阳明并足胃，葛根白芷升麻当。

太阴肺经中焦起，白芷升麻葱白乡。

脾经少与肺部异，升麻兼之白芍详。

少阴心经独活主，肾经独活加桂良。

【注释】

[1] 寒、热、温、凉四种药性，称为"四气"，其中温热与寒凉属于两类不同的性质，而温与热、寒与凉只是程度上的差异。还有一些寒热属性不显著、作用也比较缓和的药称为"平性"药，也属于四气的范畴。

[2] 五味，是指辛、甘、酸、苦、咸五种药味，实际上不止五种，尚有淡味、涩味和芳香类药物等。但基本的滋味是五味，故仍称"五味"。不同的味有不同的作用，相同的味有相近或共同的作用。

[3] 正常情况下，五味并不伤人；这里说的所伤，实际是指五味太过或不及而造成的。

[4] 本首选自《药鉴》，但原文第二、八句皆为"乡"字，犯用字忌讳，故将第二句尾的"乡"字改为"疆"字。

五、中药运用歌

1. 中药配伍歌

中药配伍有法典，药物"七情"临证参[1]。

单药治病称单行，病情单纯针对拣。

功效性能类似药，相须为用疗效添。

一药为主一药辅，求得同处相使唤。

相畏相杀实质同，削尔毒性制彼偏[2]。

两药牵制失药效，实为相恶莫同宣。

相反用药大禁忌，毒副作用非一般。

是取是舍是防备[3]，先人经验再实践。

2. 十八反歌△[4]

本草明言十八反，半蒌贝蔹及攻乌，

藻戟遂芫俱战草，诸参辛芍叛藜芦[5]。

3. 十九畏歌△

硫黄原是火中精，芒硝一见便相争，

水银莫与砒霜见，狼毒最怕密陀僧，

巴豆性烈最为上，偏与牵牛不顺情，

丁香莫与郁金见，牙硝难合京三棱，

川乌草乌不顺犀，人参最怕五灵脂，

官桂善能调冷气，若遇石脂便相欺，

大凡修合看顺逆，炮爆炙焯莫相依。

4. 妊娠禁忌歌△

蚖斑水蛭及虻虫，乌头附子配天雄，

野葛水银并巴豆，牛膝薏苡与蜈蚣，

三棱芫花代赭麝，大戟蝉蜕黄雌雄，

牙硝芒硝牡丹桂，槐花牵牛皂角同，

半夏南星与通草，瞿麦干姜桃仁通，

硇砂干漆蟹爪甲，地胆茅根与䗪虫。

5. 五病所禁歌△

筋病食酸收引急，骨病食苦重难举，

肉病食甘壅气肿，气病食辛散益虚，

血病食咸凝涩渴，五病所禁此为律。

6. 脏腑辨证用药歌[6]

五脏六腑人之本，辨证用药有分寸，
临床运用各有爱，罗列几味告诸君。

（1）心与小肠

心与小肠开首韵，补益心气用人参，
茯苓远志炙甘草，黄芪党参孩儿参，
附子肉桂温心阳，干姜桂枝薤白均。
当归阿胶补心血，枸杞龙眼大枣存。
玉竹丹参和百合，麦冬熟地养心阴。
安神远志夜交藤，龙牡酸枣柏子仁。
菖蒲麝香开心窍，苏合冰片加郁金。
连翘黄连清心火，栀子竹叶灯草心。
三七丹参通心瘀，山楂红花赤芍吞。
吴萸肉桂温小肠，豆蔻乌药建功勋。
大小蓟清小肠热，滑石瞿麦白茅根。

（2）肝与胆

肝胆相共是一体，柴胡郁金理肝气，
香附香橼川楝子，元胡乌药青陈皮。
当归白芍补肝血，阿胶胎盘与熟地，
川芎首乌鸡血藤，枸杞桑椹怀牛膝。
生地首乌滋肝阴，女贞旱莲山茱萸，
鳖甲龟甲龟板胶，枣仁知母共枸杞。
桑叶菊花清肝热，丹皮黄芩也相宜，
牛黄青箱决明子，芦荟钩藤显效力。
龙胆草泻肝胆火，茵陈青黛功可及，

栀子青蒿胡黄连，金钱羚羊亦可取。

川芎归尾又一类，丹参赤芍活肝瘀，
三棱莪术五灵脂，蒲黄红花乳没齐。

潜肝阳选石决明，赭石磁石生牡蛎，
龙骨白芍珍珠母，罗布麻加刺儿蒺。

天麻钩藤熄肝风，全蝎地龙和蝉衣，
僵蚕蜈蚣羚羊角，菊花牛黄创业绩。

温肝温胆小茴香，肉桂橘核寒气驱，
吴萸山萸酸枣仁，白芍地黄能配匹。

清胆柴胡白芍选，黄芩连翘不多余。

（3）脾与胃

脾胃相帮居中州，参芪补气砥中流，
白术山药炙甘草，莲子芡实与扁豆。

附子干姜温脾阳，苍术砂仁肉豆蔻，
吴萸蔻仁补骨脂，仙茅益智功亦收。

柴葛升麻提中气，理中木香能成就，
再配苏梗和枳壳，藿香佩兰陈皮厚。

苍术半夏燥脾湿，理中之药功兼偶。

滋养脾阴山药入，黄精芡实志可酬。

养胃阴选天花粉，石斛麦冬玉竹求，
沙参乌梅大生地，石膏芦根也可投。

益胃气用糯稻根，西洋孩儿党参购。

知母石膏清胃火，三黄青叶忙不休，
竹叶芦根寒水石，滑石葛根公英凑。

散寒高良生干姜，胡椒丁香吴萸优。

降逆赭石旋覆花，柿蒂杷叶卜子秀。

泻胃实有玄明粉，大黄枳实槟榔究。
消食滞服鸡内金，莱菔陈皮三仙酬。

（4）肺与大肠

肺与大肠互为用，滋养肺阴天门冬，
百合沙参川贝母，阿胶石斛与黄精，
生地芦根天花粉，玉竹银耳胎盘应。
参芪山药补肺气，白术白及蛤蚧能，
冬虫夏草炙甘草，黄精百合再立功。
栀子黄芩清肺热，银翘知母石膏生，
桑菊玄参桑白皮，牛蒡板蓝与大青。
细辛紫菀温肺寒，生姜干姜胡椒倾，
百部苏叶款冬花，麻黄桂枝更有名。
杏仁前胡宣肺气，射干蝉蜕配桔梗，
百部桑叶牛蒡子，紫苏麻黄荆防风。
细辛白果止肺咳，五味苏子加地龙，
蛤蚧海蛸核桃仁，牛黄麻黄及钩藤。
蜂蜜柿霜润肺燥，花粉梨膏共南杏。
前胡杷叶降肺气，苏子卜子马兜铃。
五味五倍敛肺气，诃子白果乌梅中。
止肺血用仙鹤草，白及旱莲亦可征。
泻肺水用葶苈子，桑皮二丑并能赠。
化热痰用瓜蒌仁，竹茹贝母胆南星。
温寒痰用白芥子，桔梗橘皮半夏统。
除痰核用夏枯草，昆布皂角金银礞。

通鼻窍用苍耳子，辛夷藁本白芷从。

涩大肠有赤石脂，龙牡诃子五倍送。

清肠热有连柏芩，槐花地榆白头翁。

泻肠积有玄明粉，槟榔腹皮大黄兄。

润肠燥有火麻仁，桃杏郁李肉苁蓉。

温大肠同温脾胃，雷丸鹤虱杀肠虫。

（5）肾与膀胱

肾与膀胱完本篇，温阳桂附巴戟天，

仙茅锁阳胡芦巴，大云鹿茸威灵仙。

益肾精取益智仁，鹿茸龙牡共胎盘，

菟丝金樱覆盆子，五味桑椹也可参。

滋肾阴用山茱萸，枸杞女贞配旱莲，

熟地首乌紫河车，菟丝鳖甲及龟板。

壮筋骨用骨碎补，杜仲狗脊与续断。

鹿筋防己五加皮，牛膝寄生结良缘。

固肾气选核桃仁，五味人参蛤蚧专。

填肾精取紫河车，鹿角龟甲阿胶掺。

利水二苓泽泻优，木通滑石加车前。

防己通草地肤子，冬瓜表皮莫小观。

通淋萹蓄海金沙，草薢石韦共金钱，

瞿麦地龙甘草梢，琥珀滑石功效全。

利湿热有龙胆草，茵陈地肤栀子杈。

泻相火用地骨皮，知母黄柏玄参兼。

【注释】

[1] 前人把单味药的运用同药与药之间的配伍关

系总结为七个方面，称为药物的"七情"。这七个方面是：单行、相须、相使、相畏、相杀、相恶、相反。

[2] 相畏和相杀实际上是同一配伍关系的两种说法，是指药物间相互对持作用而言的，指的是一种药物能减轻或消除另一种药物的毒性或副作用。换句话说，就是一种药物的毒性或副作用能被另一种药物减轻或消除。

[3] 药物"七情"中有些对提高疗效是有帮助的，如相须、相使，因此临证时可采用这些方法，这就是"取"。有些因能产生毒性反应或强烈的副作用，属于配伍禁忌的，如相恶、相反，就必须"舍"。有些有利有害，要用其利避其害的，如相畏、相杀。

[4] △选自《药性赋》。

[5] 乌头反半夏、瓜蒌、贝母、白蔹、白及；甘草反大戟、芫花、甘遂、海藻；藜芦反细辛、芍药、人参、沙参、苦参、丹参、玄参等。

[6] 脏腑用药中的药物，只是应用中的例子，并非药物的全部；况且同一种药物往往有多种功效，例子中只能抓住其中的一个方面，亦不是其功能的全部。

各 论

一、解表药

（一）发散风寒药

发散风寒葱白姜，桂枝紫苏和麻黄，

辛夷胡荽鹅不食，香薷白芷加荆防，

羌活藁本苍耳子，桂柳细辛效果良。

解表药，具发散表邪、解除表证之功。邪有风寒、风热两种，药有辛温、辛凉两类。

发散风寒药，味辛能发散，性温而胜寒，故均具发散风寒的作用。适用于外感风寒而见恶寒、发热、无汗、头痛、身痛、舌苔薄白、脉浮紧的风寒表实证，部分药物兼治咳喘、水肿、疮疡及风湿痹证。

本类药物大多有较强的发汗作用，不可用之过量，以免造成气耗津伤；体质虚弱者，尤当慎之。

麻黄 （《神农本草经》）

麻黄辛温发汗，主治外感风寒，

利尿消肿散结，开宣肺气平喘。

麻黄，为草本状小灌木。因其茎枝颜色呈黄绿色，触之有粗糙感而得名。主产我国华北地区和甘肃一带。

麻黄味辛、微苦，性温。辛主散，苦胜湿，温胜寒，故能宣肺气、开腠理、发散风寒，以治风寒表实之证；并能温膀胱、促气化、利尿消肿，以消溢于肌肤之水。《本草纲目》云："麻黄乃肺经专药，故治肺病多用之。张仲景治伤寒，无汗用麻黄，有汗用桂枝。"此外，麻黄还能治疗风寒外束、肺气壅遏的喘咳之证和寒邪凝结的风湿痹痛、阴疽、痰核等。麻黄入方如麻黄汤、三拗汤、小青龙汤、麻杏石甘汤、甘草麻黄汤、越婢加术汤等。

药理研究显示，本品及其提取物分别具有发汗、利尿、抗病毒及缓解支气管平滑肌痉挛等作用。

桂枝 （《名医别录》）

桂枝上肢横行，发汗解肌常用，

温经通脉散寒，助阳化气镇痛。

桂枝，是植物肉桂的嫩枝，主产我国两广、云贵地区。习惯上将枝条如柳枝者，称为"柳桂"；将皮薄者，称为"薄桂"。

桂枝，味辛、甘而性温，发散用其辛，以治风寒表虚之证；驱寒用其温，以治风湿痹痛和水湿内停的痰饮证，以及妇科寒凝经脉诸证。色赤而入血分，通阳气，用于胸痹、胸痛或心悸、脉结代之证。桂枝常和麻黄配伍，俗云："桂枝加麻黄，发汗力倍增"。关于桂枝与肉桂的区别，有医家云："盖外无恶寒发热之表证，则不必用桂枝；内无眩悸吐涎之里证，则不必用肉桂"（王旭高《王旭高医书六种》）。桂枝入方，如麻黄汤、桂枝汤、枳实薤白桂枝汤、小建中汤、温经汤、桂枝附子汤、苓桂术甘汤、五苓散、炙甘草汤、桂枝茯苓丸、桂枝加桂汤等。

药理研究显示，本品及其提取物分别具有降温、解热、抑菌、镇痛、镇静、利尿、强心等作用。

紫苏 (《名医别录》)

紫苏阴干生用，发汗解表首功，
行气止呕良药，安胎醒脾宽中。

【附】紫苏梗
　　　苏梗与叶并用，功专利膈宽胸，
　　　顺气安胎可靠，又解痞闷胀痛。

紫苏，为一年生草本植物，主产于台湾、浙江、江西、湖南等中南部地区，在我国已有2000多年的历史。因入药多取花叶紫色者为佳，故而得名。紫叶之外花叶尚有绿色、白色、红色的等多种，故有白紫苏、青苏、赤苏、红苏、黑苏、皱叶苏等多个别名。紫苏既可作为蔬菜食用，又是治病的药物。

紫苏入药，分为叶与梗两部分。以叶入药，发表散寒，关之于肺；行气宽中，系之于脾；以治疗感冒风寒、脾胃气滞和妊娠呕吐诸证，并能解进食鱼蟹而引起的腹痛、吐泻等不良反应。紫苏入方，如羌苏达表汤、杏苏散、香苏散、藿香正气散等。

紫苏梗，与紫苏效同，但尤善于利膈宽肠、顺气安胎之用。

药理研究显示，本品有解热、抑菌、促进肠蠕动和缓解支气管痉挛的作用。

生姜 （《名医别录》）

生姜温中止呕，发汗解表性柔，
温肺散寒止咳，阴虚内热勿投。

【附】生姜皮、生姜汁

姜皮和脾行水，利尿水肿以退，
姜汁开痰止呕，清脑醒神不菲。

生姜，为药食两用之品，全国各地有产。它有嫩、老之分，嫩姜又称"子姜"，老姜又称"母姜"，入药以母姜为效优，故俗语有"干姜有枣，越老越好"之说。

生姜，味辛而性微温，走肺经，以治轻度感冒和咳嗽属外感风寒者；走脾经，以治胃寒呕吐，并能解半夏、南星、鱼蟹之毒。元·吴瑞在《日用本草》中对生姜有"治风寒、伤风、头痛、九窍不利"之论。生活保健和疾病防治中，生姜都是被广泛应用的，仅《伤寒论》一书中用到它的就有39方。生姜入方，如桂枝汤、小半夏汤、杏苏二陈汤等。

生姜皮，与土相连，味辛性凉，和脾行水以消水肿，入方如五皮饮。

生姜汁，功偏开痰止呕，又对中风痰迷神昏者的恢复有辅助疗效。

药理研究显示，本品能促进消化液分泌，保护胃黏膜和抗溃疡、保肝、利胆、抗炎、抑菌、解热、镇痛、镇吐等作用。

香薷 （《名医别录》）

香薷归于肺胃，解表化饮利水，

夏月风寒感冒，药到湿除热退。

香薷，是芳香类植物，因其味香而质纤细得名。"薷"是汉字中稀用的字，基本是香薷的专用名。"今人多不识此字，北人呼为香茸，南人呼为香菜，其实皆音讹耳"（赵书向《肯綮录·下·香薷》）。

香薷，归肺、胃二经，解表以发汗出，化饮以消水肿，利水以通小便，和中以化水湿，为夏季感冒要药。民谚有"冬月用麻黄，夏月用香薷"说，可见同是发汗药，因发病时间不同，具体运用是有差异的。香薷入方，如香薷散、深师薷术丸等。

药理研究显示，本品及其提取物有发汗解热、利尿、抑菌、抗病毒和刺激消化腺分泌及促进肠蠕动等作用。

荆芥 (《神农本草经》)

荆芥归于肺肝，疏散风热风寒，
发表透疹消疮，止血尚须炒炭。

荆芥，原名"假苏"，以其香气似苏之故。民间以其入菜，也有称"姜芥"的，近年来甚至有走上大饭店餐桌的趋势。

荆芥，味辛，性微温，祛风解表，秉性平和。配伍辛凉解表药，能治风热表证；配伍辛温解表药，能治风寒表证。同时具有除风作用，用于风疹瘙痒或麻疹透发不畅的治疗，对于疮疡初起有表证者亦有较好的效果。荆芥炒炭后有止血作用，可用于衄血、便血、崩漏等症。该药不宜久煎，入方如荆防败毒散、银翘散、透疹汤、消风散、银翘败毒散等。

药理研究显示，本品有增强皮肤血液循环、增加汗腺分泌和解热、抑菌、抗炎、镇痛等作用。

防风 (《神农本草经》)

防风祛风解表，膀胱肝脾是操，
止痉止泻多能，寒湿痹痛皆消。

防风，又名"屏风"。从字面上看，与"风"有割不断的联系。李东垣说："防风，治一身尽痛，随所引而致，乃风剂中润剂。"《本草经疏》说："防风，治风通用。"《本草汇言》说：

"防风，散风寒湿痹之药。"《本草正义》说：
"防风，通治一切风邪，故《本经》以'主大
风'三字为提纲。"《日华子本草》说：防风
"治三十六般风"。

防风，味辛、甘，性微温，缓而不峻，为治
疗外风要药。发散风寒、风热均有功效，祛风胜
湿止痛为其专长。凡感受外来之邪所致表证及风
湿疼痛、破伤风轻证和肝郁侮脾而引起的腹痛泄
泻，均可用之。防风入方，如荆防败毒散、羌活
胜湿汤、玉屏风散、消风散、蠲痹汤、玉真散、
升阳益胃汤、痛泻要方等。

山西和顺一带，有农历腊月初八吃"防风
粥"的习俗，说是"可以御寒"。这是药食结合
的产物，是我国中医食疗的内容。生活中的"防
风粥"五彩斑斓，如防风大米粥，有健脾益气、
祛风胜湿的长处；防风玉米粥，有和中开胃、强
心增智的作用；防风麦片粥，有促进溃疡愈合、
改善筋骨功能的效果等。还可以适当配入菠菜、
胡萝卜、绿豆、鸡汁、羊肉、猪肝、排骨等做成
各种风味的食品粥，针对不同的体质合理选用。

羌活 （《神农本草经》）

羌活散寒止痛，膀胱肾家为庭，
舒筋活络走上，解表祛湿除风。

羌活，主产于云、贵、川、甘诸省，是我国
古代少数民族西羌的居住地，故而得名。唐代文

人王之涣《凉州词》中"羌笛何须怨杨柳，春风
不度玉门关"中的"羌笛"即指此事。

羌活，有较强的发散风寒和止痛效果，用于
外感风寒所致的头痛、身痛、肢节痛、肩背痛诸
证，尤以上半身疼痛效果更佳。《品汇精要》赞
之曰："主遍身百节疼痛，肌表八风贼邪，除新
旧风湿，排腐肉疽疮。"羌活入方，如九味羌活
汤、羌活胜湿汤、蠲痹汤、羌活芎藁汤等。

药理研究显示，本品有解热镇痛、抗炎抑菌
等作用。本品气味浓烈，用量过多，易致呕吐，
应恰当掌握剂量。

白芷 (《神农本草经》)

白芷善通鼻窍，祛风止痒解表，

消肿排脓止带，阳明诸痛显效。

白芷，为多年生草本植物，被古人誉为"香
草"。有诗赞云："摩诘本诗老，佩芷袭芳荪"
（苏东坡《凤翔八观·王维吴道子画》）。"白芷
花开绕屋香，一时秋思入江乡，云多水阔人难
见，楚竹歌声动夕阳"（僧德祥《闻芷》）。

白芷，归肺、胃二经，为治疗鼻渊头痛的要
药。一主外感风寒，二治阳明诸痛（头、眉棱
骨、齿），三消疮疡肿痛，四能燥湿止带，五除
风湿瘙痒。白芷入方，如九味羌活汤、都梁丸、
川芎茶调散、一捻金散、风热散、神仙飞步丹、
苍耳子散、白带丸、仙方活命饮、托里消毒散、

托里透脓散等。

药理研究认为，本品有解热、抗炎、镇痛、解痉、抗癌和升高血压的作用。

细辛 (《神农本草经》)

细辛解表散寒，祛风又治鼻渊，

善治头牙痹痛，温肺化饮祛痰。

细辛，古称"细条"，因"其根细，而其味极辛，故名之"（苏颂《嘉佑补注神农本草》）。南朝人庾肩吾诗句中的"折花牵短树，攀丛入细条"，指的就是它。

细辛，芳香走窜，祛风、散寒、止痛作用好，能治疗头痛、牙痛、痹痛，驱散表寒，温化寒饮，宣通鼻窍。细辛入方，如川芎茶调散、九味羌活汤、麻黄附子细辛汤、小青龙汤、独活寄生汤、细辛散、独活寄生汤、苓甘五味姜辛汤等。

细辛，有毒，历代本草中多有"细辛不过钱"之说，宋代学者陈承在《重广补注神农本草经》中更有详细说法："细辛若单用末，不可过半钱，太多即气闷塞，不通者死。"其有毒成分主要在其根粉中，其他部位次之。

药理研究显示，本品有解热、抗炎、抑菌、镇静、抗惊厥和局部麻醉等作用。

藁本 （《神农本草经》）

藁本胜湿祛风，善治太阳诸痛。

散寒解表除痹，还可抑菌解痉。

藁，是古人对麦、稻地上茎秆部分的称谓，藁本入药部分为伞形科多年生植物藁本地上部分的茎秆和地下的根，故而得名。唐代文人陆龟蒙《奉酬袭美先辈》诗句中说的"践踏比尘埃，焚烧同藁秸"，指的就是它。

藁本，走太阳膀胱经脉，外可发表散寒、祛风胜湿止痛，内可温暖膀胱以助气化，对因风寒湿邪所致的头痛、巅顶痛、肢节痛、痹痛等多有疗效。尤善走巅顶，被视为治疗该部疼痛的首选药物。藁本入方，如神术散、羌活胜湿汤、除风湿羌活汤等。

药理研究显示，本品含挥发油及其他软脂酸，对皮肤真菌有抑制作用，并有良好的镇痛、解痉作用。

苍耳子 （《神农本草经》）

苍耳辛温小毒，通窍寒热配伍，

止痛并祛风湿，皮疹瘙痒能除。

【附】苍耳草

苍耳之草解毒，祛风热势以孤，

主攻麻风疮疔，风湿痹痛力图。

29

苍耳子，因其色呈苍色（青黑色）、形似女性之耳珰而得名。《诗经》中已有记载："采采卷耳，不盈倾筐。"其中的"卷耳"，指的就是它。

苍耳子，走肺经，善通鼻窍，以治鼻渊和其他鼻病（如急、慢性鼻炎，过敏性鼻炎等）。对于外感风寒湿所致的头痛、痹痛、四肢拘挛，也有效果。外洗、内服对消除皮疹瘙痒，有一定作用。它的这些作用，唐代诗人杜甫在诗《驱竖子摘卷耳》中有过表述："卷耳况疗风，童儿且时摘"。苍耳子入方，如苍耳子散等。

苍耳草，为苍耳的茎叶，有祛风清热、解毒之功。主要用于风湿痹痛、四肢拘挛和麻风疔毒、瘙痒证的治疗，入方如苍耳叶羹等。

苍耳子，有一定毒性，入汤剂的用量一般以3～9克为宜；用量过大（一次超过30克），即可能发生中毒，严重者亦可导致死亡的发生。

辛夷 （《神农本草经》）

辛夷善治鼻病，归于肺胃二经，
辛温发散风寒，药到鼻窍得通。

辛夷，以花蕾入药，花"有红紫二本，一本如桃花者，一本紫者"（《本草衍义》），"亦有白色者，人呼为玉兰"（《本草纲目》）。辛夷花，其如木笔，故又有"木笔花"之称。对此，古代文人多有吟咏者，"梦笔花"还被喻为才思大发的象征。知名的如唐代诗人王维的"木末芙蓉花，山中发红萼"句（《辛夷坞》）、明代文人张新的"谁信花中原有笔，毫端方欲吐春霞"句（《木笔花》）和陈继儒的"曾窥红梦彩，笔笔忽生花"句（《辛夷》）等，都广为传诵。

辛夷，祛风散寒，上行头面而善通鼻窍。无论寒热鼻渊，只要配伍得当皆可治之。现代已将其制成多种剂型治疗鼻腔疾病（如慢性鼻炎、过敏性鼻炎、肥厚性鼻炎、鼻窦炎、副鼻窦炎、额窦炎等）的，均有较好效果。辛夷入方，如辛夷散、苍耳子散等。

葱白 （《神农本草经》）

葱白散寒通阳，肺胃是其封疆，

发汗解表易行，解毒散结消疮。

葱白，是大葱近根部的鳞茎，既为生活中最常用的调味之品，又是民间习用的药物。我国葱的品种繁多，北方市场上常见的就有羊角葱、地羊角葱、水沟葱、老葱、青葱等多种；南方则喜食细小如线的小葱，亦称为"香葱"。山东章丘的大葱，普遍可长到 1 米以上，仅葱白部分就有 60～70 厘米长，1 棵葱的重量可达 500～1000 克，远销日本、新加坡和我国港澳地区，深受欢迎。

作为药用，葱白有发表、通阳、解毒的功能，用于感冒轻证和阴寒内盛所致的寒凝气阻之证，也可外用于疮痈疔毒。葱白入方，如葱豉汤、白通汤、连须葱白汤等。

现代药理研究证实，大葱能刺激汗腺，以发汗解表；促进消化液分泌，以健胃增食；有较强的杀菌作用，以抑制冬季呼吸道传染病和夏秋季肠道传染病的流行，特别是口食生葱，效果更好。国外有研究指出，葱有软化血管、降低血脂的作用，以用于对动脉硬化的治疗。临床实践证明，经常食葱的人，胆固醇上升的速度较慢、数量较少。

鹅不食草 《食性本草》

鹅不食草肺肝，通窍专治鼻炎，

散寒肿痛可消，解毒止咳化痰。

鹅不食草，是植物石胡荽的干燥全草。因久嗅有刺激感，虽生长于鹅出入的地方而"鹅皆不食，故名鹅不食草"（刘文泰《品汇精要》）。

鹅不食草，味辛而宣通，性微温而散寒。有发散风寒、通鼻窍、止咳嗽和解毒的功能，以通鼻窍见长，用于外感风寒之各型鼻炎、风寒束肺之咳痰、疮疡中毒等症的治疗。现代多作为对各种鼻炎（急性鼻炎、慢性单纯性鼻炎、肥厚性鼻炎、过敏性鼻炎）的治疗用药，既可通过鼻腔直接给药，也可以单用或辨证配伍与相关药物组方内服。

古医家认为，鹅不食草对目生翳障有治疗作用，《古今图书集成·医部全录》中引用《玉玺集要》"赤眼之余翳忽生，草中鹅不食为名，塞于鼻内频频换,三日之内复旧明"的歌诀,就是证明。

胡荽 *（《食性本草》）*

胡荽芳香味美,辛温归于肺胃,
发汗透疹习用,又避邪气污秽。

胡荽,又名"芫荽",为芳香型植物,亦是我国历代人民生活中重要的蔬菜和调味品。荽,乃茎叶布散貌。胡荽茎柔叶细而根多须,绥绥然也。又因它为张骞出使西域始得种归,故而得名。

胡荽,芳香开胃消食,多以食疗形式出现,加入复方运用者不多。临床将其用于麻疹初期,透疹不畅或风寒外束、疹出不透者效佳,或煎汤乘热外用频擦,或煎汤内服均可。民间还有用胡荽催乳者,据称也有确切效果。

药理研究显示,本品有促进周围血液循环、促进胃液和胆汁的分泌及抗真菌的作用。

柽柳 *（《开宝本草》）*

柽柳别名西河,心肺胃家相络,
发汗透疹专功,祛风除湿效卓。

柽柳,为柽柳科落叶小乔木或灌木柽柳的嫩枝叶,全国各地均有分布。《诗经》中已有记载:"启之辟之,其柽其椐"的"柽",就是它的原始称谓。宋·罗愿在《尔雅翼》中有"柽,叶细如丝，婀娜可爱，天之将雨，柽先起气以应之，故一名'雨师'"之说，是人们早期应用自然景物的变化观测天象的写照。本品枝条细柔，姿态婆娑，又容易繁殖和栽培，是绿化环境的好树种；嫩条和老条还可分别作为牲畜饲料及编织笥筐之用。

柽柳，味辛性温，有发汗透疹之功。用于麻疹透发不畅或疹毒内陷之证每每有效，对于风湿痹痛和风疹身痒亦有治疗效果。柽柳入方，如竹叶柳蒡汤。

药理研究显示，本品有解热、解毒、抑菌、抗炎和止咳作用。

（二）发散风热药

发散风热有升麻，浮萍薄荷桑菊花，

柴葛蔓荆牛蒡子，木贼豆豉蝉衣加。

发散风热药，多味辛性凉，味辛有发散之功，性凉能祛除热邪，其作用较发散风寒药为缓和，以收宣散风热之功。适用于外感风热之发热、微恶风寒、咽干口渴、舌苔薄黄、脉浮数的风热表证，部分药物兼具清利头目、利咽散肿、宣肺止咳、散邪透疹的作用，临床上常与清热解毒药配伍应用。

薄荷 （《新修本草》）

薄荷疏散风热，清暑利咽止渴，

透疹清利头目，疏肝用量莫多。

薄荷，为芳香草本植物，因其叶近似于荷钱而得名。关于此，宋代文人陆游的《题画薄荷扇》诗写得形象："薄荷开花蝶自翻，风枝露叶弄秋妍。自怜不及狸奴黠，烂醉篱边不用钱"。薄荷最早是作为时蔬出现的，并一直传袭至今。在糕点、糖果、饮料、酒类中加入少量薄荷香精，就会有明显芳香清凉的感觉。薄荷还是一种吉祥的植物，代表着"未来和希望"，在花语中的意思是"愿与你再次相逢"或"再爱我一次"。

关于薄荷的药用历史，张锡纯认为："薄荷古原名'苛'，以之作蔬，不以之作药。《本经》、《别录》皆未载之。至唐时始列为药品，是以《伤寒论》诸方未有用薄荷者"（《医学衷中参西录》）。其轻清凉散，升浮飘扬，善解风热之邪，以治疗外感风热及温病初起之头痛、发热、恶寒者；又能清头目、利咽喉、透麻疹、解肝郁、消暑热。薄荷入方，如银翘散、上清散、六味汤、竹叶柳蒡汤、加减葛根汤、逍遥散、薄荷汤等，不宜久煎。

牛蒡子 （《名医别录》）

牛蒡清热利咽，润肠清利大便，
解表透发麻疹，消肿风热疏散。

牛蒡子，为菊科二年生草本植物牛蒡的干燥成熟果实，分布于东北、西北、中南、西南及河北、山西、山东、江苏、安徽、浙江、江西、广西等地。又名"鼠黏子"、"鼠见愁"、"老鼠抽"，因其"外壳如栎梂，小而多刺，则缀惹不可脱"（苏颂《图经本草》）而鼠惧之、人恶之，故尚有"恶实"之称。

牛蒡子，为疏散风热、清肺利咽之常用药，并能泄热解毒，以治疗麻疹透出不畅及疮肿、痄腮诸症，尚有滑肠、通便作用。牛蒡子入方，如银翘散、竹叶柳蒡汤、消风散、牛蒡子汤、透疹汤、瓜蒌牛蒡汤、普济消毒饮等。

药理研究显示，本品有抗菌、解热、利尿、抗肿瘤和降低血糖等作用。

蝉蜕 （《名医别录》）

蝉蜕祛风解痉，透疹治痒异功，

疏风散热解毒，云退翳消目明。

蝉，在大自然王国里是不起眼的小昆虫，在文人墨客的笔下却是高尚人格的象征。古人咏蝉的诗很多，除梁·王籍的名句"蝉噪林逾静，鸟鸣山更幽"外，他如"过门无马迹，满宅是蝉声"、"鹭影兼秋静，蝉声带晓凉"、"数家茅屋清溪上，千树蝉声落日中"等也都是脍炙人口的咏蝉名句。

蝉羽化时脱落的皮壳，称"蝉蜕"，入药涉足内科、儿科、妇科、外科、皮肤科、耳鼻喉科、眼科和传染病等多个领域。其味甘、性寒凉，能疏风热、清头目、开肺气、利咽喉、透斑疹、止瘙痒、熄肝风、退目翳、定惊止痉，为肝、肺二经要药。蝉蜕入方，如蝉薄饮、麻黄散、消风散、蝉花散、天竺黄散、蝉蝎散、海蝉散、透疹汤、止啼散、蝉蜕散、五虎追风散等。

药理研究显示，本品具有明显的抗惊厥和解热、镇静作用。

桑叶 《神农本草经》

桑叶疏散风热，清肺润燥止咳，

平肝明目止痛，凉血止血快货。

桑，是古人眼中的"神木"，《典求》中有"桑乃箕星（东方七宿）之精"的说法。因箕星"好风"（《尚书·洪范》），故医家多以桑作祛风之治。《诗经》中涉及到采桑的描述有几十处，其中有专门描述桑叶与蚕的关系的，如"蚕月条桑"，说的就是在养蚕的季节里要把桑树修理好的意思。"吴地桑叶绿，吴蚕已三眠"（李白《寄东鲁二稚子》）。桑叶中的水分、蛋白质、糖类、脂肪等成分是蚕丝的重要构成，蚕丝中包含着桑叶的精华。

桑叶，轻清凉散，能清疏肺、肝二经表里之热，清肺热以止咳，润肺燥以利咽，散风热以退烧，清肝火以明目；尚可凉血止血，以治吐血之轻证。桑叶入方，如桑菊饮、桑杏汤、桑麻丸、清燥救肺汤、扶桑至宝丹等。

药理研究显示，本品具有广谱抗菌、抗螺旋体和降糖、降脂作用。

菊花 (《神农本草经》)

菊分杭滁白黄，疏风清热见长，

平肝明目上品，解毒消疮力强。

菊花，被誉为我国"十大名花"之一，是坚毅、纯洁、正直、团结的象征。我国菊花的品种已有3000多个，入药以白菊、滁菊、贡菊、杭菊为上品。白菊中又以安徽的亳菊质量最佳，还有河南的怀菊、河北的祁菊、四川的川菊。滁菊为安徽滁县独有，亦为白色。贡菊主产安徽歙县，是上贡朝廷的礼品，又称"徽菊"；浙江的德清亦产，称为"德菊"。杭菊是浙江的特产，入药有杭黄菊和杭白菊之分，药理作用大体近似。

菊花，轻清走上，为清上焦风热之要药。疏风清热，以治发热、头昏；清肝明目，并治目赤肿痛；平肝熄风，以消头痛、眩晕；甘寒益阴，尤善解疮痈疔毒。菊花入方，如桑菊饮、杞菊地黄丸、羚羊钩藤汤、甘菊汤等。"真菊延龄，野菊泄人"（耿焕《牧竖闲谈》）。菊花是人们心目中的长寿花，常见的菊花食品如菊花肉片、菊花鱼片、菊花火锅、菊花粥、沙拉油拌鲜菊花等，都倍受人们欢迎。

药理研究显示，菊花有抗菌、抗病毒、抗螺

旋体、消炎和增强毛细血管抵抗力的作用，把它用于对冠心病、高血压的治疗，都有较好的效用。

蔓荆子 《神农本草经》

蔓荆功能疏散，偏重清利头面，
归于肝胃膀胱，又解痹痛肢挛。

蔓荆子，为马鞭草科植物单叶蔓荆或蔓荆的成熟果实，前者主产于山东、江西、浙江、福建等地，后者主产于广东、广西等省区。"蔓荆，其枝小弱如蔓，故曰蔓生"（李时珍《本草纲目》）。入药部分为其果实，故名"蔓荆子"，古代则直呼为"蔓荆实"的。

蔓荆子，为清利头目专药，对外感风热所致头痛、偏头痛、目赤痛等效优，对缓解痹痛和肢体挛急也有一定效果。蔓荆子入方，如蔓荆子酒、菊芎饮、益气聪明汤、羌活胜湿汤等。

药理研究显示，本品有一定的镇静、止痛、退热作用，并有抗菌、抗病毒和增进外周及内脏微循环的作用。

柴胡 《神农本草经》

柴胡升举阳气，利胆疏肝解郁，
发散退热和解，又治寒热疟疾。

柴胡，为伞形科植物柴胡或窄叶柴胡的干燥根。因性状不同，有"北柴胡"和"南柴胡"

之分。前者主产于河南、河北、辽宁、陕西等地，后者主产于湖北、四川、安徽、黑龙江、吉林等地。因其根茎部形似前胡，老则可作为柴用，故而得名。唐代诗人杜甫对柴胡的功能有颇多了解，曾在《寄韦有夏郎中》的诗中写道："省郎忧病士，书信有柴胡。饮子频通汗，怀君想报珠"。

柴胡，长于疏解半表半里之邪，为治疗少阳证之要药，用于邪在少阳，寒热往来，胸胁苦满、口苦、咽干、目眩等症。清代著名医家唐容川赞之曰："仲景用柴胡以治少阳，其义尤精。"（《本草问答》）同时，柴胡能条达肝气，疏肝解郁；升举阳气，治疗脱肛、子宫脱垂等。柴胡入方，如正柴胡饮、小柴胡汤、柴胡散、逍遥散、柴葛解肌汤、柴胡疏肝散、补中益气汤等。

药理研究显示，本品具有广泛的镇静、安定、镇痛、解热、镇咳等作用。

升麻 （《神农本草经》）

升麻透疹发表，解毒也有功劳，
举陷升发清阳，中气才得和调。

升麻，为多年生草本植物，以根茎入药。古称"周升麻"、"周麻"，可能与其产地属古周之辖地有关，《图经本草》亦有"今蜀汉、陕西、淮南州皆有之，以蜀川者为胜"之说。李时珍以为："其叶似麻，其性上升，故名"（《本草纲目》)。

升麻，性能升散，并能清热解毒，常用于风热头痛、疹发不畅、牙龈肿痛、口舌生疮、咽喉肿痛、久泻脱肛、子宫脱垂、短气乏力等的治疗。升麻入方，如清震汤、升麻葛根汤、宣毒发表汤、清胃散、普济消毒饮、升麻黄连汤、升麻鳖甲汤、补中益气汤、升陷汤、举元煎、牛蒡子汤等。

药理研究显示，本品有抗菌、抗炎、解热、镇痛、抗惊厥、降血压和升高白细胞等作用。应用大剂量后可能出现头痛、震颤、四肢强直性收缩、阴茎异常勃起等不良反应，应予注意。

葛根（含葛花）《神农本草经》

葛根解热生津，发表解肌透疹，

升阳健脾止泻，花减醉汉昏沉。

葛根，为豆科植物野葛的干燥根，主产于湖南、河南、广东、浙江、四川等地。有关葛的记载，在《易》中已有出现。葛，取义于"褐"，是古时用粗麻织成的布或做成的衣服，而葛之茎皮纤维亦可纺织为布，其细者名"缔"，粗糙者名"绤"，故《说文》云："葛，缔绤草也"。为区别"褐"与"葛"，取"曷"，从草为葛。

葛根，味甘、辛而性凉，主中州脾胃。善解肌发汗，无论风寒、风热皆可配伍用之；又有生津之效，以治口渴多饮。本品还能升发清阳，而达止泻

41

止痢之目的。葛根入方，如柴葛解肌汤、升麻葛根汤、葛根解肌汤、葛根汤、天花散、玉泉丸、玉泉散、葛根芩连汤、七味白术散、葛花解醒汤等。历代医家对葛根评价很多，如金元四大家之一的刘完素认为，葛根是"治脾胃虚弱泄泻圣药也"。明代医家缪希雍认为，葛根是"解散阳明温病热邪之要药也"（《本草经疏》）。倪朱谟认为："凡解散之药多辛热，此独凉而甘，故解温热时行疫疾"（《本草汇言》）。清代医家张璐认为，葛根治疗"斑疹为必要之药"（《本草逢源》）。

药理研究显示，本品具扩张冠脉血管和脑血管、降低心肌耗氧量等作用。临床用其治疗高血压脑病的研究证实，能较好地减低高血压表现出的"项紧"等症状。

淡豆豉（含大豆黄卷）（《名医别录》）

豆豉解表除烦，同类大豆黄卷，

前者尚可健胃，后者利湿功潜。

淡豆豉，为豆科植物大豆的成熟种子的发酵加工品，全国各地均产。"豉，嗜也。五味调和，须之而成，乃可甘嗜也"（刘熙《释名》）。透过古人的解释，可知我国劳动人民自古崇尚素食、崇尚豆类而又追求美味、追求营养的科学思想。

淡豆豉，味苦、辛而性凉，归肺、胃二经。有宣散表邪、清热除烦之功，常用于外感风寒、风热表证而见发热、微恶风寒、头痛口渴、咽喉疼痛和热病烦闷懊憹、烦热不眠的治疗。淡豆豉入方如银翘散、葱豉汤、栀子豉汤、葱豉桔梗汤等。

大豆黄卷，味甘、淡而性平，善解表祛暑，清热利湿，对湿暑、湿温、湿热所致的发热汗少、恶寒身重、胸闷苔腻有效。

药理研究显示，淡豆豉有微弱的发汗作用，且能健脾胃、助消化。

浮萍 (《神农本草经》)

浮萍夏秋打捞，透疹发汗解表，

利水消肿祛风，瘙痒见之亦消。

浮萍，为多年生水上漂浮草本植物，于每年夏、秋季捞取晒干备用。

浮萍，辛散发表，或治疗外感风热表证，或助麻疹透发，或祛风止皮肤瘙痒，或发汗利水以消水肿。《本草衍义补遗》认为浮萍"发汗尤甚麻黄"。《本草拾遗》认为用浮萍"捣汁服之，主水肿，利小便"。浮萍入方，如萍紫一粒丹。此方出自北宋时期东京开封开挖河道时出土的一块诗碑上："天生灵草无根干，不生山间不在岸，始因飞絮逐东风，泛梗青青浮水面。神仙一味去沉疴，采时须在七月半，选甚瘫风与大风，些小微风都不算，豆淋酒化服三丸，铁镤头上也出汗"。像这样专门记述药物生长环境、采集时间、功能主治、用法用量的诗碑，在历史上不多，可见浮萍在传统医药学史上的地位和影响。诗中记载的验方至今沿用，对风湿热邪内蕴的皮肤瘙痒、脚气水肿、中风瘫痪的治疗有一定效果。

药理研究显示，本品有利尿、强心、解热、抑菌和升高血压等作用。

木贼 (《嘉佑本草》)

> 木贼疏风妙手，明目退翳志酬，
>
> 止血又益肝胆，消炎利尿敛口。

木贼，为木贼科植物木贼的干燥地上部分，主产于黑龙江、吉林、辽宁、河北、内蒙古、新疆、青海、陕西、甘肃、湖北、四川、贵州、山西等省区。其形"有节，面粗糙，治木骨者，用之磋擦则光净，犹云木之贼也"（李时珍《本草纲目》）。古人以之为抛光材料，用以加工木器、骨器、铁器等，清·乾隆时期出版的《盛京通志》则直呼其为"锉草"。木贼入药，"能消目翳，破积滞，皆消磨有余之用也"（张山雷《本草正义》），取自上说之义。

木贼，为眼科常用药物，有疏散肝经风热或外感风热而致的翳生目昏、目赤多泪等症，也用于便血、痔疮出血的治疗。木贼入方，如神消散、木贼散等。

药理显示，木贼有抑制中枢神经、抗炎、收敛及利尿等作用。

二、清热药

（一）清热泻火药

清热泻火莫延迟，知母石膏寒水石，
芦根竹叶淡竹叶，青葙栀子决明子，
鸭跖夏枯谷精草，密蒙花粉功无私。

"治热以寒"，清热药属性寒凉，以清泄里热为主要作用。凡发热心烦、汗出口渴，甚则神昏谵狂者，均为火热之特征，可用本类药物攻之。

寒凉药易损伤脾胃，温热病易化燥伤阴，故运用本类药时要中病即止，不可妄投；并注意护卫正气，有针对性地选用。

清热泻火药主要为气分实热证而设，清热力较强，分别适用于肺、胃、心、肝等脏腑的火热证。

石膏 （《神农本草经》）

石膏辛甘大寒，清热泻火化斑，
除烦止渴解肌，敛疮外用火煅。

石膏，为硫酸盐类矿物质，主产于湖北、甘肃、四川、安徽等地，以湖北应城产者为佳。因其质体如石，形如纯白洁净之膏脂而名。

石膏入药，清、泻作用皆强，可用于温病邪在气分的大热、大渴、脉洪大的实热亢盛之证和气血两燔、高热不退而发斑疹者；还可治肺热咳嗽痰稠、发热、气喘、胃热头痛、牙龈肿痛等。煅石膏清热收敛，以救疮疡。石膏入方，如白虎汤、化斑汤、竹叶石膏汤、麻杏石甘汤、清胃散、石膏川芎汤、玉女煎、清瘟败毒饮、九一丹、二味隔纸膏、石黄散、牡蛎散等。

历代医家中善用石膏者不乏其人，著名的如张仲景、吴鞠通、张锡纯等，他们的医案中都有大量的运用石膏治疗危急疾患的案例。1956年，石家庄地区乙脑流行，医家们确定了以大剂量生石膏为主药的治疗方针，取得理想效果，成为新中国中医药应对突发性卫生事件、治疗急性疾患的典型范例。

药理研究显示，本品有提高肌肉和外周神经兴奋性、解热、抑菌、缩短血凝时间、利尿及增加胆汁排泄作用等。

寒水石 （《神农本草经》）

寒水石为晶体，阳明经证之敌，

除烦止渴止痛，清热泄火劲旅。

寒水石，为硫酸矿类矿物芒硝的天然晶体，主产于山西、河北等地。它在《神农本草经》中名"凝水石"，因"此石末置水中，夏月能为冰"（陶弘景《名医别录》）而得名。真正的寒水石已非常难得，现代所用之寒水石，在北方多为红石膏（主要成分为硫酸钙），在南方多为方解石（主要成分为碳酸钙）。

寒水石，味辛、咸，性大寒，归心、胃、肺经。功能泻热火，用于热病烦渴、癫狂之疾，退壮热以消诸疾；外用于风热火眼、咽喉肿痛、口舌生疮及烧烫伤，有缓解赤热疼痛之效。寒水石入方，如三石汤、鹊石散、龙脑甘露丸、鹅黄散、水石散等。

知母 （《神农本草经》）

知母清热泻火，三焦在其把握，
生津降火除烦，滋阴润燥止渴。

知母，为百合科多年生草本植物知母的根块，主产于河北、山西、山东等地。因其母根周围须根连绵，似众多子女围绕母亲之状而名之。

知母，清热泻火之功能与石膏雷同，并长于润肺燥以化痰止咳，滋肾阴而退蒸除烦，同时能治疗阴虚消渴。金元医家李东垣赞之曰：知母"泻无根之肾火，疗有汗之骨蒸，止虚劳之热，滋化源之阴"（《用药法象》）。临床中，本品常与黄柏相须为用，《本草正》以为，其中包含"有金水相生之义。盖谓黄柏能制膀胱、命门阴中之火，知母能消肺金，制肾水化源之火，去火可以保阴，是即所谓滋阴也"。知母入方，如白虎汤、二母散、宁嗽煎、知柏地黄丸、玉液汤、大补阴丸等。

药理研究显示，本品及其提取物有解热、广谱抗菌、抗肿瘤和降血糖等作用。

芦根 《神农本草经》

芦根生津止渴，解毒利尿清热，

除烦降逆止呕，肺痈热咳能脱。

芦根，为禾本科植物芦苇的根茎，又称"芦苇根"，全国各地均有分布。其"生于水泽，叶似竹箬而长。干似竹，长丈许，有节无枝。叶抱茎而生，花似茅，细白作穗，根亦似竹笋而节疏。深秋发花时，一望如雪"（陈膃子《花镜》）。

芦根，甘寒宜人，鲜用为佳。热病伤津用之效捷，胃热呕逆用之收功，肺热咳痰用之症消，肺痈生脓用之排脓，小便赤涩用之通利。张锡纯以为："其秉水中之真阳，是以其性凉而善升。患大头瘟者，愚常用之为引经要药。是其上升之力可至脑部，而况于肺乎?"芦根入方，如五汁饮、芦根饮子、桑菊饮、苇茎汤等。

药理研究显示，本品有解热、镇静、镇痛、降压、降糖和抗氧化、抑菌等作用。

天花粉 《神农本草经》

花粉清热生津，肺热燥咳能润，

解毒消肿排脓，针剂中断妊娠。

天花粉，是葫芦科攀援藤本植物栝楼的根，故亦有直呼其"栝楼根"的。全国各地均产，以河南安阳一带出产者质量较好。2010 年，河南安阳挖出一长约 4.1 米，重约 150 多斤的特大天花粉，其形态怪异，颇似鳄鱼，令人称奇。天花，是对雪的美称，栝楼根之粉因色白如雪，因而得名。

天花粉，清胃热，降心火，生津止渴；泄肺热，止咳化痰，消热毒，降炽火，排脓散肿。《本草汇言》以为："其性甘寒，善能治渴，从补药而治虚渴，从凉药而治火渴，从气药而治郁渴，从血药而治烦渴，乃治渴之要药也。"天花粉入方，如天花散、沙参麦冬汤、滋燥饮、参花散、玉壶丸、射干兜铃汤、玉液汤、内消散、仙方活命饮、银锁匙等。

药理研究显示，本品有抗艾滋病病毒、抑菌和调剂免疫功能等作用。皮下或肌内注射天花粉蛋白，有引产和中止妊娠的作用。

竹叶 (《名医别录》)

竹叶以鲜为贵，甘寒沁人心肺，

清心除烦宁神，生津利尿可配。

竹叶，为禾本科植物淡竹的叶，主产于长江流域各省区。竹子，是非常受欢迎的植物之一，其四季常青，清香之气、淡雅之风，给人的生活带来无限生机。它的品种很多，目前已知的就有180 种以上，常见到的可供观赏的就有凤尾竹、龟背竹、紫竹、斑竹、金竹等上十个品种。唐代药物学家孟诜认为，作为药物使用，"堇，苦、淡、甘之外，余皆不入药、不宜人。淡竹为上，甘竹次之"（《食疗本草》）。

竹叶，入药多用鲜品，主要功能是清心火而除烦热、宁神志，用于热病烦渴、心火上炎及心移热于小肠诸证。《药品正义》赞之曰："清气分之热，非竹叶不能。"竹叶入方，如清瘟败毒饮、竹叶石膏汤、银翘散、导赤散、清宫汤等。

淡竹叶 《神农本草经》

淡竹叶非竹叶，江南各省采撷，

除烦止渴泄热，降火利尿导邪。

淡竹叶，为禾本科多年生草本植物淡竹叶的干燥茎叶，全国大部分地区有产，主产于长江流域及华南各省区。因其"细茎绿叶，俨如竹米落地所生细竹之茎叶"（《本草纲目》）而味道淡薄，故而得名。

淡竹叶，味甘、淡，性寒，归心、胃、小肠经。长于清热泻火，除烦，利尿，以解热病烦渴、口舌生疮、心烦意乱、小便不利、热淋涩痛等症。淡竹叶入方，如淡竹叶汤等。

淡竹叶，与竹叶不同，注意二者相鉴。

药理研究显示，本品有退热、利尿、抗肿瘤、抑菌和升高血糖的作用。

鸭跖草 (《本草拾遗》)

> 鸭跖肺胃膀胱，清热泻火名响，
> 利水通淋消肿，解毒治痈疗疮。

鸭跖草，为鸭跖草科一年生草本植物鸭跖草的干燥地上部分，全国各地均产。因其花朵为聚花序，花瓣上面两瓣为蓝色，下面一瓣为白色，卵状披针形，基部有爪，形如鸭跖，故而得名。

鸭跖草，味甘、淡，性寒，归肺、胃、小肠经。清热泻火力较强，主要用于风热感冒初起之发热烦渴、咽喉肿痛，小便淋涩、水肿尿少和痈肿热毒、毒蛇咬伤等症，清热而热退，解毒而毒消，利尿而尿来。

药理研究显示，本品煎剂有明显的解热和抑菌作用。

栀子 (《神农本草经》)

> 栀子泻火三焦，退肿止痛热消，
> 凉血解毒除烦，利湿退黄功昭。

栀子，为茜草科植物栀子的成熟果实，主产于江南各省。其花色洁白，花开六瓣，与雪花同，世间稀有。唐代大诗人杜甫赞之曰："栀子比众木，人间诚未多。于身色有用，与道气相和"（《栀子》）。栀子还为佛家看重，故又得"禅友"、"禅客"、"薝蔔"之名。此花从冬季开始孕育花苞，直到近夏至才会绽放，含苞期长，清芬久远，是美的寄托，花语中是"永恒的爱与约定"的意思；也有认为它像生机盎然的夏天充满了未知的希望和喜悦，故解以"喜悦"的意思。历史上，它曾是用于普遍绿化的树种，普通农家院里都有栀子栽种，唐·王建《雨过山村》诗中的"妇姑相伴浴蚕去，闲看庭中栀子花"句可证。栀子花盛开时，形似被称为"卮"的酒器，因"卮"与"栀"相通，从木，而名栀子。

栀子，善搜三焦之邪，以清泻心、肺、胃经之火。除热病心烦，退黄疸湿热，治血热妄行，消外伤性肿痛，为清热药中的热闹药，有"驱毒搜邪大将军"、"主外理内红管家"的称谓。栀子入方，如栀子豉汤、黄连解毒汤、茵陈蒿汤、栀子柏皮汤、八正散、十灰散、栀子汤、缩毒散、清瘟败毒饮等。

药理研究显示，本品有利胆、利胰、降压、降酶、镇静、抑菌和降低动脉硬化发生率等作用。

夏枯草 （《神农本草经》）

夏枯草之花穗，善治目疾实亏，

清泻肝火降压，郁结瘿瘰自馁。

夏枯草，为唇形科植物夏枯草的干燥果穗，全国各地均产，主产于江苏、浙江、安徽、河南等地。因"此草夏至自枯，故得此名"（张山雷《本草正义》）。历史上，夏枯草也作为食用，

《本草衍义》云："初生嫩叶时作菜食之，须浸洗淘去苦水。"如今，它是南方一些饮料的主要原料；在台湾的一般凉茶铺里，也都有卖夏枯草饮料的。

夏枯草，能清肝火，泄痰火，散痈结，对肝火上炎之目痛、羞明、眩晕，痰火郁结之瘰疬瘿瘤及痈肿，肝热阳亢之高血压均有疗效。李时珍应用古人的话说："夏枯草治目珠疼至夜则甚者，神效；或用苦寒药点之反甚者，亦神效。盖目珠连目本，肝系也，属厥阴之经"（《本草纲目》）。夏枯草入方，如夏枯草散、夏枯草汤、夏枯草膏、化毒丹、羚羊角汤等。

药理研究显示，本品全草煎剂都有降低血压的作用，穗的作用比较明显。此外，尚有抗炎、抗菌作用。

决明子 （《神农本草经》）

决明子医目病，赤涩多泪羞明，

清热润肠通便，降压降醇也行。

决明子，为豆科植物决明或小决明的成熟种子，全国各地均产，主产于安徽、广西、四川、浙江、广东各省。在古人的笔下，决明子与眼科的关系致密。唐代诗人白居易说："案上漫铺龙木论，盒中虚储决明丸"（《眼病》）。明代文人顾同应说："欲叫细书宜老眼，窗前故种决明花"（《决明花》）。

决明子，走肝而清肝明日，治肝经风热之目疾、头痛眩晕；走大肠而润肠通便，治热结便秘或肠燥便秘。清代名医黄宫绣认为，决明子乃"治目收泪之要药"（《本草求真》）。决明子入方，如决明子散、决明子丸、决明散等。

药理研究显示，本品有降低血清胆固醇和降血压的功效，对防治血管硬化和高血压病有一定效果。

谷精草 （《开宝本草》）

谷精明目退障，疏散风热在行，

翳生肿痛羞明，本品用之为上。

谷精草，为一年生草本植物，主产于浙江、江苏、安徽、江西、湖南、广东、广西等地，多生长于收获之后的谷田荒地之中。古人以为，它是谷草之余气生成，因而得名。其"白花似星，故有戴星（草）诸名"（郭义恭《广志》）。

谷精草，味辛、甘，性平，归肝、肺经。为眼科专药，有疏散肝经风热而达明目退翳之效，治疗目赤肿痛、羞明多泪及目生翳膜。李时珍赞之曰："凡治目中诸病，加而用之，甚良。明目退翳之功，似在菊花之上"（《本草纲目》）。谷精草入方，如谷精草汤、谷精龙胆散等。

药理研究显示，本品有抑制多种致病细菌和皮肤真菌的作用。

密蒙花 (《开宝本草》)

密蒙花用花蕾，清热明目翳退，
甘寒润燥养肝，抗炎解痉新贵。

密蒙花，为马钱科落叶灌木密蒙花的干燥花蕾及其花序，主产于湖北、四川、陕西、河南、广东、广西、云南等地，它是一种美丽的观赏植物，因其花密集成簇，外罩蒙蒙茸毛而得名。

密蒙花，味甘而性微寒，入肝经气、血分，清肝热以明目退翳，治疗目赤肿痛、羞明、多眵多泪及目混生翳等症。《本草经疏》认为："密蒙花为厥阴肝家正药，所主无非肝虚有热所致。此药甘以补血，寒以除热，肝血足而诸症无不愈矣。"密蒙花入药，如密蒙花散、拨云退翳丸、绿风还睛丸等。

药理研究显示，本品有解痉和轻度利胆、利尿作用。

青葙子 (《神农本草经》)

青葙专攻肝火，明目消翳退膜，
降低血压有效，散瞳用之不错。

青葙子，为苋科一年生草本植物青葙的成熟种子，我国中部及南部地区均有出产。其茎秆呈青绿色，花期在农历七月（葙，同"相"，七月也），故名。唐代文人皮日休有诗云："白芷犹寒采，青葙醉尚开"（《药名联句》）。青葙子之花极似鸡冠花，俗有"野鸡冠花"之称。

青葙子，味苦性微寒，归肝经。入药与密蒙花功同，清热泻火，明目退翳，用于肝火上炎、目赤肿痛、目生翳膜、视物昏暗等症和肝阳上亢的高血压。《本草正义》说它"善涤郁热，故目科风热肝火诸症统以治之"。青葙子入方，如青葙丸、绿风还睛丸等。

药理研究显示，本品具有降压、扩瞳和抑菌作用，肝肾虚及青光眼患者禁用。

（二）清热燥湿药

清热燥湿药苦寒，三黄遇上马尾连。

白鲜秦皮三颗针，苦参苦豆龙胆关。

清热燥湿药，有清热燥湿之效。可用于湿热病证而见发热、苔腻、尿少者，如胃肠湿热而致的泻痢、痔漏，肝胆湿热所致的黄疸、胁痛，下焦湿热所致的尿涩、带下等。

苦寒伐胃，性燥伤阴，凡脾胃虚弱和津液亏耗者，用之宜慎。

黄芩 （《神农本草经》）

黄芩清热燥湿，善攻毒盛热炽，

凉血止血除热，安胎抑菌多姿。

黄芩为唇形科草本植物黄芩的干燥根，主产于河北、山西、内蒙古、河南、陕西等地，随处可见，容易辨识，故俗云："黄芩无假，阿魏无真"。

黄芩，味苦性寒，燥湿泄热，并能解毒，尤善于清肺热和气分实热。主要用于湿热所致之湿温、黄疸、泻痢、热淋、痈肿疮毒、壮热烦渴和肺热咳嗽及内热亢盛、迫血妄行的出血证。张仲景创造出三对黄芩药对：一是针对气分热结的黄芩与柴胡，如大柴胡汤、小柴胡汤、柴胡桂枝汤；二是针对血分热结的黄芩与芍药，如黄芩汤、黄连阿胶汤；三是针对湿热中阻的黄芩与黄连，如半夏泻心汤、甘草泻心汤、黄芩黄连汤。黄芩有安胎之功，朱丹溪云："黄芩、白术为安胎圣药，俗以黄芩为寒而不敢用，盖不知胎孕宜清热凉血，血不妄行，乃能养胎"。李言闻宗李东垣法，用"一味黄芩汤"治愈李时珍肺热危证，李时珍在《本草纲目》中记录了此事，并赞之曰："药中肯綮，如鼓应桴，医中之妙，有如此哉！"黄芩入方，如黄芩滑石汤、半夏泻心汤、葛根黄芩黄连汤、清金丸、清肺汤、黄芩半夏丸、凉膈散、大黄汤、子芩丸、小柴胡汤、当归散、火府丹、小黄丸保阴煎、芩术汤等。

药理研究证实，黄芩有广谱抗菌和解热、降压、镇静、保肝、利胆、降脂、抗氧化、抗肿瘤等作用。

黄连 (《神农本草经》)

黄连清泄力强，清心泻火专长，

燥湿解毒止呕，抗菌消炎疗疮。

黄连，是毛茛科草本植物黄连、三角叶黄连或云连的干燥根茎，习惯上分别称为"味连"、"雅连"和"云连"，主产于四川、云南、湖北等地。因其根茎部有众多状似连珠的金黄色瘤节，故而得名。历史上，黄连的地位很高，连帝王将相们都很器重它，在四川进献给朝廷的"贡品"礼单上，每年都有黄连的名字。文人作品中对黄连的描述更多，并不乏药理医理的表达，如唐代诗人白居易"春来眼暗少心情，点尽黄连尚未平"（《得钱舍人书问眼疾》），诗句中对黄连功用的认识，与本草学专著《本草图经》中"治目方用黄连多矣"的记述吻合。普通老百姓也对黄连有一定的认识，俗语"良药苦口利于病"中"良药"指的就是黄连。

黄连，清热燥湿，解毒泻火，尤善泻心经实火，对中焦湿热、热病火盛、疮肿疔毒内攻所致诸症多有较好效果。金·刘完素把它的功能概括为六个方面："泻心火，一也；去中焦湿热，二也；诸疮必用，三也；去风湿，四也；治赤眼暴发，五也；止中部见血，六也"（《珍珠囊》）。黄连入方，如苏叶黄连汤、半夏泻心汤、石连散、左金丸、连理汤、香连丸、葛根黄芩黄连汤、黄连丸、黄连解毒汤、清瘟败毒饮、黄连阿胶汤、交泰丸、泻心汤、黄连汤、清胃散、消渴丸、黄柏丸、香连丸、芍药汤等。

药理研究显示，本品是中药中具有代表性的广谱抗生素，其利胆、抗腹泻、抗急性炎症、抗癌的作用也被大量的试验和临床实践证实。

黄柏 (《神农本草经》)

黄柏解毒泻火，退蒸善消虚热，

清热燥湿止泻，疮疡湿疹可遏。

黄柏，为芸香科植物黄皮树的干燥树皮。它质硬色黄，树干可作为各种建筑材料，木茎可制造成黄色染料，树皮就是入药的黄柏。其产地以地域而论，出产于东北的，称"关黄柏"；四川的，称"川黄柏"。针对不同的疾病，对黄柏的炮制方法也不同："生用降实火，酒制治阴火上炎，盐制治下焦之火，姜制治中焦痰火，姜汁炒黑治湿热，盐酒炒黑治虚火，阴虚火盛面赤戴阳，附子汁制"（张璐《本经逢原》）。

黄柏，为大苦大寒之品，清热、燥湿、解毒作用与黄芩、黄连类似，但尤长泻下焦之火，《本草经疏》谓其："乃足少阴肾经之要药"。它还能退虚热、制相火、除骨蒸盗汗。黄柏入方，如易黄汤、萆薢分清饮、白头翁汤、栀子柏皮汤、三妙丸、虎潜丸、知柏地黄丸、大补阴丸、黄连解毒汤、二黄散、石黄散等。

黄柏，与黄芩、黄连共称为清热解毒药中的"三黄"，常相须为用，以增强治疗效果。它们的作用同中有异、异中有同：三者均有清热燥湿，泻火解毒之功，这是其同；而作用的部位和产生的效力有别，应用中有偏于上、中、下焦之分，这是其异。

药理研究显示，本品是中药中驰名的广谱抗生素，其提取物有抗病原微生物、抗溃疡和降压、降糖等作用。

龙胆 （《神农本草经》）

龙胆善除黄疸，清热燥湿入典，

主治胁痛带下，还除惊抽风痫。

龙胆，为龙胆科多年生草本植物条叶龙胆、龙胆、三花龙胆或坚龙胆的干燥根及根茎，全国各地均产，以东北地区产量最大。习惯上，将上述龙胆分别称为"龙胆"、"坚龙胆"和"关龙胆"。因其"叶如龙葵，味苦如胆，因以得名"（马志《开宝本草》）。龙胆科植物的品种很多，仅我国就有240多种。除药用外，许多品种都有极高的观赏价值，如华丽龙胆、流苏龙胆、兰玉簪龙胆、叶萼龙胆、大花龙胆、宽花龙胆等，它们都以绚丽多姿的花形花色赢得人们的喜爱。

龙胆，味苦性寒，归肝、胆二经，有清热燥湿、泻肝胆火的作用，善清肝胆邪热、实热。治湿热黄疸、阴肿阴痒、湿疹瘙痒，抑热极生风、惊厥抽搐，平肝火头痛、目赤耳聋、胁痛口苦。《药品化义》谓其："专泻肝胆之火……凡属肝经热邪为患，用之神妙。"关于龙胆治黄疸之用，

《本草新编》说："黄疸实不止湿热之一种也，有不热而亦成黄疸者，非龙胆草所能治也。龙胆草泻湿中之热，不能泻不热之湿也。"龙胆入方，如苦参丸、龙胆散、龙胆泻肝汤、凉惊丸、当归芦荟丸等。

药理研究显示，本品具有抗菌、抗炎、抗疟原虫、降压、利胆和健胃作用。

秦皮 (《神农本草经》)

秦皮明目清肝，解毒效果可观，
止痢止带抑菌，目明眼疾自安。

秦皮，为木犀科植物落叶乔木苦枥白蜡树、白蜡树、尖叶白蜡树或宿柱白蜡树的干燥枝皮或干皮，主产我国东北地区，中原地区亦产。因古时秦属地率先以之为药，故名。

秦皮，味苦、涩，性寒，归肝、胆、大肠经，有清热燥湿、收涩止痢、止带之功，用于热毒泻痢、血痢、里急后重和带下阴痒的治疗；能清肝明目，以消肝经郁热，目赤肿痛、生翳诸症。《淮南子》以五行说训之，认为其"木色青，翳而赢愈蜗睆，此皆治目之药也"。秦皮入方，如白头翁汤、秦皮汤等。民间有"白头老翁下痢难，一心想娶秦（秦皮）香（黄柏）连（黄连）"的说法，说明人们对白头翁汤认知的普遍性。

药理研究显示，本品有广谱抗菌、抗炎和镇

静、镇咳、祛痰、平喘及利尿、促进尿酸排泄等作用。

苦参 (《神农本草经》)

苦参燥湿有力，用于带下泻痢，
祛风止痒杀虫，通淋利尿除澼。

苦参，为豆科植物落叶半灌木苦参的干燥根，我国各地均产。因其味道苦，形似参类而名之。《本草纲目》云："苦以味名，参以功名。"

苦参，清热燥湿，用于黄疸、泻痢、带下、阴痒；祛风杀虫，用于皮肤瘙痒、脓疮、疥癣、麻风；清热利尿，用于小便不利、灼热涩痛；并能除伏热肠澼。有部分古医家认为，既为参类，当有补益作用。如清代医家汪昂就说："人参补脾，沙参补肺，紫参补肝，丹参补心，元参补肾。苦参不在五参之内，然名参者皆补也"（《本草备要》）。朱丹溪、李时珍等医家也认为，苦参有补阴、补肾的作用。苦参入方，如苦参地黄丸、香参丸、塌痒汤、参角丸、参椒汤、消风散、当归贝母苦参丸等。

药理研究显示，本品能减慢心率、降低血压、抑制多种细菌和真菌及利尿、抗炎、抗过敏、镇静、平喘、祛痰、升高白细胞、抗肿瘤等作用。

白鲜皮 (《神农本草经》)

白鲜皮归脾胃，平息湿热风贼，

解毒止痒疗痹，疮疡疥癣施配。

白鲜皮，为芸香科多年生草本植物白鲜的干燥根皮，主产于辽宁、河北、四川、江苏等地，新疆伊犁、阿勒泰地区也颇多。

白鲜皮，味苦、性寒，归脾胃、膀胱经。以其清热燥湿、祛风解毒之功，用于湿热疮疹、疥癣溃烂、黄水淋漓、肌肤湿疮、皮肤瘙痒等的治疗，亦可配伍其他药物治疗湿热黄疸及湿热痹证之关节红肿热痛者。李时珍曰："白鲜皮，气寒善行，味苦性燥，足太阴、阳明经去湿热药也。兼入手太阴、阳明，为诸黄风痹要药。世医止施之疮科，浅矣"（《本草纲目》）。白鲜皮入方，如茵陈汤等。

药理研究显示，本品有广谱抑菌和解热作用，其挥发油在体外有抗癌作用。

苦豆子 （《新疆中草药手册》）

苦豆苦寒有毒，燥湿痢疾对路，
缓解胃痛吞酸，疮疡顽癣洗敷。

苦豆子，为豆科植物苦豆子的干燥全草及种子，产于新疆、西藏、宁夏、内蒙古等地，是西部地区自然植被的重要组成部分。宁夏回族自治区还将其列入重点保护的"六大地道药材"之一，纳入国家中药现代化科技产业行动计划中。因其果实味苦，色黄如豆，故而得名。

苦豆子，味苦性寒，有清热燥湿、止痛、杀

虫之功。对于湿热泻痢、胃热吞酸、湿疹顽癣、疮疖溃疡、白带过多等，分别采取内服、外用方法都有较好的治疗效果。

药理研究显示，本品有抗炎、抗菌、抗病毒、抗癌、抗变态反应、抗心律失常、抗溃疡等作用，并在防治动脉硬化中表现出积极意义。苦豆子有明显毒性反应，不能过量服用。如用其种子，必须先行炒黑后入药。

三颗针 《分类草药性》

三颗针产西部，清热燥湿解毒。

泻痢黄疸疮疡，目喉肿痛并除。

三颗针，为小檗科植物常绿灌木九连小檗和刺黑珠及川西小檗、细叶小檗、拟豪猪刺等多种同属植物的全株或根皮、茎皮，主产西北、西南诸省。

三颗针，为苦寒有毒之品。主要功能为清热燥湿，泻火解毒。走胃与大肠而治湿热泻痢，走肝而治湿热黄疸。同时对湿疹、疮痈、目赤肿痛、咽喉肿痛等热毒炽盛者，也有较好治疗效果。

药理研究显示，本品有广谱抗菌作用，对心肌缺血、脑出血和心律失常的防治也有一定效果。

马尾连 《本草纲目拾遗》

马尾连茎草根，清热燥湿对因，

黄疸咳痢宜选，目赤疮疡回春。

马尾连，又名"唐松草"，为多年生草本毛茛科植物多叶唐松草和贝加尔唐松草或偏翅唐松草的根茎及根，全草亦作药用。全国各地均有分布，以西北、西南和东北地区为多。因其茎生叶为二回以上三出复叶，形似利针，故而得名。

马尾连，味苦性寒，归肺、肝、胆、大肠经。用于泻痢、黄疸，功近黄连，有清热燥湿之用；用于热病烦躁、肺热咳嗽、痈肿疮毒、目赤肿痛，有泻火解毒之效。

药理研究显示，本品有明显的抑菌作用。同时有利胆、抗肿瘤、升高白细胞、解热、利尿、镇静的效果。

（三）清热解毒药

清热解毒药物众，首推双花蒲公英，
板蓝燥根大青叶，贯众连翘配地丁，
拳参穿心半边莲，野菊青黛土茯苓，
射干败酱鸦胆子，重楼熊胆共鱼腥，
白花蛇舌翻白草，白蔹漏芦白头翁，
委陵野菜马齿苋，马勃荞麦大血藤。
地锦豆根山慈菇，青果绿豆四季青，
金果榄与木蝴蝶，千里发光锦灯笼。

清热解毒药，清热并解毒，广泛适用于多种热毒病证，如疮痈、斑疹、咽肿、痢疾、蛇虫咬伤、癌肿等。

本类药物各有所长，故要根据不同的热毒证候表现，有选择性地应用，并酌情与清热凉血、清热燥湿药配合使用，以提高疗效。本类药物多具苦寒之性，易伤脾胃，中病即止，不可过服。体质虚弱者，还要适当配以补益药。

金银花 （《新修本草》）

双花清热解毒，抗菌位列广谱，

疏散透热止痢，疮痈疖肿力图。

【附】忍冬藤

忍冬双花茎叶，功与母本和谐，

兼治风湿热痹，关节屈伸不瘳。

金银花，是藤本植物忍冬的花，因花有黄、白二色得名，俗有"双花"、"二花"之称。关于此，清代文人蔡淳的《金银花》诗写得明白"金银赚尽世人忙，花发金银满架香。蜂蝶纷纷成队过，始知物态也炎凉"。

金银花入药，外感风热或温病初起用之者善，热毒泻痢、下痢脓血、疮痈疖肿用之者良，为清热药中的热闹货。据宋·张邦基《墨庄漫录》载，徽宗崇宁年间，苏州天平山寺僧误食毒蕈，生命垂危。幸亏急中生智取来金银花吞服，才幸免于难。金银花入方，如仙方活命饮、五味消毒饮、清肠饮、银翘散、清营汤、新加香薷饮等。

除作为药物外，金银花还有其他多方面的社

会功能：一是绿化，其寿命长，花期长达15～20年，具有绿化环境的作用；根系发达，能有效保护水土的流失。二是营养，它含有30多种对人体有用的必需元素，用金银花加工成的晶粉、面包、糕点、茶、酒、啤酒、糖果等具有气味芳香、营养丰富的特点，倍受人们的欢迎。三是香料，用金银花制成的香水、香波、浴液等市场广阔，颇受消费者的青睐。

忍冬藤是金银花的茎叶，与金银花的功效颇似，但兼能治风湿热痹，除关节红、肿、痛、屈伸不利之症。李时珍说："昔人称其（忍冬藤）治风、除胀、解痢为要药，而后世不复知用；后世称其消肿、散毒、治疮为要药，而昔人并未言及。乃知古今之理，万变不同，未可一辙论也"（《本草纲目》）。

药理研究显示，本品能抑制多种细菌、病毒，有广谱抗菌作用。同时，具有抗炎、解热、降低胆固醇、抑制溃疡等作用。

连翘 （《神农本草经》）

连翘以清为佳，清热解毒力大，

消痈散结圣药，疏散风热可夸。

连翘，为落叶乔木连翘的成熟果实，因其形状与古代的车舆相似而得名，《左传》"翘翘车乘，招我以弓；岂不欲往，畏我友朋"的诗可证。根据药物形态和炮制方法的不同，可分为

"连翘心"、"青翘"、"黄翘"或"老翘"等不同品种。

连翘,能清热解毒透邪,并善清心而散上焦之热,善泻火而散痈结,对外感风热或温病初起之发热、头痛、口渴和热毒蕴结之疮肿、瘰疬结核诸症有较好效果。金代医家张元素在《珍珠囊》中总结说:"连翘之用有三:泻心经客热,一也;去上焦诸热,二也;为疮家圣药,三也。"连翘入方,如加减消毒饮、连翘解毒汤、银翘散、清营汤、清宫汤、如圣散等。

药理研究显示,本品有广谱抗菌、抗炎、解热和强心、利尿、降压、镇吐、抗肝损伤、防止溶血等作用。

穿心莲 (《岭南采药录》)

穿心莲秋初采,清热解毒效快,

燥湿通淋止痢,清化痈毒自败。

穿心莲,为爵床科植物穿心莲的干燥地上部分,主要生长于两广和福建地区,后被江南一些省份广泛栽培,多于秋季茎叶茂盛时采收。因其茎心有髓穿过,花朵似莲之故而得名。

穿心莲,味苦,性寒,归心、肺、大肠、膀胱经。主要功能为清热解毒、凉血消肿、燥湿止泻等,临床用以治疗外感风热,温病初起的发热头痛、咽喉肿痛,肺热喘咳、肺痈吐脓,湿热泻痢、热淋涩痛、湿疹瘙痒及痈肿疮毒、蛇虫咬伤等。穿心莲入方，如穿心莲片等。

药理研究显示，本品有广谱抗菌、解热、抗炎、抗蛇毒及蕈毒、利胆护肝和终止妊娠的作用。过量服用可能引起不良反应，应予注意。

大青叶 《名医别录》

青叶防止感染，苦寒凉血消斑，
利咽消肿退热，清热解毒用鲜。

大青叶，为十字花科植物菘蓝的干燥叶片，主产于江苏、安徽、河北、浙江等地。

大青叶，味苦，性寒，具有很强的清热解毒作用，凉血消斑功效也很好。对于温热病出现之发斑、神昏、壮热、烦燥和血热毒盛之丹毒、口疮、痄腮、咽喉肿痛等症均可治疗。古人对它有诸多赞许：如《本草正义》说它"为清热解毒之上品"，《本经逢原》说它"以小儿疳热、丹毒为要药"，《本草经疏》说它为胃家实热之证"对病之良药"等。大青叶入方，如犀角大青汤、清瘟解毒丸、大青汤等。

大青叶在维吾尔族语中叫"乌斯曼"，新疆地区的女性从小就用它描眉，经过长年累月地描画逐渐形成了妩媚动人、浓黑细长的黑眉，这不能不说是中华民族的智慧创造。

药理研究显示，本品有广谱抗菌作用，对乙肝表面抗原及亚甲型流感病毒有抑制作用，有抗白血病作用等。

板蓝根 (《新修本草》)

板蓝青叶同体，清热解毒强力，
凉血利咽消肿，病毒细菌为敌。

板蓝根，是十字花科植物菘蓝的干燥根，主产于河北、江苏、浙江、安徽等地。古代把它分为马蓝、菘蓝、蓼蓝、木蓝、吴蓝等数种，作为染料的重要来源广为种植。后汉赵岐有《蓝赋·序》可证："余就医偃师，道经陈留，此境人皆以种蓝染绀为业。蓝田弥望，黍稷不植。"江南还有以马蓝花作为馈赠的，清代文人袁枚《随园诗话补遗》中有记："汪研香司马摄上海县篆，临去，同官饯别江浒，村童以马蓝献。某守备赋诗云：'欲识村童攀恋意，村童争献马蓝头'。"

板蓝根入药，功与大青叶近，更以解毒散结见长。用于温病初起的发热、头痛、咽痛及温毒发斑、痄腮、丹毒、痈肿、大头瘟等均有显效。板蓝根入方，如神犀丹、普济消毒饮等。

药理研究显示，本品有广泛的抗菌、抗病毒和解热作用，可以有效增强人体的免疫功能。近代被广泛用于病毒性传染病，如流感、乙脑、流行性肝炎、流行性腮腺炎等的防治。有报道指出，饮用本品不当可引起不良反应，应引起注意。

青黛 （《药性论》）

青黛源出多科，清热解毒合辙，
凉血散肿消斑，泻火定惊除恶。

青黛，为菘蓝、马蓝、蓼蓝、木蓝、草大青等多种植物叶中的色素，经加工制取而成。产于浙江、江苏、安徽、河北等各地，以福建所产为优，称为"建青黛"。

青黛，功能清热解毒、凉血消斑、清肝泻火、熄风定惊，主要用于热毒发斑、血热妄行的出血证，小儿惊风、发热、痉挛，热咳气急、痰稠，疟腮肿痛及热毒痈疮等。青黛入方，如青黛石膏汤、黛蛤散、咳血丸、碧玉散、青金散、凉惊丸、青黛海石丸等。

青黛，是古代女性重要的美容用品。唐代诗人白居易在《新乐府·上阳人》中说的"小头鞋履窄衣裳，青黛点眉眉细长"的美女标准中，就包含有青黛的元素。宋代词人张先也有提及此事的作品，在他的《菩萨蛮》词"当筵秋水慢，玉柱斜飞雁。弹到断肠时，春山黛眉低"中，特别突出了"黛眉"的作用。看来，用中药美容自古有之。把健美与防病有机地结合在一起，是我国劳动人民了不起的创造。

药理研究显示，本品有确切的抗菌、抗癌和保肝作用。

贯众 （《神农本草经》）

贯众苦寒肝脾，清热解毒先驱，
凉血止血杀虫，烫伤带下也医。

贯众，为鳞毛蕨科植物粗茎鳞毛蕨的带叶柄基部的干燥根茎，主产于黑龙江、吉林、辽宁三省，习称"东北贯众"或"绵马贯众"。因其根茎周围有众多鳞片环抱，一根为主，"百头而以一贯，故名贯众"（卢之颐《本草乘雅半偈》）。

贯众，味苦，性寒，有清热解毒、凉血止血和杀虫之功。解毒以疗风热感冒、温热斑疹、痄腮；凉血止血，用于血热妄行之吐衄、便血、崩漏；泻下，以驱杀绦虫、钩虫、蛲虫、蛔虫等寄生虫。贯众入方，如贯众散等。

药理研究显示，本品有较强的驱虫、抗病毒和解热、消炎、镇痛、止血等作用。本品的毒性反应也应引起高度重视，应用时要严格鉴别入药品种的真伪和控制用药的剂量。

蒲公英 （《新修本草》）

公英清热利湿，痈肿疔毒主之，
利尿通淋退黄，又治咽肿目赤。

蒲公英，为菊科植物蒲公英、碱地蒲公英或同属多种植物的干燥全草，全国各地均有分布。其别名极多，如河南叫它"黄花苗"，湖北叫它"狗乳草"，江苏叫它"古古丁"，云南叫它"婆婆丁"，四川叫它"黄花三七"，贵州叫它"双英卜地"，陕西叫它"凫公英"等。这些名字大都是根据它的形态、花色、生长环境、功用等特点确定的，一般都比较形象。它"至贱而有大功"（陈士铎《本草新编》），为老百姓所常用，故还以"仆"名之，"仆公英"、"仆公罂"等是也。蒲公英，首先是作为野菜出现的，迄今仍被不少地区的民众作为野菜食用。大多采取生食方法，洗净后用盐醃起来，吃时再拌些麻油、酱油之类即可，也可配入肉类炒食或作为水饺馅儿食用。在日本，鲜炒蒲公英是一道时髦菜，一些大饭店常作为对贵宾的招待用菜。在西方国家，用蒲公英根炒干研末做成的"蒲公英咖啡"，是一种非常畅销的食品。

蒲公英，味苦、甘，性寒，主肝、胃二经。功能清热解毒、消肿散结，且利湿通淋，多用于热毒疮疡及乳痈内痈、目赤肿痛的治疗。其退湿热黄疸、治小便淋沥涩痛和近年来用于治急性传染性肝炎和尿路感染的作用，都是其清热利湿解毒功能的反映。《本草新编》认为："蒲公英虽非各经之药，而各经之火，见蒲公英而尽伏，即蒲公英能消各经之火，亦无不可也。"蒲公英入方，如五味消毒饮等。

药理研究显示，本品有较强的抗菌、抗炎、抗肿瘤和利尿、利胆、护肝作用。

紫花地丁 (《本草纲目》)

> 紫花地丁全草，清热解毒效好，
> 消散疮疡痈疽，又攻瘰疬蛇咬。

紫花地丁，为多年生草本堇科植物紫花地丁的干燥全草，主产于长江下游至南部各省份。因其花为紫色而入土之主干圆直如钉（在古汉语中"钉"与"丁"通）而得名。其叶形美观、花期长、覆盖效果好，药用之外还是极好的地被植物，可用于庭园绿化。在国外也格外受到青睐，今日法国的图卢兹，每年在 2 月都要举办"紫地丁节"。紫花地丁的花语是"诚实"，在竹篮内放二三盆不同颜色的紫花地丁，是人见人爱的礼物。

紫花地丁，有与蒲公英相类似的作用，更专于清热解毒。对于疔疮、乳痈、肠痈、丹毒等热毒疮疡证、毒蛇咬伤和肝热目赤肿痛等均有较好效果。《本草正义》称它"专为痈肿疔毒通用之药"，"然辛凉散肿，长于退热，惟血热壅滞，红肿焮发之外疡宜之；若谓通治阴疽发背寒凝之证，殊是不妥"。紫花地丁入方，如五味消毒饮等。

药理研究显示，本品有广谱抗菌和解热、消炎、消肿作用。

野菊花 (《本草正》)

野菊头状花序，清热解毒给力，
目赤咽肿能消，疮痈疔疖逃弃。

野菊花，为菊科植物野菊的干燥头状花序，全国各地均产，以江苏、四川、安徽、广东、山东等地的产量为高。

野菊花，清热解毒之力尤强，对疮痈疔毒、咽喉肿痛、风火赤眼、头痛目眩、湿疹瘙痒等，外用内服均可收功。野菊花入方，如五味消毒饮、金黄洗肝汤等。

野菊花与菊花均有清热解毒之功，其区别在于，野菊花苦寒之性尤著，清热解毒之力尤强，长于消痈疗疮之治；而菊花辛散力较大，长于疏风清热，用于上焦头目诸疾较好。

药理研究显示，本品具有较强的抗病原微生物和显著的抗炎作用，降血压作用也被临床实践所证实。

重楼 (《神农本草经》)

重楼七叶一花，清热解毒不差，
消肿止痛散瘀，凉肝定惊轻拿。

重楼，为百合科植物云南重楼或七叶一枝花的干燥根茎，又名"蚤休"、"七叶一枝花"、"草河车"等，主产于长江流域及南方各省区。关于对它的认识，李时珍在《本草纲目》中指出："重楼金线，处处有之，生于深山阴湿地。一茎独上，茎当叶心。叶绿色似芍药，凡二三层，每一层七叶。茎头夏月开花，一花七瓣，有金丝蕊，长三四寸，王屋山产者有五七层。根如鬼臼、苍术状，外紫中白，有念糯二种。外丹家采制三黄、砂、汞，入药洗切焙用。俗谚云：'七叶一枝花，深山是我家；痈疽如遇者，一似手拈拿'是也。"

重楼，善清肝热而解毒，熄风定惊，兼有散肿止痛、化瘀止血之效。主要用于痈毒、蛇毒、惊痫、抽搐、外伤出血等症的治疗。重楼入方，如夺命丹等。

药理研究显示，本品有广谱抗菌作用、抗肿瘤作用。但该药的地下根茎、皮部含毒较多，应用不当可能引起不良反应，应严格掌握用量和指征。

拳参 （《本草图经》）

拳参味苦性凉，清热解毒效彰，
凉血止痢镇惊，内服外用却恙。

拳参，为多年生草本蓼科植物拳参的干燥根茎，又名"紫参"。全国大部分地区有产，主产于东北、华北、山东、江苏、湖北等地区。因其表面呈紫褐色或紫黑色，根茎扁圆柱形，弯曲成虾状，形似参，又如人握拳之状，故而得名。

拳参，味苦涩，性微寒，归肺、肝、大肠经，有清热解毒、凉血止血和镇肝熄风之功，主要用于痈肿瘰疬、毒蛇咬伤、热病神昏、惊痫抽搐、湿热泻痢、血热出血及破伤风等的治疗，亦用于利湿，消退水肿及阴虚久咳的治疗。拳参入方，如拳参汤等。

药理研究显示，本品有广谱抗菌作用、抗肿瘤作用，外用有一定的止血作用。

漏芦 （《神农本草经》）

漏芦性寒味苦，归胃善长催乳，

促使痈肿消散，泻火清热解毒。

漏芦，为菊科植物祁州漏芦的干燥根，是我国北方地区分布较广的植物。因其外表呈棕黑色，有一股特殊异味而得名。"漏"，在古汉语中有异味、臭气的意思。

漏芦，味苦性寒，归胃经。功能清热解毒，消痈散结，通经下乳，舒筋通脉。一可促使痈肿消散，尤多用于乳痈；二可治乳房作胀，催乳汁顺下；三可治湿痹拘挛，骨节疼痛。《本经逢原》认为，其"治热毒恶疮，下乳汁，以其能利窍也，乃为消毒排脓杀虫之要药"。此外，还有治疗湿痹拘挛的作用。漏芦入方，如漏芦散、漏芦汤、古圣散等。

药理研究显示，本品有抗氧化、抗衰老和增强免疫功能的作用。

土茯苓 (《本草纲目》)

土苓能治梅毒，汞剂中毒可服，
除湿治淋消疮，通利关节壮骨。

土茯苓，为百合科植物光叶菝葜的干燥块茎，主产于长江流域及南部各省。因其状似茯苓，亦有茯苓的部分功效，而实非茯苓，故而名之。

土茯苓，味甘、淡，性平，归肝、胃二经。解毒而救梅毒及汞剂中毒者，宋、明、清时期曾经是治疗梅毒的要药，后被广泛扩展为对多种热毒疾患的治疗，尤长于在慢性皮肤病领域的应用。它还有除湿、治疗小便赤涩淋痛和利关节、壮筋骨之功，对火毒痈疖也有疗效。健脾止泻之用，古有记载。《本草正义》评价说："土茯苓，利湿去热，能入络，搜剔湿热之蕴毒。其解水银、轻粉毒者，彼以升提收毒上行，而以此渗利下导为务，故专治杨梅毒疮，深入百络，关节疼痛，甚至腐烂，又毒火上行，咽喉痛溃，一切恶症。"土茯苓入方，如土萆薢汤、搜风解毒汤等。

药理研究显示，本品有广谱抗菌和抑制汞中毒等作用。

鱼腥草 (《名医别录》)

鱼腥肺经之专，挥发不宜久煎，
清热止咳消痈，排脓利尿抗炎。

鱼腥草，为三白草科植物蕺菜的干燥地上部

分，主产与长江流域以南各省。因其有鱼腥的味道而得名，是中国老百姓喜欢的药食并用的传统菜肴之一。

鱼腥草，味辛，性微寒，为肺经专药。善清肺经之热，能除热邪而消痈脓，利湿热而通淋涩，对于肺痈咳脓血、肺热咳脓痰、热毒发疮疡、湿热小便淋涩和泻痢均有理想效果。金元时期，医家张元素用一味鱼腥草治愈刘完素肺痈的故事，一直被传为美谈。

药理研究显示，本品抑菌、抗病毒、抗炎的作用比较突出，被广泛用于肺炎、急慢性气管炎、肠炎、宫颈炎及尿路感染的治疗。

金荞麦 *(《新修本草》)*

> 荞麦根茎与叶，肺热咳痛莫缺，
>
> 消瘰疗疮利咽，健脾消食功切。

金荞麦，为蓼科多年生宿根草本植物金荞麦的干燥根茎，其叶也作药用，主产于陕西、江苏、江西、浙江、湖南、河南、湖北、广东、四川、云南等地。因其瘦果呈卵状三棱形，红棕色，酷似荞麦，故而得名。

金荞麦，味微辛、涩，性凉，走肺经。功能清热解毒，排脓祛痰。能清肺化痰利咽，治疗肺痈、肺热咳嗽；对咽喉肿痛、瘰疬疮疖、毒蛇咬伤也有确切疗效。此外，尚能促消化，增食欲，以治腹胀食少、疳积消瘦。

药理研究显示，本品有祛痰、解热、抗炎、抗肿瘤作用。

大血藤 (《本草图经》)

红藤清热苦平，散结善消肠痈，
止痛解毒活血，祛瘀健腰追风。

大血藤，又称"红藤"，为木通科落叶木之藤本植物大血藤的干燥藤茎，主产于江西、湖南、湖北、江苏、河南、安徽、广东、福建等地。因其藤茎横断面皮部为红棕色，木质部有多数细孔状导管及红棕色放射状排列射线而得名。"浸酒一宿，艳红如血"（吴其濬《植物名实图考》）。其红色可以作为对棉、毛的染料，且染色的牢固度很好。

大红藤，味苦性平，归大肠、肝经，为治肠痈腹痛要药，还能活血散瘀，对肠痈、跌打损伤、妇女痛经、风湿关节痛有疗效。《简易草药》认为，它还有"治筋骨疼痛，追风，健腰膝，壮阳事"的功能。大血藤入方，如连翘金贝煎、红藤煎等。

药理研究显示，本品有广谱抗菌和提高耐缺氧能力、扩张冠状动脉的作用。

败酱草 (《神农本草经》)

败酱带根全草，消痈排脓最妙，
祛瘀止痛散结，清热解毒为要。

【附】墓头回

    墓头回灰一种，功与败酱相并，

    兼可止血敛汗，长于止带固崩。

    败酱草，为多年生草本败酱草科植物黄花败酱、白花败酱的干燥全草，全国大部分地区有产，主产于四川、河北、河南和东北三省。因该草晒干后有强烈味道，如脚臭味，能败坏酱的美味，故而得名。

    败酱草，善治内痈，尤善肠痈。脓未成者，能泄热散结；脓已成者，能解毒排脓。对热毒疮疖、血滞胸腹之痛，有一定疗效。败酱草入方，如薏苡附子败酱散。

    墓头回，又称"墓头灰"，与败酱草功效相似，但习用于妇科，以治疗崩中、赤白带下等疾患见长。

    药理研究显示，败酱草有抑菌、抗炎、镇静、抗肿瘤、抗肝炎病毒作用，有改善肝功能的效果。

射干 （《神农本草经》）

    射干祛痰利咽，清热解毒引涎，

    热咳寒痰皆治，寒热配伍有偏。

    射干，为多年生草本鸢尾科植物射干的干燥根茎，主产于湖北、河南、江苏、安徽等地。其根茎修长，如射人之长竿。正如宋代本草学家苏颂所言："今观射干之形，其颈梗疏长，正如长竿状，得名由此耳"（《本草图经》）。

射干，味苦性寒，走肺主咽喉，长于利咽化痰。凡咽喉肿痛，兼有热痰壅盛或痰盛咳喘者，均可配伍用之。李时珍认为："射干能降火，故古方治喉痹咽痛为要药"（《本草纲目》）。射干入方，如射干汤、射干兜铃汤、射干麻黄汤等。

药理研究显示，本品对致病性真菌有较强的抑制作用，同时有抗炎、解热、镇痛和明显的利尿效果。

山豆根（含北豆根）（《开宝本草》）

豆根山北有别，主治热毒蕴结，

前者利咽消肿，后者祛风报捷。

山豆根，为豆科植物越南槐的干燥根及根茎，又名"广豆根"，主产于广西、广东、江西、贵州等地。

山豆根，味苦性寒，有毒，归肺、胃经。是治疗咽喉肿痛的要药，对于热毒蕴结的咽喉肿痛、肺热咳嗽及痈肿疮毒、湿热黄疸者，都有较好作用。山豆根入方，如清凉散、山豆根汤等。

北豆根与山豆根功近，为北方习用，对热毒壅盛之咽喉肿痛、泄泻痢疾和风湿痹痛有较好效果。

药理研究显示，本品有抗癌、抗溃疡、抗炎、抑菌作用，对升高白细胞和保护肝脏也有一定效果。本品应用不当可能引起不良反应，应予注意。

马勃 （《名医别录》）

> 马勃或粉或块，止血用粉敷盖，
> 清肺利咽解毒，又主恶疮马疥。

马勃，是主产于辽宁、甘肃、湖北、江苏、湖南、广西、安徽等地的灰包科真菌脱皮马勃和主产于内蒙古、河北、青海、吉林、湖北等地的大马勃，以及主产于广东、广西、湖北、江苏、安徽等地的紫色马勃的干燥子实体，有"马疕菌"、"人头菌"、"大气菌"、"牛屎菌"、"鸡肾菌"、"灰包菌"、"灰菌"、"灰菇"、"牛屎菇"等众多别名，从中可以看出它的形态。韩愈在《进学解》中也提及马勃，说："赤箭青芝，牛溲马勃，败鼓之皮，俱并收蓄，待用无遗也，医师之良也"。他的这段话一直为后人引用，"牛溲马勃"成为说明世间万物只要用得其所，都是具有价值的典故。本品可切成方块或研粉使用。

马勃，味辛性平，归肺经，专清肺热而利咽喉，治疗肺热咳嗽、失音、咽喉肿痛等症。马勃粉，可外用止血，也可内服止吐衄。据《名医别录》载，本品又"主恶疮马疥"。马勃入方，如射干汤、普济消毒饮等。

药理研究显示，本品有止血和抑菌作用。

青果 （《日华子本草》）

青果橄榄之果，甘酸偏寒清热，
生津利咽化痰，解毒解酒消渴。

青果，是橄榄科植物橄榄的成熟果实，我国南方和西南地区是它的主产地。橄榄初尝味酸涩，细品之则觉甘甜。宋代文人苏东坡曾遭贬于岭南，体味过青果滋味，有《橄榄》诗记之："纷纷青子落红盐，正味深深苦且严。带得微甘回齿颊，已输崖蜜十分甜"。西部地区出产的"西青果"（亦名"藏青果"），与其功能相近，但并非同科属植物。

青果，性平偏寒，有清热解毒、生津利咽、化痰止咳之功，为治疗风热上袭或热毒蕴结咽喉而见咽干口燥、咽喉肿痛、咳嗽痰黏之药食俱佳之品。对鱼蟹中毒、酒精中毒，也有清解之效。

药理研究显示，本品有保护肝脏和助消化的作用。

锦灯笼 （《神农本草经》）

灯笼酸浆之果，黄河之北多多，
清热利咽化痰，苦降以解尿涩。

锦灯笼，是茄科多年生宿根草本植物酸浆的干燥宿萼或带果实的宿萼，全国各地均产，以华北、东北地区的产量大、质量好。其表面呈橙红色或橙黄色，如锦绣之美；外形有五条明显的纵棱，似灯笼之状。特别是其成熟之时，宛若一只只桔红色的灯笼吊挂在整株之上，又像是一顶顶喜庆的纬缨挂在树上，煞是诱人。得名"锦灯笼"者，名实相符。它既可药用，亦可为食，还可以作为观赏植物栽种。

锦灯笼，味苦性寒，走肺经。长于清热解毒而利咽喉、化痰涎、消喉肿、治喑哑，同时具有降泻之能，长于利小便、通淋涩、缓疼痛。

药理研究显示，本品有抗炎、抗癌和抑制血管收缩、控制血压升高的作用。

金果榄 （《本草纲目拾遗》）

金果榄采金秋，用于咽肿白喉，

止泻又清胃热，火毒疮疖可收。

金果榄，是防己科植物青牛胆或金果榄的干燥块根，主产于两广、两湖、川贵诸省，全年都可采集，以秋季最佳。因其核果近球形，赤金色，内果皮坚硬，形质似橄榄而得名。

金果榄，味苦性寒，走肺与大肠二经，有解毒消肿、利咽止痛之功，对肺胃蕴热之咽喉肿痛、热毒蕴结之疔毒疮痈和腹痛泄泻都有确切的疗效。《药性考》说它："解毒。咽喉痹急，口烂宜服。疽痈发背，焮赤疔瘰，蛇蝎虫伤，磨涂。治目痛，耳胀，热嗽，岚瘴，吐衄，一切外症。"

药理研究显示，本品有抑菌、降糖、解毒、止痛和兴奋子宫等作用。

木蝴蝶 (《本草纲目拾遗》)

> 木蝴蝶性苦甘，凉而清肺利咽，
> 疏肝和胃止痛，疮疡贴之则安。

木蝴蝶，为紫葳科植物木蝴蝶的成熟种子，是云贵川地区的特产，江南其他地区亦产。有"千张纸"、"玉蝴蝶"、"云故纸"等多个别名，其名皆因其种子扁薄，种皮三面向外扩展成宽大之翅，呈膜质半透明状，子叶扁平亦呈蝶形而来。

木蝴蝶，味苦、甘，性凉，归肺、肝、胃经。入药清肺利咽，而治喉痹喑哑、肺热咳嗽；疏肝和胃，而疗胃脘不适、胁肋胀痛。

药理研究显示，本品对实验动物之半乳糖性白内障有预防和治疗作用，对离体胃壁黏膜有基因毒性和细胞增殖活性作用。

白头翁 (《神农本草经》)

> 白头翁根寒苦，治痢药中之主，
> 清热解毒凉血，连柏秦皮为伍。

白头翁，为毛茛科植物白头翁的干燥根，主产于吉林、黑龙江、辽宁、河北、山东、陕西、山西、江西、河南、安徽、江苏等地，是民间习用之药。唐代诗人李白也认识此物，曾写下《见野草中有名白头翁者》的五绝一首，诗曰："醉入田家去，行歌荒野中。如何青草里，亦有白头翁"。

白头翁，味苦性寒，走胃与大肠经，为治痢要药。用于湿热泻痢、热毒泻痢和疮痈肿毒之治疗，每与黄连、黄柏、秦皮等配伍。此外，本品对温疟之证亦可用之。白头翁入方，如白头翁汤。

药理研究显示，本品有抗菌、抗病毒和镇静、镇痛作用。本品捣烂后会产生强烈的刺激性气味，对眼睛和皮肤黏膜有刺激作用，宜使用干品或入煎剂使用。

马齿苋 (《本草经集注》)

马齿苋酸肝肠，清热解毒名扬，
凉血止血利尿，痢疾痈疖受降。

马齿苋，为马齿苋科一年生肉质草本植物马齿苋的干燥地上部分，全国大部分地区有产，因其叶片形似马的牙齿而得名。其别名甚多，有以其食用为菜角度命名的，如"马齿菜"、"马踏菜"等；有以其分布广泛特点命名的，如"五方草"、"五行草"等；有以其味酸性寒特征命名的，如"酸苋"、"酸味菜"等；有以其养生保健功能命名的，如"安乐菜"、"长命苋"、"长寿菜"等。其极富生命力，又有"晒不死"之名。唐代名医陈藏器谓："此物至难死，草了致之地犹活"（《本草拾遗》）。它可药用，又作食用，是北方广大地区老百姓夏秋季节普遍食用的野菜之一。

马齿苋，性寒而收，味酸而敛。或凉血解毒，以止湿热蕴积的下痢脓血、里急后重；或清热解毒，以治赤白带下、火毒痈疔；或凉血利尿，以治热淋、血淋、痔漏便血，运用多以鲜品为最好。马齿苋入方，如马齿苋粥、马齿苋膏等。

药理研究显示，本品对肠道细菌有明显的抑制作用，同时有调节心肌收缩力、抗氧化、润肌美肤、延缓衰老和利尿、降低胆固醇等作用。

鸦胆子 （《本草纲目拾遗》）

鸦胆子外包囊，清热解毒名享，

截疟又止痢痔，腐蚀赘疣力强。

鸦胆子，是苦木科植物鸦胆子的成熟果实，主产于两广地区。因其果实色黑如鸦，味道苦如胆汁而得名。

鸦胆子，味苦性寒，归大肠、肝经。功能主要为清热解毒，治疗热毒血痢、冷积久痢、便下脓血之疾和各型疟疾。因其油和仁中含一种细胞毒，对正常皮肤黏膜面、胃肠道均有不良刺激，运用这一原理可以用之腐蚀赘疣，治疗鸡眼、寻常疣。张锡纯评价说，它"最能清血中之热及肠中之热，防腐生肌，诚有奇效"（《医学衷中参西录》）。鸦胆子入方，如至圣丹等。

药理研究显示，本品有驱杀寄生虫、抗疟、

对抗流感病毒、固缩赘疣细胞等作用。值得注意的是，本品的临床毒性反应发生率较高，成人服12粒即有中毒危险，务必严格控制剂量、掌握适应范围，防范和及时纠正中毒问题。本品不宜入汤剂，口服时用龙眼肉、胶囊或面皮包裹，以削减其毒性刺激。

地锦草 (《嘉佑本草》)

> 地锦清热止痢，凉血止血效具，
>
> 解毒利湿退黄，疮痈蛇伤可医。

地锦草，是大戟科植物地锦或斑地锦的干燥全草，全国各地均有分布，主产于长江流域及南方各省。因其全草形态张扬，犹如绿蔓铺地、繁花似锦而得名。

地锦草，味辛性平，归肝与大肠经。功能清热又能利湿，使热去湿孤；止血又能活血，使血止又不留瘀。对于热毒泻痢、痈肿、毒蛇咬伤、便血、尿血、崩漏、外伤出血、痔血、湿热黄疸、小便不利等均可对证治之。

药理研究显示，本品有广泛抗菌和中和毒素的作用，有抗炎、止泻及催眠、镇静、解痉、止血等作用。

委陵菜 (《救荒本草》)

> 委陵主攻热毒，凉血止血为伍，
>
> 不惧泻痢脓血，兼解疮痈痹苦。

委陵菜，是蔷薇科植物委陵菜的干燥全草，全国大部分地区都有分布，以山东、河南两省为最多。有些地区将委陵菜与翻白草混用，二者功能基本无异，本品作用强于翻白草。

委陵菜，味苦性寒，走肝与大肠经。主要功能是清热解毒、凉血止痢，用于热毒泻痢、湿热泻痢而见发热腹痛、里急后重、下痢脓血、经久不止者；同时长于痔疮出血、刀伤出血及血热妄行引起的尿血、便血和妇女月经过多、崩漏等的治疗。此外，也可用于痈肿疮毒、风湿痹证的治疗。

药理研究显示，本品有抑菌、杀灭阴道滴虫和兴奋子宫的作用。

翻白草 （《救荒本草》）

翻白走肠与胃，清热解毒显威，
凉血止血止痢，疮痈肿毒俱退。

翻白草，是蔷薇科多年生草本植物翻白草的带根全草，分布于全国各地，以河北、安徽等地盛产。因其叶片的上表面呈暗绿色，下表面呈灰白色而得名，还有"天青地白"的直白称谓。

翻白草，味苦性寒，归胃与大肠经。其主要功能为清热解毒，一可凉血止痢，热痢、血痢用之均可；二可凉血止血，吐衄、便血、崩漏下血用之皆效；三可止咳消痈，肺热咳喘、肺痈脓血用之收功；四可消肿疗疮，疮疡、疔毒、痄腮都能派上用场。

药理研究显示，本品有抑菌和降低血糖的作用。

半边莲 (《本草纲目》)

半边莲产南国，利水消肿清热，

疗疮止痛解毒，吓退蜂蝎毒蛇。

半边莲，为桔梗科植物半边莲的干燥全草，主要产于我国南方和东南各省。因花瓣偏向单侧开裂，状似半朵莲花而名，亦有"半边花"、"半边菊"的称谓。

半边莲，味辛性平，归小肠与肺经。有清热解毒作用，主要用在对毒蛇咬伤、蜂蝎刺螫的治疗上，也用于疗疮初起之肿痛；它的利水消毒作用主要是用于对大腹水肿、面足浮肿和湿疮、湿疹的治疗。民谚有"家有半边莲，敢与毒蛇眠"之说，可见民众对它认知的广泛程度。

药理研究显示，本品有利尿、降压、利胆、抑菌作用。本品口服未见明显毒性反应，针剂肌内注射有出现不良反应和中毒症状的报道，应严格控制剂量，确保用药安全。

白花蛇舌草 (《广西中药志》)

白花蛇舌新药，清热解毒效好，

咽肿痛肿蛇毒，淋涩黄疸能消。

白花蛇舌草，为茜草科一年生披散草本植物白花蛇舌草的全草，主产于福建、广西、广东、云南、浙江、江苏、安徽等地，是现代入典的新草药。它生长于海拔 1800 米地区的山地岩石上，目前尚未有人工引种栽培。因其开白色小花，草茎光滑如蛇而得名。

白花蛇舌草，味微苦、甘，性寒，归胃、大肠、小肠经。有较好的清热解毒、利湿通淋作用。内服外用均可治疗痈肿疮毒、咽喉肿痛、毒蛇咬伤及小便淋漓之症，对湿热黄疸也有效果。

药理研究显示，本品有抑菌、抗炎、抗癌和保肝、利胆作用。应用不当，有引起不良反应的可能。

山慈菇 (《本草拾遗》)

山慈菇之球茎，解毒榜上有名，
化痰消痈散结，瘰疬癥瘕收功。

山慈菇，为兰科植物杜鹃兰、独头蒜或云南独蒜兰的干燥假鳞茎，分别有"毛慈菇"、"冰球子"的称谓，主产于四川、贵州、云南等地区。

山慈菇，味甘、微辛，性凉，归肝、脾二经。主要用于热毒蕴结之痈疽发背、疔肿恶疮、蛇虫咬伤、瘰疬痰核、癥瘕痞块的治疗。山慈菇入方，如紫金锭等。

药理研究和临床实验证明，本品对软化肝脾、恢复肝功能、治疗肝硬化有明显效果。近年来用其提取物治疗癌症的研究有突破性进展，发现它对多种癌肿的治疗有效。不过，过量使用可引起毒性反应，久服可引发胃肠道不良反应，应严格控制剂量，中病即止。

熊胆 （《新修本草》）

> 熊胆珍贵药物，宜用温水化服，
>
> 清热解毒止痉，消疮治痔明目。

熊胆，是熊类动物干燥的胆汁，习称"胆仁"。胆仁呈不规则的颗粒状、块状或硬膏状，据其颜色黄、黑、绿之不同，分别称为"金胆"、"墨胆"和"菜花胆"，质量优次也依此顺序排列。

熊胆，有清肝胆邪热，除心经之热的功能，以治疗肝热炽盛、热极生风的惊风、癫痫、抽搐及目赤肿痛、羞明、生翳、咽肿痛、疮痈、痔肿诸症。熊胆入方，如熊胆丸等。现用所见熊胆丸方，为明代医药学家李时珍《本草纲目》所记，其实此方古已有之。据北宋·宋祁、欧阳修等所著《新唐书·柳仲郢传》所载，柳之母"善训子，故仲郢幼思学。（其母）尝和熊胆丸，使夜咀咽以助勤"。

药理研究显示，本品有利胆、解痉、降糖、降压、抗炎、抑菌等多种作用。

千里光 （《本草图经》）

> 千里光治疮痈，直面目赤肿痛，
>
> 湿热泻痢以解，杀虫止痒有功。

千里光，是菊科植物千里光的全草，江浙及川黔诸省都是其主产区。"千里光"之名，是极言其明目的作用，服此药能目观千里，其明亮程度可谓不一般了。

千里光，味苦性寒，归肺、肝、大肠经。其清热解毒作用较强：一疗疮痈、丹毒、咽肿等，二能清热明目，三治湿热泻痢。古人常将其作为疫气、蛊毒、蛇伤的防治药，正如《本草拾遗》所述，千里光"主疫气，结黄，虐瘴，蛊毒，煮服之吐下，亦捣敷疮、虫蛇犬等咬伤处"。这可能与本品主产区山多林密、气候潮湿的环境特点有一定关系。

药理研究显示，本品有较强的广谱抗菌活性，对钩端螺旋体、阴道滴虫有一定抑制作用。国外有报道说，本品对肝脏有毒性反应，可致动物或人肝损害。

白蔹 （《神农本草经》）

白蔹归经胃心，苦寒用其块根，
解毒敛疮生肌，烫火灼伤忧分。

白蔹，为葡萄科多年生藤本植物白蔹的干燥块根。主产于华北、东北及中南各省区，两广地区亦有出产。因其块根的断面为白色，主要功能中又有"敛疮"一项，故而得名。明代医家张志聪云："敛者，取秋金收敛之意，古时用药敷敛疮毒，命名盖以此"（《本草崇原》）。

白蔹，味苦、辛，性微寒，归心、胃二经。主要用于疮痈肿毒、瘰疬痰核及水火烫伤、手足皲裂之症，或散结消痈，或敛口生肌，一般都有较好的效果，"为疗肿痈疽家要药"（缪希雍《本草经疏》）。白蔹入方，如白蔹散、白蔹膏等。

　　药理研究显示，本品有很强的抑菌、抗真菌效果和较强的抗肝毒素、抗脂质过氧化活性。中医传统认为，它与乌头相反。

㈣季青 （《本草拾遗》）

> 冬青广谱抗菌，水火烫伤力神，
>
> 　热咳热淋热痢，凉血效也不逊。

　　四季青，为冬青科植物冬青的叶，亦即"冬青"，主产于江苏、浙江、广西、广东和西南各省区。

　　四季青，味苦、涩，性寒，走肺、心二经。苦清、涩收、寒下，其功能清热解毒凉血，又兼收敛，对烧烫伤、外伤、下肢溃疡、热毒疮疡、湿疹和肺热咳嗽、咽喉肿痛、热淋泻痢均可治疗，尤长于治疗烧烫伤。

　　药理研究显示，本品有广谱抗菌作用，有一定抗感染能力和吸附能力，有助于创面渗出的吸收和肿胀的消退。有报道说，其煎剂可能引起轻度恶心、食欲减退或皮肤过敏、皮疹等不良反应的，应予注意。

绿豆（含绿豆衣）（《日华子本草》）

绿豆解渴消暑，利尿并清热毒，

豆衣同具上功，退翳作用不俗。

绿豆，别名"青小豆"，美号"绿珠"，为豆科植物绿豆的种子。外表呈绿黄色或暗绿色，质坚硬，有光泽，皮薄而韧，剥离后露出淡黄绿色或黄白色的种仁。绿豆的各种制品遍布各地，李时珍称赞它是"济世之良谷"（《本草纲目》）。绿豆汤，有清爽淡美之感；绿豆芽，老少皆宜；绿豆糕，俗而含雅；绿豆粉丝，为菜肴的家族增辉；绿豆元子，是节日家宴上的快菜；绿豆面，为糖尿病患者的理想食品。

绿豆，味甘性寒，清心胃之火。能消暑热而止烦渴，解热毒而治疮痈，还可解巴豆、附子或其他热毒之剂中毒。绿豆入方，如绿豆饮、三豆饮等。

绿豆衣，为绿豆的种皮，与绿豆同功而清暑之力不及绿豆，但长于清热解毒、明目退翳，以治疗斑痘目翳。

药理研究显示，本品有降低胆固醇、防止动脉粥样硬化等功效，对有效防止直肠癌和其他一些癌症也有一定作用。绿豆的提取物，或能有效地祛除皮肤表层的不洁之物和深层的废物，使皮肤润泽、有弹力；或具有明显的抗氧化及抗自由基效果。

（四）清热凉血药

清热凉血水牛角，紫草丹皮共赤芍，

玄参生地兼养阴，血营实热诸症消。

清热凉血药，性寒而清，味苦、甘、咸而入营血，故具清解营血热邪之功，而偏治血分实热、血热妄行的各种出血证，并见舌绛、烦燥、昏谵者。部分药尚有养阴增液的作用，而用于热病伤津者。

生地黄 （《神农本草经》）

生地清热入营，主产河南怀庆，

润燥消渴通便，养阴降火除蒸。

生地黄，为多年生草本玄参科植物地黄的新鲜或干燥的根，入药分别称"鲜地黄"和"生地黄"。因其为地生，且外表呈鲜黄色，故而得名。全国大部分地区有产，以河南武陟、温县、孟县、沁阳一带出产者为佳。因这一地域古称"怀庆府"，故把它和山药、菊花、牛膝统称为"四大怀药"。

生地黄，味甘、苦而性寒，清热养阴，凉血止血，生津止渴，对温热病热入营血、热病伤阴和热在血分的出血证有良好的治疗作用。宋·苏轼《小圃地黄》诗中"丹田自宿火，渴肺还生津。愿饷内热者，一洗胸中尘"的话，包含有它的上述功能。生地黄入方，如清营汤、大黄散、两地丹、地黄酒、地黄膏、青蒿鳖甲汤、益胃汤、滋膵饮、增液汤、玉泉散、四生丸等。

药理研究显示，本品及其提取物有降压、镇静、强心、利尿、抗炎、抗过敏和调节免疫功能等作用。

玄参 （《神农本草经》）

> 玄参解毒散结，瘰疬瘿瘤可灭，
> 养阴润燥化痰，清热泻火凉血。

玄参，为玄参科植物玄参的干燥根，主产于长江流域及陕西、福建等地。它"茎似人参而长大，根甚黑"而名（陶弘景《本草经集注》）。也有称为"黑参"（李时珍《本草纲目》）、"元参"（李中梓《本草通玄》）的，前者也是依其色而言，后者是清代为避讳康熙帝玄烨的名字而做的文字处理。

玄参，味甘、苦、咸，性微寒，走肺、胃、肾三经，通灌全身。它清养并行，清热以解毒，用于温热病热入营分或温热病邪陷心包之证及咽喉肿痛、痈肿疮毒、瘰疬痰核诸症；滋阴而降火，用于温热病血热壅盛、发斑、烦躁、谵语等的治疗。玄参入方，如清营汤、清宫汤、化斑汤、增液汤、百合固金汤、玄参饮、玄参升麻汤、普济消毒饮、玄参甘桔汤、四妙勇安汤、消瘰丸等。

药理研究显示，本品有广谱抗菌和降压、镇

静、抗炎、抗惊厥等作用。传统认为，它与藜芦相反。

牡丹皮 (《神农本草经》)

丹皮活血散瘀，凉血以治吐衄，

骨蒸闭经痛经，痈肿伤痛转机。

牡丹，被称为"国色"、"富贵花"、"花中之王"，观赏牡丹之风盛行于唐代，"京城贵游，尚牡丹三十余年矣。每春暮，车马若狂，以不耽玩为耻"（李肇《唐国史补》）。宋时，观赏之风不减，洛阳的一个园子内就"独有牡丹数十万本"，"至花时，张帷幕，列市肆，管弦其中。城中士女，绝烟火游之"（李格非《洛阳名园记》）。100多年前，英国伦敦的花园里就有从中国引进的牡丹，台湾爱国志士丘逢甲看到后感慨不已，挥毫写下了"东来花种满西园，谁来乘槎客细论？从此全球作香阁，五洲花拜一王尊"的《牡丹诗》。牡丹，作为药用的主要部位是它的去心根皮，即牡丹皮。习惯上根据其性状、香气等将其分为"原丹皮"、"粉丹皮"两种，以生用、炒用和烧炭用三种途径入药。

牡丹皮，功能清热凉血，有祛血分郁热而收化斑、止血之功。用于热病发斑吐衄和痈肿疮毒及内痈之证；解退虚热，以消温病后期发热、夜热早凉和阴虚内热；且活血散瘀，治疗妇女血滞、经闭、痛经和癥瘕等症。牡丹皮入方，如牡丹汤、十灰散、滋水清肝饮、青蒿鳖甲汤、桂枝茯苓丸、牡丹皮散、宣郁通经汤、将军散、大黄牡丹皮汤等。

药理研究显示，本品及其提取物有降压、抗炎、抑菌、镇静、镇痛、解热、解痉和抗动脉硬化、抗血小板聚集等作用。

赤芍 (《开宝本草》)

赤芍苦寒归肝，解毒凉血抗炎，

清目消疮疗伤，解郁通经破坚。

芍药，原产我国黄河流域，其栽培史已在3000年之上，《诗经》中有"维士与女，伊其相谑，赠之以芍药"的话可证。它的别名甚多，有"离草"、"余容"、"其积"、"解仓"、"可离"、"犁食"、"将离"、"没骨花"、"婪尾春"等。不过，说得中听的还是明代医家李时珍，他说："芍药，犹婥约也。婥约，美好貌。此草花容婥约，故为名"（《本草纲目》）。芍药的品种纷繁，论花色有红、紫、粉红、白、黄多色，以黄色者为珍贵。以药用论，《本草纲目》认为："白芍药益脾，能于土中泻木；赤芍药散邪，能行血中之滞。"《本草经疏》认为："赤者利小便散血，白者止痛下气；赤行血，白补血；白补而赤泻，白收而赤散。"

赤芍，色赤入血分，苦寒泻肝火，凡热在血分的身热、斑疹、吐衄及血滞经闭、痛经、瘀血肿痛、目赤肿痛、痈肿等症均可用之，或清热凉血，或祛瘀止痛。赤芍入方，如芍药清肝散、仙方活命饮、连翘解毒散、赤芍药散、少腹逐瘀汤、虎杖散、桂枝茯苓丸、紫草快斑汤、滋血汤、夺命丹等。

药理研究显示，本品有较好的解痉作用，并能镇痛、镇静、解热、抗惊厥、抗炎、抗溃疡、降血压等。

紫草（附紫草茸） 《神农本草经》

紫草经归肝心，清热解毒透疹。

消斑以去热毒，疮疡烫伤入门。

紫草，为多年生草本植物新疆紫草、内蒙紫草的干燥根茎，主产于辽宁、湖南、河北、新疆等地。因其草、花、根均呈紫色而得名，历史上曾是紫色染料的来源之一。

紫草，味甘、咸，性寒，归心肝二经。功能清热凉血，解毒透疹，凡麻疹、温热病发斑、疮疡、湿疹、阴痒、烫火伤者常用之，还可用于麻疹的预防。《本草经疏》云："紫草为凉血之要药，故主心腹邪热之气。五疸者，湿热在脾胃所成，去湿除热利窍，其疸自愈。邪热在内，能损中气，邪热散即能补中益气矣。苦寒性滑，故利九窍而通利水道也。腹肿胀满痛者，湿热瘀滞于脾胃，则中焦受邪而为是病，湿热解而从小便出，则前证自除也。合膏药疗小儿痘疮及面，皆凉血之效也。"紫草入方，如紫草快斑汤、紫草消毒饮、紫草解肌汤、生肌玉红膏、紫草膏等。

紫草茸，是紫胶虫科昆虫紫胶虫在树枝上所分泌的胶质物，主产于云南、四川、台湾等地，西藏及广东亦产。它与紫草的功能相似，但无滑肠行便之弊。

药理研究显示，紫草有抑菌、抗炎、解热和抗生育作用。同时具有轻泻作用，脾虚便溏者忌服。

水牛角 （《名医别录》）

水牛角寒攻邪，主治热入营血，

癫狂谵语能平，疮肿斑疹退却。

水牛角，为牛科动物水牛的角，主产于华南、华北地区。镑片或锉粉生用，亦可制为浓缩粉使用。

水牛角，味苦性寒，入血分，清心、肝经之火，有凉血解毒之功。主温病热入血分而见壮热不退、神昏谵语者，亦用于血热妄行的吐血、衄血及痈肿疮疡、咽喉肿痛的治疗。水牛角入方，如紫雪、清开灵口服液、解热抗惊丸、清热地黄丸、水牛角解毒丸等。

药理研究显示，本品提取物有强心、降压、抗炎、解热、镇静和缩短凝血时间等作用。因本品与犀角有近似的功能，常作为犀角的代用品使用，但药力不及犀角。

（五）清虚热药

　　清虚热药皆性寒，青蒿白薇有树建，
　　骨皮退蒸别具功，还有银柴胡黄连。

　　清虚热药，具清虚热、退骨蒸之功，以治五心烦热、虚烦不眠、盗汗频出、舌红少苔、脉细数的阴虚内热之症，亦可用于温病后期津劫阴伤、邪热留恋而见夜热早凉者。

　　本类药多与养阴药配合使用，以收标本兼顾之功。

青蒿 （《神农本草经》）

　　青蒿清热解暑，截疟效果显著，
　　更善阴虚发热，凉血用之无误。

　　青蒿，为菊科植物黄花蒿的干燥地上部分，全国大部分地区有产。蒿，草之高者，青蒿叶片的正背两面俱为青色，故名。它为药食两用之植物，更是草食动物之饲料。《诗经》中已有"呦呦鹿鸣，食野之蒿"的记载，苏东坡《送范德孺》诗中也有"渐觉东风料峭寒，青蒿黄韭试春盘"的话。

　　青蒿，入药能退虚热、清暑热、解毒并能截疟，对疟疾兼感暑邪者用之尤良。对温病邪入阴分而见的夜热早凉、热退无汗或低热不退、阴虚发热而致的骨蒸劳瘵、日晡潮热、手足心热，暑热感邪表现出的发热无汗、头昏头痛、脉洪数等症亦可配伍用之。青蒿入方，如清凉涤暑汤、蒿芩清胆汤、青蒿鳖甲汤、清骨散等。

药理研究显示，本品的提取物有抗疟、抗炎、抗肿瘤和解热、镇痛、降压等作用。

白薇 《神农本草经》

> 白薇善治阴虚，内热外感相宜，
> 热淋血淋咽肿，疮痈蛇毒能驱。

白薇，为萝藦科多年生草本植物白薇或蔓生白薇的干燥根及根茎，我国南北俱有之。关于其命名，李时珍有说："微，细也。其根细而白也"（《本草纲目》）。

白薇，味苦、咸，性寒，归胃、肝、肾经。既清实热，又退虚热，而以后者见长，且能凉血、解毒、利尿。凡外感热病发热、邪入营血发热、阴虚内热、阴虚外感、产后虚热及热淋、血淋、痈毒、蛇毒诸症皆可用之。《本草正义》云："凡阴虚有热者、自汗盗汗者、久疟伤津者、病后阴液未复而余热未清者，（白薇）皆为必不可少之药；而妇女血热，又为恒用之品也。"白薇入方，如白薇汤、白薇散、加减葳蕤汤等。

药理研究显示，本品有加强心肌收缩、减缓心率和解热、利尿、抗肺炎球菌的作用。服用不当可能引起不良反应，应予注意。

地骨皮 （《神农本草经》）

骨皮凉血退蒸，归于肺肝肾经，

血热肺热咳吐，"三高"用之能行。

地骨皮，是茄科落叶小灌木植物枸杞或宁夏枸杞的干燥根皮，我国南北多地有产，以宁夏所产为道地药材。因其"枝繁本是仙人杖，根老新成瑞犬形"（刘禹锡《楚州开元寺北院枸杞临井繁茂可观群贤赋诗因以继和》），状如犬之骨架而得名。

地骨皮，味甘性寒，归肺、肝、肾经。善于清虚热，泄肺热，止吐衄。对于阴虚血热、小儿疳积发热、骨蒸潮热、肺热咳嗽、血热妄行的吐衄及消渴多尿等症均有治疗效果。它"一物有三用，其皮寒，根大寒，子微寒"（寇宗奭《本草衍义》）。"能使气可充，血可补，阳可生，阴可长，火可降，风湿可去，有十全之妙用也"（倪朱漠《本草汇言》）。古人认为，季节与植物的食用部位也有关系，"春食叶，夏食子，秋冬食根并子也"（许洪《图经衍义本草》）。地骨皮入方，如地骨皮汤、秦艽鳖甲散、泻白散等。

药理研究显示，本品及其提取物对被称为"三高症"的高血压、高血脂、高血糖有调节作用，同时具有解热、镇痛及免疫调节、抗病原微生物等作用。

银柴胡 （《本草纲目拾遗》）

> 银柴善退虚热，骨蒸盗汗用它，
> 小儿疳积消瘦，药到脾胃安和。

银柴胡，为石竹科植物银柴胡的干燥根，盛产我国大西北及内蒙古等地。因其形似柴胡，又以银州（古郡名，今陕西延安一带）所产为佳，故名之。

银柴胡，味甘，性微寒，归肝、胃经，长于退虚热，有类似地骨皮样作用。且为清疳要药，为小儿科所常用。清人张德裕赞之曰："退热而不苦泄，理阴而不升腾，固虚热之良药"（《本草正义》）。本品与柴胡，名称相似且均有退热之功。然本品能清虚热、除疳热，尤善治疗阴虚发热、小儿疳热；而柴胡能发表退热，善治外感发热、邪在少阳之往来寒热者，应注意鉴别。银柴胡入方，如清骨散、柴胡清肝汤等。

药理研究显示，本品有解热、抗动脉硬化和抗男子生育的作用。

胡黄连 （《新修本草》）

> 胡黄连产滇藏，清火疳消热亡，
> 善除骨蒸潮热，湿痢见之仓惶。

胡黄连，为玄参科多年生草本植物胡黄连的干燥根茎。因其原为南亚诸国舶来之品，有功近我国所产黄连之特性，故而名之。现主产我国云南、西藏地区，其周边地区亦有产之，生用入药。

胡黄连，味苦性寒，归肝、胃、大肠经。善清虚热，而治阴虚骨蒸、潮热盗汗；除疳热，而治小儿疳积、腹胀体瘦；清湿热，而治湿热泻痢、痔疮肿痛。《本草逢源》谓："胡黄连，苦寒而降，大伐脏腑骨髓邪热，除妇人胎蒸、小儿疳热积气之峻药。"胡黄连入方，如清骨散、肥儿丸、胡连追毒丸等。

药理研究显示，本品提取物有明显的利胆、抗肝损伤和解痉挛、抑菌等作用、

三、泻下药

泻下药物三下分，峻下攻下和濡润，
大戟遂芫牵牛子，商陆巴豆和千金，
硝黄芦荟番泻叶，火麻松子郁李仁。

泻下药，有通大便、除积滞、消水饮、排毒素之功。有重于通便泻火，以用于实热积滞、燥屎坚结、大便不通的攻下药；有重于润燥滑肠，以用于老、弱、病、产后因津枯、阴虚、血虚而见便秘的润下药；有重于荡涤水饮，引起剧烈腹泻，使体内潴留之水从大便而出的峻下逐水药。

本类药物易伤胃气，一要注意适度，奏效即止；二要注意护正，灵活配伍。

（一）攻下药

大黄 （《神农本草经》）

> 大黄苦寒攻泻，清热活血凉血，
> 攻积导滞祛瘀，利胆退黄有节。

大黄，因色黄而名。《本草正义》说它"迅速善走，直达下焦，深入血分，无坚不破，荡涤积垢，有犁庭扫穴之功"。《汤液本草》说它"泄满，推陈致新，去陈垢而安五脏，谓如勘定祸乱以致太平无异，所以有将军之名"。临床运用有生用、熟用、炒炭之分，可分别达到不同的要求。"生用者其力全，迅如走丸，一过不留，除邪而不伤正气"（张德裕《本草正义》）。"欲速者生用，泡汤便吞；欲缓者熟用，和药煎服"（张介宾《本草正》）。

大黄，苦寒沉降，有较好的泻下作用，为治疗积滞便秘的要药，热结便秘者尤为适宜。泻热又可解毒，故热毒疮疡、黄疸、淋病无有不治。活血兼能凉血，故妇科瘀血诸症、癥瘕积聚、跌打损伤等用之甚好，不论新瘀、宿瘀皆可运用。古医家善用大黄者不少，如医圣张仲景，在《伤寒论》中用大黄的方就有36首；金元四大家之一的朱丹溪，创"一味大黄散"方治疗眩晕：大黄一味，酒炒三遍为末，以茶调服一二钱，屡有效验。大黄入方，如大承气汤、麻子仁丸、黄龙汤、增液承气汤、温脾汤、泻心汤、凉膈散、双解贵金丸、大黄牡丹汤、金黄散、下瘀血汤、桃核承气汤、复无活血汤、如意金黄散、茵陈蒿汤、八正散、礞石滚痰丸等。

药理研究显示，本品有促进肠蠕动，促进排便和抗感染、抗病毒、抑菌、利胆健胃及保肝、止血、降压、降低血清胆固醇等作用。大剂量的大黄会产生泻下作用，而小剂量的大黄会引起便秘，这和它既含有大量的大黄酸，又同时含有大量的鞣质有关。

芒硝 （《名医别录》）

芒硝软坚泻下，清热消肿可加，

玄明眼喉要药，朴硝外用质杂。

芒硝，是硫酸钠的天然矿物经精制而成的结晶体，主产于河北、河南、山东、江苏、安徽等地。因其结晶体的外形如锋如芒，入水即消，故取名"芒消"；后依据文字分工的变细，按其物性而改"消"为"硝"，成为"芒硝"了。

因加工方法不同，入药有朴硝、芒硝、玄明粉之分。三者功效大致相同，但朴硝质杂，多作外敷；玄明粉质纯，且已脱水，常制作散剂，或内用，或作眼科、喉科外用；芒硝质地较纯，常作内服，用于实热积滞、大便燥结及咽痛、目肿、口疮等的治疗，且可回乳。芒硝入方，如大承气汤、调胃承气汤、冰硼散等。

药理研究显示，本品有促进肠蠕动而致泻的作用。

番泻叶 （《饮片新参》）

> 番泻泻热导滞，功与大黄相似，
> 腹满肠结便秘，泡茶微煎少时。

番泻叶，为豆科植物窄叶番泻或尖叶番泻的干燥小叶，前者主产于印度、埃及和苏丹，后者主产于埃及。因其以叶入药，有泻下之功，故而得名。后引入我国，在广东、广西、云南一带成功栽培。

番泻叶，味甘、苦，性寒，归大肠经。有泻下导滞之功，热结便秘尤为适宜，亦用于腹水肿胀的治疗。多泡茶服用，小剂量缓下，大剂量峻下，入药不可久煎。

药理研究显示，本品除致泻作用外，对皮肤真菌还有一定的抑制作用。大剂量服用，可能引起消化系的不良反应。

芦荟 （《药性论》）

> 芦荟主产非洲，泻热导滞功奏，

清肝定惊消痔，驱杀蛔虫有谋。

芦荟，为百合科植物库拉素芦荟及好望角芦荟的汁液经浓缩的干燥物，前者主产于非洲北部及南美洲的西印度群岛，我国云南、两广地区有栽培，习惯称"老芦荟"，质量较好；后者主产于非洲南部地区，习惯称"新芦荟"，质量次之。近年来，其美容功能被广泛挖掘，其知名度也随之大增。

芦荟，味苦，性寒，归肝、胃、大肠经。能泻下通便，又善清肝火，用于习惯性便秘、热结便秘和小儿疳积；尚有驱蛔杀虫之效，外用可治癣疮。《本草汇言》认为："芦荟，凉肝杀虫之药也。凡属肝脏为病，有热者，用之必无疑也。"芦荟入方，如更衣丸、当归龙荟丸、肥儿丸等。

药理研究显示，本品有刺激泻下及抗癌、抑菌作用。

（二）润下药

火麻仁 《神农本草经》

麻仁大麻种仁，此药甘平柔润，
去燥滑肠通便，滋养补虚育阴。

火麻仁，为桑科一年生草本植物大麻的成熟果实，别名"大麻仁"、"火麻"、"线麻子"，主产山东、河北、江苏及东北三省，全国各地都有栽培。因其果实富含油脂，点燃后可作照明使用，故而得名。

火麻仁，味甘，性平，归脾、胃与大肠经，有润肠通便之功，以用于老年、产妇及体弱者因津枯血少所致的肠燥便秘。《药品化义》云："麻仁，能润肠，体润能去燥，专利大肠气结便闭。凡老年血液枯燥，产后气血不顺，病后元气未复，或禀弱不能运行皆治。大肠闭结不通，不宜推荡，亦不容久闭，以此同紫菀、杏仁润其肺气，滋其大肠，则便自利矣。"火麻仁入方，如益血润肠丸、麻子仁丸等。

药理研究显示，本品除具有润滑肠道的作用外，尚有降低血压和阻止血脂上升的作用。

郁李仁 (《神农本草经》)

郁李仁平辛苦，通利二便即出，
润肠消肿下气，还治腹满喘促。

郁李，为蔷薇科植物落叶灌木欧李、郁李或长柄扁桃的成熟种子，主产于内蒙古、河北、辽宁等地。前二种，习惯称"小李仁"；后一种，习惯称"大李仁"。因其形似李树，花具郁香而名。唐代诗人白居易有诗对此作过详细描述："树小话鲜妍，香繁枝柔弱。高低二三尺，重跌千万萼。朝验蔼菲菲，夕凋纷漠漠。辞枝朱粉细，覆地红韶薄。由来红颜色，尝苦易销铄。不见凉荡花，狂风吹不落"（《惜郁李花》）。

郁李仁，味辛、苦、甘，性平，入药走大肠，润肠以通便秘，功胜火麻仁；走小肠，利水以消水肿，治疗水肿腹满，脚气浮肿。郁李仁入方，如五仁丸、郁李仁饮、郁李仁汤等。

药理研究和动物实验显示，本品有润滑性缓泻和显著降压作用。

松子仁 （《开宝本草》）

> 松子质润温甘，主功润肠通便，
>
> 燥结咳嗽销声，老弱用之尤善。

松子仁，为松科植物红松等的种仁，又称"松子"、"海松子"等，主产东北地区，其他地方也有零星出产。它营养丰富，唐代的《海药本草》有"久服轻身，延年益寿"的记载，被人们视为"长寿果"。它既是甘美的小食品和油料的来源，老幼皆宜；又是治病的良药，以药性柔润著称。

松子仁，味甘性温，归肺、肝、大肠经。其主要药用功能有二：一是入肠以润肠通便，尤适宜于老弱患者的虚秘之证；二是入肺以润肺止咳，善治肺热咳嗽之疾。因其功力较弱，除用于预防保健单用较多外，治疗相关疾病时多需配入相关药物助力。

本品含油脂较多，脾虚便溏、湿痰壅盛者禁用。

（三）峻下逐水药

甘遂 （《神农本草经》）

甘遂泻水逐饮，苦寒有毒猛峻，

逐痰散结疗疮，丸散剂中布均。

甘遂，为大戟科多年生草本植物甘遂的干燥根块。关于它的命名，历代说法较多，有以其功能为依据说的，"甘"乃优质水，"遂"为排水沟，以突出其泄水逐饮之功也；有以其哲理命名说的，其味苦功卓，让人"受而甘心快意焉，以甘于遂其力用也"（卢之颐《本草乘雅半偈》），正所谓"良药苦口利于病"者。

甘遂，味苦而甘，性寒，有毒，泻水之力颇峻，服后可连续泻下，以消身面浮肿、大腹水肿及胸胁积液；还可涤痰散结，治疗风痰癫痫和痈肿疮毒证。因本品有效成分不溶于水，故宜入丸散剂。甘遂入方，如十枣汤、二气汤、遂心丹、大陷胸汤、大黄甘遂汤、甘遂通结汤、化瘀膏等。

本品毒性较大，应根据患者病证、体质严格控制剂量，注意扶正，中病即止，预防中毒发生。传统认为，本品反甘草。

京大戟（含红芽大戟） （《神农本草经》）

大戟有京有红，二者各有使命，

前者逐水力大，后者善消毒肿。

大戟，为大戟科植物大戟的干燥根，主产于江苏、四川、江西、广西等地。因产地不同，有"京大戟"和"红芽大戟"之分，为逐水峻下药而力稍次甘遂。李时珍以为："其根辛苦，戟人咽喉，故名"（《本草纲目》）。

大戟，味苦性寒，有毒，归肺、脾、肾经。"主十二水，腹满急痛，积聚，中风皮肤疼痛，吐逆"（《神农本草经》），为峻猛泻下药。对身面浮肿、大腹水肿、胸胁积液、热毒痈肿、瘰疬痰核有治疗作用。大戟入方，如十枣汤、舟车丸、紫金锭等。

红芽大戟，为茜草科植物红大戟的根，亦称"红大戟"、"广大戟"。功用与京大戟基本相同，只是前者偏重于泻水逐饮，本品偏重于消肿散结。

本品有毒，用之宜慎。传统认为，本品反甘草。

芫花 《神农本草经》

芫花逐饮道地，善泻胸水积聚，

祛痰止咳内服，杀虫疗疮外洗。

芫花，为瑞香科植物落叶灌木芫花的花蕾，主产于安徽、江苏、浙江、四川、山东等地。有强烈的刺鼻味道，久闻之能使人头部发闷作痛，故俗称"头闷花"、"头痛花"。"芫"与"元"

通，元者，首也。因该植物最早发现于首阳山而名之。《山海经》中说得明白："东三百里曰首山，其阴多谷柞，其草多术芫。"

芫花，味苦、辛，性温，有毒，归肺、脾、肾经。逐水之功与甘遂、大戟相似，而以泻胸胁水饮见长，并能祛痰止咳，现代用于慢性支气管炎属寒湿者。还有杀虫疗疮之功，用于头疮、白秃、顽癣的治疗。芫花入方，如十枣汤、舟车丸等。

本品有毒，用量不可过大，用醋炮制可以减低其毒性。传统认为，本品反甘草。

商陆 (《神农本草经》)

商陆苦寒有毒，入药醋制内服，

泻下利水消肿，散结亦有功夫。

商陆，为商陆科植物商陆或垂序商陆的干燥根，是中药史上最早被发现的药用植物之一。据考证，距今起码有 3000 年以上的历史。其最初被发现并被命名的时间约为公元前 11 世纪的商代，发现的地点就是当时商的始祖契的封地——今陕西商县一带。"商"为属地，突出其地域特点；"陆"乃大山，彰显其生长环境。俗言有"商陆子熟，杜鹃不哭"的说法（杨慎《升庵诗话》），是说杜鹃贪食了商陆的果实后会造成对发声器官的影响，反映了古人对商陆毒性有较早的认识。

商陆，味苦性寒，有毒，归肺、脾、肾、大肠经。功能通利大、小便，泄水湿自二便出，内治水肿臌胀；消肿散结，外治痈肿疮毒。商陆入方，如疏凿饮子。

药理研究显示，本品有祛痰、镇咳、利尿、抑菌作用。应用不当，可能引起不良反应，应予注意。

牵牛子 （《名医别录》）

牵牛黑白二丑，水饮停蓄宜求，

泻下逐水退肿，去积杀虫力骤。

牵牛，是缠绕性藤本植物，其种子入药，称"牵牛子"。陶弘景曰："此药始出田野，人牵牛易药，故以名之"（《名医别录》）。因其表面颜色有黑、白之分，以"丑"喻牛，故又称黑、白"二丑"，入药同等使用。

牵牛子，味苦性寒，有毒，归肺、肾、大肠经。功能泻水，又能利尿，使水湿从二便排出，以解除水饮停蓄，水肿腹胀；去积滞，又可杀虫，使便结、虫体排出，以治疗肠胃湿热积滞，虫积腹痛。牵牛子入方，如舟车丸、牛黄夺命散、牵牛子散、禹功散、牛榔丸等。

药理研究显示，本品对人体毒性较大，食用过量会引起中毒，甚至会波及性命安危，造成严重后果。

巴豆 (《神农本草经》)

巴豆大毒辛热，峻下之势磅礴，
逐水退肿蚀疮，利咽祛除痰浊。

巴豆，为大戟科植物巴豆的成熟果实，主产于四川、广西、云南、贵州等省区。因其外形似豆，故而名之。

巴豆，辛热，有大毒，归胃与大肠经。功能峻下寒积，开通闭塞，有"斩关夺门之功"（李中梓《本草通玄》）。对于寒积阻结肠道、小儿乳积、大腹水肿、痰阻气道、疥癣恶疮等均可用之荡涤胃肠、消积祛痰、泻下腹水等。入药，多制成霜剂以减其毒性。巴豆入方，如三物备急丸、万应保赤散、含巴绛矾丸、三物小白散等。

本品有大毒，对皮肤有强烈刺激作用，用量过大能引起腹痛、里急后重和水泻等中毒症状，用之宜慎。

千金子 (《神农本草经》)

千金续随同品，辛温大肠肝肾，
逐水利尿退肿，破血消癥胜任。

千金子，为大戟科二年生草本植物续随子之成熟种子，故也称"续随子"，主产河北、浙江、四川等地。因其"苗如大戟，初生一茎，茎端生叶，叶中复出数茎相续"（苏颂《本草图经》），如此茎生叶，叶生茎，连续不断，故而得名。

千金子，味辛性温，有毒，归肝、肾、大肠经。泻下逐水作用峻烈，且能利尿，宜于二便不利之水肿实证；亦可破瘀血，消癥瘕，通月经，治顽癣、疣赘、毒蛇咬伤。千金子入方，如续随子丸等。

药理研究显示，本品对胃肠有强烈刺激作用，可发生峻泻，用之须慎。

四、祛风湿药

（一）祛风寒湿药

祛风寒湿海风藤，青风丁公有威灵，
独活川乌伸筋草，乌梢蕲蛇寻骨风，
木瓜松节雪上蒿，蚕沙海棠路路通。

祛风湿药，是指具有祛除风寒湿邪，解除痹证疼痛作用的药物，适用于风寒湿邪所致的肌肉、经络、筋骨、关节等处的疼痛、重着、麻木和关节肿大、筋脉拘挛、屈伸不利等症。

痹证的表现比较复杂，使用这类药物时可根据临床表现合理配伍，以图能有较好效果。痹证多表现出病程缠绵的特点，用药周期较长，不可速图，故可将药物做成丸散剂、酒剂、敷贴剂等使用，更适合病情实际和临床需要。

根据祛风湿药的药性和功效特点，将其分为三类。本节祛风寒湿药，性温味辛、苦，均具有祛风除湿散寒作用，尤以止痛为特点，适用于风寒湿痹、肢体关节疼痛、筋脉拘挛、痛有定处、遇寒加重者。

独活 （《神农本草经》）

> 独活名前冠香，风湿药中豪强，
>
> 蠲痹止痛下行，解表也有威望。

独活，又名"香独活"，为伞形科二年生草本植物重齿毛当归的干燥根，主产于四川、湖北、安徽等地。因此草"一茎直上，不为风摇，故曰独活"（《名医别录》）。

独活，辛散苦燥，善祛风湿、止痛。凡风寒湿痹毋问新久，均可用之，腰以下为最佳。风寒表证兼有湿邪者，亦可用之。《名医别录》云：独活"疗诸贼风，百节痛风，无久新者"。本品与羌活常作为药对出现，以加强疗效。但本品性缓和，发散力较弱，长于痹痛在下半身者；羌活性烈，发散力较强，长于痹痛在上半身者。独活入方，如独活汤、独活寄生汤、羌活胜湿汤、独活细辛汤、独活酒、荆防败毒散等。

药理研究显示，本品有抗炎、镇痛、镇静和降压、抗肿瘤作用。服用不当可能引起不良反应，应予注意。

威灵仙 （《新修本草》）

> 灵仙膀胱总督，通络之功娴熟，

祛风除湿止痛，诸骨鲠咽可逐。

威灵仙，为毛茛科植物威灵仙、棉团铁线莲或东北铁线莲的干燥根及根茎，前一种主产于江苏、安徽、浙江等地，应用较广泛；后两种应用比较局限，只为部分地区使用。在古人眼中，威灵仙治风功效之神速，堪与神仙之威灵相比，藉此命名药物也在情理之中。有赞语曰："威灵仙去众风，通十二经脉，此药朝服暮效"（周君巢《威灵仙传》）。

威灵仙，味辛、咸，性温。性善走，能通经络、祛风湿、止痹痛、消痰水，消除诸骨鲠咽，而以止痛作用最佳。《本草汇言》赞之曰："大抵此剂宣行五脏，通利经络，其性好走，亦可横行直往。追逐风湿邪气，荡除痰涎冷积，神功特奏。"威灵仙入方，如威灵仙散、神应丸等。

药理研究显示，本品有镇痛、抗疟、利胆和降低血压、血糖等功能。

川乌（含草乌） 《神农本草经》

川乌草乌剧毒，风寒湿痹征服，
心冷寒疝外伤，麻醉止痛有术。

乌头，为毛茛科多年生草本植物乌头的干燥母根，主产四川、云南、陕西、湖南等地。"其形如乌（鸦）之头，因以为名。各处皆有，以川中出者入药，故医家谓之川乌"（张隐庵《本草崇原》）。李时珍云："乌头有两种，出彰明者即附子之母，今人谓之川乌头是也；其产江左、山南等处者，乃《本经》所列乌头，今人谓之草乌头是也"（《本草纲目》）。

川乌，味辛、苦，性热，有大毒，归心、肝、肾、脾经。主要功能是祛风除湿，散寒止痛，且具有麻醉作用。临床主要用于对寒湿痹痛、心腹冷痛、寒疝疼痛、头风痛、偏头痛、外伤痛等的治疗。川乌入方，如乌头汤、活络丹、乌头赤石脂丸、大乌头煎、回升续命丹、整骨麻醉方、外敷麻药方等。

草乌，与川乌性味、功能、用法均同，毒性更强。

药理研究显示，乌头有抗炎、镇痛、强心等作用。但其含有大毒，用量宜小，入汤要先煎。应用不当，中毒在即，应引起高度重视。传统认为，本品反半夏、瓜蒌、贝母、白及、白蔹等。

蕲蛇（含金钱白花蛇）　（《雷公炮炙论》）

> 白花五步蕲蛇，江南是其巢穴，
> 祛风蠲痹定惊，毒攻癞癣疮瘘。

蕲蛇，亦名"白花蛇"，主产湖北、浙江、江西、福建等地，有毒。唐代文学家柳宗元对其毒性和用其毒性治病的问题都有过真切地描述，他说，此蛇"可以已大风、挛踠、瘘疠，去死肌，杀三虫"（《捕蛇者说》）。

蕲蛇，味甘、咸，性温，有毒，主肝经，有

透骨搜风之妙，为治风湿痹痛、筋脉拘挛、肢体麻木、口眼歪斜、麻风、顽癣、皮肤瘙痒症之要药；也有定惊、止抽搐之功，用于破伤风、小儿慢惊风的治疗。李时珍说："取其内走脏腑，外切皮肤，无处不到也。"蕲蛇入方，多制成酒剂，也有入复方的，如定命散、白花蛇酒、追风散、驱风膏等。

金钱白花蛇，药性、功效、应用均与蕲蛇相似，而药力更强。

药理研究显示，蕲蛇有镇静、催眠及镇痛作用，注射液有显著的降压作用。

乌梢蛇（含蛇蜕） 《药性论》

> 乌蛇通络祛风，疗癣止痒解痉，
>
> 蛇蜕平痫退翳，又主口疮毒疔。

乌梢蛇，分布于全国大部分地区，为无毒蛇。古代留下有很多它与麻风病关系的传闻，著名的如"初唐四杰"之一卢照邻的《病梨树赋》、记闻家张鷟的《朝野金载》等，乌梢蛇是时人心目中治疗麻风病的救命药。

乌梢蛇入药，主要用于风湿痹痛和干湿癣证，取其搜风邪、透关节和燥湿、祛风、杀虫之功；亦适用于对破伤风、小儿急慢惊风、痉挛抽搐等治疗的。乌梢蛇入方，如乌蛇丸、乌蛇酒、乌蛇散、定命散、三味乌蛇散等。

蛇蜕，是多种蛇蜕下的表皮膜，与乌梢蛇功

近，长于治疗小儿惊风、皮肤瘙痒、目翳、喉痹等，对口疮、痈疽肿毒、瘰疬、白癜风亦可用之。

药理研究显示，乌梢蛇有抗炎、镇静、镇痛作用，其血清有对抗五步蛇毒的作用。

木瓜 （《名医别录》）

木瓜牌创宣城，舒筋除痹有名，

活络化湿消肿，消食和胃可谁。

木瓜，为落叶灌木，其成熟果实入药，因其果实形如瓜、质如木而得名。《诗经》把木瓜作为男女爱慕眷恋的象征，写下了"投我以木瓜，报之以琼瑶。匪报也，永以为好也"的绝唱。木瓜分"皱皮木瓜"和"光皮木瓜"两种，质量最好的是产于安徽的"宣木瓜"，而且还衍化出木瓜艺术。据《图经本草》记述："宣人种莳木瓜遍满山谷，始实成则纸花贴于上，夜露日烘，渐变红色，花纹如生。本州岛以充土贡，故有宣城花木瓜之称。"除药用外，木瓜还可作为蜜饯、果酱和甜食中的佐料"青丝"、"红丝"，新疆人习惯的"手抓饭"中，就流淌着它的香气。

木瓜，舒筋活络作用好，治风湿痹痛，又治吐泻转筋。《用药法象》认为，它具有双向调节作用，"气脱能收，气滞能和"。《本草正》认为，其主要作用原理在于它的酸敛之性，"酸能走筋，敛能固脱，得木味之正，故尤专入肝益筋走血。疗腰膝无力、脚气，引经所不可缺"。《本草求真》认为："木瓜气味酸涩，既于湿热可疏，复于损耗可敛，故能于脾有补，于筋可疏，于肺可敛。"木瓜入方，如木瓜煎、木瓜丹、鸡鸣散、木瓜汤、蚕矢汤等。

药理研究和动物实验显示，本品及其提取物有保肝、抑菌、抗癌作用。

蚕沙 （《名医别录》）

蚕沙又称蚕矢，疗痹独树一帜，

祛风除湿止痒，和胃化浊无私。

蚕沙，是幼蚕的粪便，以江浙、四川等育蚕地区的产量为高。蚕对人类的贡献完全彻底，真所谓"春蚕到死丝方尽，蜡炬成泪灰始干"了。

蚕沙，味甘、辛，性温，归肝、脾、胃经。有祛风除湿之效，能治疗风湿痹痛、肢体不遂、湿疹瘙痒；能和胃化浊，而治疗湿浊内阻的吐泻转筋。《本草求真》以为："原蚕沙，为风湿之专药，凡风湿瘫缓固宜，即血虚不能养经络者，亦宜加入滋补药中。"蚕沙入方，如宣痹汤、蚕矢汤等。

药理研究显示，本品有抗炎、促生长和抑制体外肝癌细胞生长的作用。

伸筋草 （《本草拾遗》）

伸筋蕨类石松，祛风除湿先锋，

舒筋活络消瘀，跌打损伤效灵。

伸筋草，为松科多年生攀援草本植物石松的干燥全草，主产于东北、华北、华中、西南各省，以生品入药。其叶密生茎上，螺旋状排列，皱缩弯曲，线形或针形，似人之筋爪，又具舒筋功能，故而得名。

伸筋草，味辛、苦，性温，走肝经。长于祛风除湿、舒筋活络，用于风湿痹痛、肢体麻木、筋脉拘急和跌打损伤的治疗。《滇南本草》以为："其性走而不守，其用沉而不浮，得槟榔良。"

药理研究显示，本品提取物有明显镇痛、解热作用。

寻骨风 （《植物名实图考》）

寻骨风为草本，祛风通络性贞，

利湿以轻肢体，胃牙疝痛逃奔。

寻骨风，为马兜铃科多年生攀援草本植物绵毛马兜铃的根茎或全草，主产河南、江苏、江西等地，夏、秋季采收后切断生用。因其具有祛风通络的功能，故而得名；能将隐藏于骨节间的风邪搜出，极言效之卓也。

寻骨风，味辛、苦而性平，走肝经，主要功能是治疗风湿痹痛、肢体麻木、筋脉拘挛、外伤疼痛等，还可治疗胃痛、牙痛、疝气痛。

药理研究显示，本品提取物有抗炎、消肿、解热、镇痛作用，对类风湿关节炎的治疗有较好效果。

松节 *(《名医别录》)*

> 松节瘤状茎干，祛风燥湿可餐，
> 金创阴寒痹痛，药到定留美言。

松节，为松科植物油松、马尾松、赤松等枝干的结节，全国大部分地区有产。

松节，味苦、辛，性偏温燥，以治寒湿痹痛为宜，尤宜于寒食偏盛之风湿痹证；归厥阴肝经，以舒筋通络而止痛，对跌打损伤有较好的消肿止痛效果。《本草汇言》称赞它："气温味燥，如足膝筋骨，有风有湿，作痛作酸，痿弱无力者，用此立痊。"松节入方，如松节酒、松节散等。

药理研究显示，本品有一定的镇痛、抗炎作用。现代有用松节治疗风湿性关节炎的报道，把它制成注射剂进行肌肉或穴位注射，总有效率超过90%。

海风藤 *(《本草再新》)*

> 海风藤出粤域，主打风寒湿痹，
> 跌打损伤有功，祛风所向披靡。

海风藤，为胡椒科植物风藤的干燥藤茎，主产于广东、福建、台湾、浙江等沿海地区。夏、秋二季采割，生用入药。

海风藤，味辛、苦，性微温，精于祛风湿、

通经络，对风寒湿痹引起的肢节疼痛、筋脉拘挛有较好的作用；另可用于对跌打损伤的治疗，有利于瘀肿疼痛的消退。《本草再新》记载，它还能宽中理气，治疝，安胎。海风藤入方，如蠲痹汤等。

药理研究显示，本品有抗氧化、抗血小板聚集作用，对内毒素性休克、心肌缺血、脑干缺血损伤等有防治作用。

青风藤 （《本草纲目》）

> 青风藤主痹证，又可化解水肿，
>
> 肢痛瘙痒脚气，治之也有名声。

青风藤，为落叶缠绕藤本植物青藤、毛青藤的干燥根茎，主产长江流域及江南各省，秋、冬季节采割，生用入药。《图经本草》以为，它"生于天台山中，其苗蔓延木上，四时常青，彼土人采其叶入药，治风有效"，故而得名。

青风藤，味苦、辛，性平，归肝、脾经。其主要功能是祛风湿、通经络、利小便，用于风湿痹证之关节肿胀、肢体麻木等的治疗；同时用于水肿、脚气湿肿、皮肤瘙痒的治疗，尚有治疗胃痛的作用。《本草汇言》推崇它说："风病软弱无力，并劲强偏废之证，久服常服，大建奇功。"

药理研究显示，本品有抗炎、镇痛、镇静、镇咳等作用。

丁公藤 (《中国药典》)

> 岭南丁公之藤，风湿痹证为用，
> 又主身瘫外伤，酒剂最具雄风。

丁公藤，为旋花科木质攀援藤本植物丁公藤或光叶丁公藤的干燥藤茎，为广东地区特产，海南、广西、云南等省区及邻国越南北部亦有出产。据传，此药治病之功最初为岭南丁姓老者发现并推广应用，故而得名。

丁公藤，味辛性温，有小毒，走肝、脾、胃经。主要功能为祛风除湿、消肿止痛，尤长于发散，对风寒湿痹、半身不遂的治疗有效；同时有较好的消肿止痛之功，对跌打损伤之瘀肿疼痛有消散作用。丁公藤入方，如冯了性风湿铁打药酒、丁公藤风湿药酒等。

药理研究显示，本品有明显的抗炎、镇痛作用。

昆明山海棠 (《滇南本草》)

> 山海棠祛风湿，痹证可见天日，
> 跌打损伤骨折，顽癣恶虫通吃。

昆明山海棠，产于云、贵、川地区及江南诸省。全株入药，有大毒，民间称为"断肠草"，民谚有"牛羊吃后痛断肠，不死皮毛也脱光"之说；当地农民常用其杀虫、灭螺、毒鼠和毒杀野兽，作预防疾病之用。

昆明山海棠，味苦、辛，性温，有大毒。主要功能为祛风湿、祛瘀通络、续筋接骨，为治疗风湿痹证日久，关节肿痛、麻痹的良药；同时对跌打损伤、骨折肿痛有较好的治疗效果。昆明山海棠入方，如紫金皮散、紫金膏等。

药理研究显示，本品有明显的抗炎、抗癌和免疫调节作用。临床应用要严格控制剂量，预防中毒发生。

雪上一枝蒿 《科学的民间草药》

雪上一蒿大毒，诸痛为之降服，

风湿神经牙痛，疮疡蛇虫杀戮。

雪上一枝蒿，主产于云南、贵州、四川等地，是民间广为流传和使用的跌打、疗伤、止痛药。对于跌仆肿痛、风湿红肿，特别是各种内、外伤疼痛，内服、外搽均具立竿见影的效果，故而优选入药。

雪上一枝蒿，味苦、辛，性温，有大毒，走肝经。它性猛而善走，为治疗风湿痹痛、神经痛、牙痛、癌肿疼痛和术后疼痛的要药。应用本品以毒攻毒之力治疗毒蛇咬伤、毒蜂蛰伤和疮疡肿毒，也有较好效果。

药理研究显示，本品有镇痛、抗炎、抗肿瘤和局部麻醉作用。本品毒性很大，因误服或过量服用导致中毒乃至死亡者也不鲜见，必须严格控制适应证和剂量，预防中毒发生。

路路通 (《本草纲目拾遗》)

路路通胜风湿，除痹是其大志，
水肿跌伤闭经，通脉引来乳汁。

路路通，为金缕梅科植物枫香树的成熟果序，又名"枫实"，全国大部分地区有产。因其性"大能通行十二经穴"（赵学敏《本草纲目拾遗》），可谓路路皆通，故而名之。

路路通，味辛、苦，性平，归肝、肾经。主要功能为祛风湿、通经络，以治疗风湿痹痛、肢节麻木、四肢拘挛、风疹瘙痒；还有利水、下乳之效，以治疗水肿、小便不利和气血壅滞之经行不畅、闭经及乳少、乳汁不通之症。此外，还有将其用于风疹瘙痒治疗的。《纲目拾遗》认为，应用本品外熏即可疗疾，说它："辟瘴却瘟，明目，除湿，舒筋络拘挛，周身痹痛，手脚及腰痛，焚之嗅其烟气皆愈。"

药理研究显示，本品提取物有抑制关节肿胀和抗肝细胞毒活性的作用。

（二）祛风湿热药

祛风除湿消热肿，辛行苦降寒主清，
秦艽防己豨莶草，桑枝丝瓜穿山龙，
络石雷公老鹳草，海桐携手臭梧桐。

祛风湿热药，味多辛、苦，性寒，归肝、脾、肾经。辛散，苦泄，寒清，故有祛风胜湿、通络止痛、清热消肿之效。可用于风湿热痹、关节红肿热痛的治疗；合理配伍，亦可用于风寒湿痹的治疗。

秦艽 《神农本草经》

> 秦艽生用细切，专与风湿抗拮，
> 退蒸以清虚热，舒筋退黄有诀。

秦艽，为草本植物。秦，指古代秦国属地，即今之陕、甘一带；艽，有相互交错之意。本品出于秦而枝节相互交错缠绕，故而名之。其入药品种较杂，按性状不同分为秦艽、麻花艽、小秦艽等数种。

秦艽，味辛、苦，性平，具有祛风湿、通络止痛、退虚热、清湿热之功，主治风湿痹痛、关节拘挛、手足不遂等，对热痹尤为适宜。对中风半身不遂而见口眼歪斜、语言不利者，也有较好效果。本品又为治疗阴虚骨蒸潮热、小儿疳积发热的常用药，还可利湿退黄。清代医家程杏轩认为："秦艽退黄最妙，以其性能退阳明经湿热邪气也。若无湿热则恐伤燥，又宜慎用"（《医述》）。此外，对痔疮、肿毒等也有治疗作用。秦艽入方，如秦艽天麻汤、秦艽升麻汤、秦艽鳖甲散、秦艽散、山茵陈丸等。

药理研究显示，本品有镇静、镇痛、解热、抗炎等作用。

防己 （《神农本草经》）

> 防己汉木分称，膀胱肺经为营，
> 止痛祛风除湿，利水清热消肿。

防己，因产地不同而分为"汉防己"和"木防己"，历史上二者兼用。因发现后者含有肾毒性，2004 年被国家明令废止。实际上，如今所说的防己是指"汉防己"而言。李时珍以为，防己之"茎如木，木能防土。己者，土也，故有防己之名"（《本草纲目》）。

防己，味苦、辛而性寒，善能祛风湿止痛，为风湿痹证所用，以湿热者为宜；同时可利水，清利下焦，治疗水肿、腹水、脚气浮肿；此外，还能用于湿疹疮毒的治疗。防己入方，如宣痹汤、防己汤、防己茯苓汤、己椒苈黄丸、防己黄芪汤等。

药理研究显示，本品具有利尿、降压、镇痛、抗炎、抗肿瘤、抗过敏等作用。

桑枝 （《本草图经》）

> 桑枝苦平宜嫩，归经隶属将军，
> 风湿热痹见长，通达上肢为尊。

桑枝，为桑科植物桑的干燥嫩枝，全国各地均产。以春末夏初采集的嫩枝入药，亦有称"桑条"的。古人认为，桑为神木，在天为箕星之精，箕主风，桑枝亦为风药，树枝四下披散，能通达四肢，故而名之。

桑枝味苦性平，不寒不热，可以常服，有较强的祛风通络、利关节作用，善治痹痛，而尤长于风湿热痹，肩臂关节酸痛、麻木者。此外，尚有利水、祛风止痒、生津止渴之效，分别用于对水肿、白癜风、皮疹、消渴等的治疗。桑枝入方，如桑枝汤、独活寄生汤等。

药理研究显示，本品具有较强的抗炎活性，有增强机体的免疫能力的作用。

豨莶草 （《新修本草》）

豨莶品种有三，风湿痹痛结缘，
清热解毒通经，湿疮风疹奉献。

豨莶草，为菊科一年生草本植物豨莶、腺梗豨莶或毛梗豨莶的地上部分，我国大部分省份有产，以湖南、湖北、江苏等地的产量较大。豨，是古代对猪的称谓之一，"豨莶臭如猪而味莶螫，故为之豨莶"（李时珍《本草纲目》）。

豨莶草，味辛、苦，性寒，归肝、肾经。有祛风湿、通经络、治湿疮、解热毒之效，用于风湿痹痛、中风手足不遂、痈疮、风疹、湿疹的治疗。豨莶草入方，如豨莶散、豨莶丸、豨桐丸等。

药理研究显示，本品具有广谱抗菌、降压、镇静、抗炎、镇痛、抗风湿和抑制血栓形成等作用。

臭梧桐 (《本草图经》)

梧桐起名姓臭，风湿为其鱼肉，
凉肝平晕止眩，风疹湿疮见瘳。

臭梧桐，为马鞭科灌木或小乔木植物海州常山的干燥嫩枝和叶，又称"臭牡丹"。因它形似梧桐而"搓之气臭"（赵学敏《本草纲目拾遗》），故得名。其花序大，花果美丽，一株树上花果共存，白、红、兰色泽亮丽，花果期长，植株繁茂，为良好的观赏花木。

臭梧桐，味辛、苦、甘，性凉，入肝经。功能祛风湿以治痹痛、肢体麻木、半身不遂；燥湿毒，以疗风疹湿疮；凉肝平肝，以治肝阳上亢之头痛眩晕。古籍中多强调其外用功能，如《本草纲目拾遗》云："洗鹅掌风、一切疮疥，煎汤洗汗斑。湿火腿肿久不愈者，同苍耳子浸酒服。并能治一切风湿，止痔肿，煎酒服。治臁疮，捣烂作饼，加桐油贴"。臭梧桐入方，如豨桐丸等。

药理研究显示，本品有镇痛、镇静、降压等作用。

海桐皮 (《海药本草》)

海桐皮产南疆，祛风以安沧桑，
除湿通络止痛，害虫疥癣跟跄。

海桐皮，为高大乔木，树高 20 米的也不算稀奇。它满身是刺，俗称"刺桐"、"刺通"。民间认为它有接骨功能，故直呼其为"接骨药"。主产广东、广西、浙江、福建、台湾、四川、贵州、云南等地，以其皮或根皮入药。

海桐皮，味苦而辛，性平，归肝经。有祛风湿、通经络之功，常用于风湿痹证的治疗，又善于治疗下肢关节痹痛。对疥癣、湿疹也有较好的治疗作用，又可杀虫。海桐皮入方，如海桐皮酒、海桐皮汤等。

药理研究显示，本品有抗炎、抗菌、镇痛、镇静和增强心肌收缩力、降低血压等作用。

络石藤 （《神农本草经》）

络石带叶藤茎，祛风通络常胜，
凉血消痈疗疮，喉痹肿塞有幸。

络石藤，为夹竹桃科植物络石的带叶藤茎，主产于江苏、湖北、山东等地。因其攀绕石上而生，故而得名。古人以为，藤"得石则凉，得木则热"，故络石藤性凉（微寒）而味苦，有凉血消肿之用。

络石藤，祛风通络，凉血消肿，对风寒热痹都有作用，尤适于痹痛偏热者。又能凉血消肿，治疗喉痹、痈肿和跌仆损伤。《要药分剂》赞之曰："络石之功，专于舒筋活络，凡病人筋脉拘挛不易屈伸者，服之无不获效。"络石藤入方，如止痛灵宝散等。

药理研究显示，本品提取物有抑菌、降压、

扩张血管和对抗痛风等作用。

雷公藤 (《本草纲目拾遗》)

雷公藤之全株，顽痹得之则舒，

麻风癣疥湿肿，功能以毒攻毒。

雷公藤，为卫矛科植物雷公藤的根，又叫"黄藤"、"黄腊藤"、"菜虫药"、"红药"、"水莽草"等，主产于福建、浙江、安徽、河南等地。传说，此药功用最初由雷姓老者发现并推广应用，故而得名。

雷公藤，为苦寒有毒之品，是作用较强的祛风除湿、活血通络之品，为治疗风湿顽痹的要药，近年来使用尤为活跃，长于治疗类风湿关节炎、风湿性关节炎及坐骨神经痛。同时用于疔疮肿毒、腰带疮、皮肤瘙痒等的治疗，取其以毒攻毒之理。

药理研究显示，本品有确切的抗炎、镇痛、抗肿瘤、抗生育效果。但其毒性较大，用之不慎，即可出现中毒，内服尤慎。

老鹳草 (《救荒本草》)

老鹳一年一生，祛风除湿效忠，

舒筋活络相兼，湿热泻痢严惩。

老鹳草，为一年生草本植物，也有称作"鸭脚草"、"老观草"的。分布于东北、华北、华东、华中及陕、甘、川、贵、滇等地。《救荒本草》谓：老鹳草"又名斗牛儿苗，生田野就地拖秧而生，茎蔓细弱，其茎红紫色，叶似荒蓂叶，瘦细而疏，开五瓣小紫花，结青蓇葖儿，上有一嘴，甚尖锐为细锥子状，其角极似鸟嘴，因以名焉"。

老鹳草，味辛、苦，性平，归肝、肾、脾经。以祛风除湿见长，兼有舒筋活络作用，还可止泻。临床用之治疗风湿痹痛、肢体麻木、筋骨酸痛和湿热泻痢。老鹳草入方，如老鹳草软膏等。

药理研究显示，本品有抗炎、镇痛、抗癌、抑菌、抗病毒、驱虫、祛痰、止泻和抗氧化等作用。

穿山龙 (《东北药用植物志》)

穿龙薯蓣偏凉，祛风自有主张，
除湿活血通络，疮痛痰咳可攘。

穿山龙，别名"穿龙薯蓣"、"野山药"、"串地龙"、"地龙骨"、"鸡骨头"、"龙草"等。为多年生缠绕草质藤本穿龙薯蓣和柴姜黄的干燥根茎，全国大部分地区有产。因其遍生于山坡、林边、灌木林下、沟畔，田埂，根茎横走，连绵不断，故而得名。

穿山龙，味苦、性微寒，归肝、肺经，有祛风除湿、活血通络之功。主要用于风湿痹痛、肌肤麻木、筋骨痛、关节不利、跌打伤痛、瘀滞痛等的治疗；尚有清肺化痰和凉血消痈的作用，用于热痰咳和疮痈。

药理研究显示，本品及其提取物有显著的平喘、镇咳、祛痰和抑菌、利尿、降低胆固醇等作用。应用不当可能产生不良反应，应予关注。

丝瓜络 （《本草纲目》）

丝瓜果中之络，风湿痹证当佐，

善治乳痈缺乳，胸胁胀痛可瘥。

丝瓜络，为葫芦科植物丝瓜的干燥成熟果实的维管束（果络），全国各地均有栽培。李时珍说："此瓜老则筋丝罗织，故有丝络之名"（《本草纲目》）。

丝瓜络，味甘而性平，归肺、胃、肝经。功能祛风通络，以治疗风湿痹痛、筋脉拘挛或胸胁疼痛，以及乳汁不通等；解毒消肿，而用于痈疽疮肿；化痰止嗽，以医治痰多咳嗽。《本草纲目》谓："丝瓜老者，筋络贯串，房隔联属，故能通人脉络脏腑，而祛风解毒，消肿化痰，祛痛杀虫，治诸血病也。"

药理研究显示，本品水煎剂有明显镇痛、镇静和抗炎作用。

（三）祛风湿强筋骨药

祛风除湿筋骨坚，五加根皮千年健，

狗脊联手桑寄生，鹿衔石楠采雪莲。

祛风湿强筋骨药，味多辛苦，性多温燥，故有补肝肾、强筋骨的作用，主要用于风湿日久累及肝肾所致之腰膝酸软、脚弱无力诸症。本类药物，均具备扶正祛邪、标本兼顾的意义，亦可用于肾虚诸证的治疗。

五加皮 （《神农本草经》）

五加辛温之物，其功强筋壮骨，
燥湿祛寒补益，水肿脚气可入。

五加皮，为五加科植物细柱五加的干燥根皮，习称"南五加皮"，主产于湖北、河南、安徽等地，生用入药。因其"青精入茎，则有东方之液；白气入节，则有西方之津；赤气入花，则有南方之光；玄精入根，则有戊己之灵。五神镇主，相转育成"（《本草衍义》），故而得名。

五加皮，为辛温之品，有祛风湿、壮筋骨、活血祛瘀之效，临床上大凡风寒湿痹、筋骨挛急、腰痛脚弱、阳痿早泄、水肿脚气、跌打损伤诸症皆可配伍治之。宋代本草学家寇宗奭盛赞其功，说它为"天之五车之星精也"，"用之者真仙，服之者返婴也"（《本草衍义》）。古人常以五加皮酒作为养生之药，说"世世有得服五加酒散，而获延年不死者，不可胜记"（《图经衍义本草》）。"周紫芝煮石，石美如芋，食之，可更调和五味，下橘皮葱豉。名山之下生葱韭者，是古人食石种也。故语曰：'宁得一把五加，不用金玉满车'"（梁元帝《金楼子》）。五加皮入方，如五加皮酒、五加皮散、五加皮丸、五皮散、五皮饮等。

药理研究显示，本品有抗炎、镇痛、镇静、抗肿瘤、抗诱变、抗溃疡和一定的降低血糖及抗排异作用。

桑寄生 （《神农本草经》）

寄生桑柿为主，抗病肝肾康复，
强筋养血安胎，除痹风湿皆无。

桑寄生，为常绿小灌木植物桑寄生的带叶藤茎。其作为药用，始见于《神农本草经》，名"桑上寄生"。可见，是因桑树为它的主要寄主而得名。其他寄主尚还有柿树、构树、槐树、木棉等，一并入药。

桑寄生，味苦、甘，性平，归肝、肾经，能祛风湿、舒筋络，治风湿痹痛，而尤长于补肝肾、强筋骨，治崩漏经多、胎漏下血、胎动不安。桑寄生入方，如独活寄生汤、桑寄生散、寿胎丸等。

药理研究显示，本品有确切的降压效果，可用于对高血压病的防治。其提取物有扩张冠状动脉、减慢心率、利尿、抗菌等作用，对乙肝病毒表面抗原有抑制作用。

狗脊 *(《神农本草经》)*

狗脊强壮腰膝，强筋壮骨优绩，

膝软遗尿带多，药到两足添翼。

狗脊，为蚌壳蕨科植物，形体高大，主产云南、广西、浙江、福建等地。古人认为，"狗脊本有二种，一种似狗之骨脊，古之所用也；一种有金毛而似狗形，今谓之为金毛狗脊"（张德裕《本草正义》）。

狗脊，味苦、甘，性温，归肝、肾二经。有温补固摄之效，能补肝肾、强腰膝、祛风湿，以治疗腰痛脊强，不能俯仰，足膝软弱，下肢无力和小便不禁、妇女白带过多等。狗脊入方，如狗脊饮、狗脊丸、白蔹丸等。

药理研究显示，本品煎剂及其提取物分别具有降低血压、扩张冠状动脉、减慢心率和利尿、抑菌、抑制病毒等作用。

千年健 *(《本草纲目拾遗》)*

千年健主痹疾，肝肾是其领地，

祛风胜湿壮腰，强身筋骨安逸。

千年健，为天南星科多年生草本植物，主产我国云南、广西、广东等气候温暖、湿润的省份。它生长缓慢，地下根茎随地上茎逐渐增长和增粗，并不断从根茎节上抽出新芽，长出新的分株，形成植株丛。一般种植3～5年后，根茎可长至40厘米左右，此时方可采收入药使用。

千年健，味苦、辛，性温，归肝、肾二经。功能祛风湿、健筋骨，以治痹痛、腰冷、肢麻诸症，多以酒剂形式入药，尤适于老人应用。《本草正义》云："千年健，今恒用之于宣通经络，祛风逐痹，颇有应验。盖气味皆厚，亦辛温走窜之作用也。"

药理研究显示，本品提取物有抗炎、镇痛、抗凝血和抑菌作用。

雪莲花（含天山雪莲花）

（《本草纲目拾遗》）

雪莲味甘善补，温通强健筋骨，

补肾壮阳起痿，女科诸疾赐福。

雪莲花，又称"雪荷花"，藏语称"恰果苏巴"，为菊科多年生草本植物，以带花的全株入药，主产我国西南、西北诸省。因其生长环境的特殊气候特点和花型与莲花相似，故而得名。唐代边塞诗人曾有诗赞曰："耻与众草之为伍，何亭亭而独芳！何不为人之所赏兮，深山穷谷委严霜？"

雪莲花，味甘而微苦，性温，有祛风湿、强筋骨、补肾阳、调经补血的功能，用于风湿痹证、阳痿、腰膝软弱和妇女崩带、月经不调等的治疗。它也是藏医藏药的重要财富，在藏医学文献《月王药诊》和《四部医典》中都有记载。

药理研究显示，本品具有抗菌、降压、镇静、解痉等作用；所含的东莨菪素具有祛风、抗炎、止痛、祛痰和抗肿瘤等作用。

鹿衔草 《滇南本草》

鹿衔一草苦燥，肝肾是其穴巢，

痹证血证外伤，劳嗽久咳全包。

鹿衔草，为鹿蹄草科植物鹿蹄草或普通鹿蹄草的全草，又名"鹿含草"、"鹿蹄草"、"鹿寿茶"、"鹿安茶"、"破血丹"等。蒲松龄的《聊斋志异》中有《鹿衔草》篇，说鹿在猎捕过程中受伤后，其他鹿就衔异草让其嗅闻，顷刻就能复苏。于是，人们就把这种草命名为"鹿衔草"了。

鹿衔草，味甘、苦，性温，入肝、肾经。功能祛风湿、强筋骨、止咳、止血。用于风湿痹痛、筋骨痿软、月经过多、崩漏、咯血、外伤出血、新久咳嗽的防治。

药理研究显示，本品具有抗炎、降压、抑菌和增加血流量、提高免疫功能等作用。

石楠叶 《神农本草经》

石楠叶片辛平，主治头风头痛，

不惧风湿日久，敢于痒疹交锋。

石楠叶，又名"千年红"，为常绿灌木或小乔木石楠的叶片。高通常4~6米，有时可高达

10余米，分布于安徽、江苏、浙江、广东、广西、四川、云南、甘肃等省份。

石楠叶，味辛、苦，性平，有小毒，归肝、肾经。主要功能为祛风湿，通经络，益肾气。用于风湿痹痛、腰背酸痛、足膝无力和头风、头痛的防治，对风疹瘙痒的治疗也有效果。石楠叶入方，如石楠丸、石楠酒等。

药理研究显示，本品的提取物有明显的安定、降温和镇痛、抗炎、抑菌、抗癌作用，对实验动物有兴奋心肌、收缩血管、降低血压的作用。

五、化湿药

芳香化湿用苍术，藿香佩兰加厚朴，
草果砂仁二豆蔻，温脾健胃寒湿除。

化湿药，性温燥而化湿运脾，气芳香而透达气机，适用于脾为湿困、运化失职而致的脘腹痞满、呕吐泛酸、大便溏薄、食少体倦、口甘多涎、舌苔白腻者，亦可用于湿温和暑温。

湿有寒、热之分，故当分别与温里药或清热燥湿药配合用之。芳香之药最易挥发，入汤剂时不宜久煎。

藿香 （《名医别录》）

藿香化湿芳香，和中止呕流芳，

解暑发散表邪，恶气霍乱难昌。

藿香，为唇形科多年生草本植物，分布较广，常见栽培。其果可作香料，叶及茎为芳香油原料，亦可作为烹饪材料或佐料，以丰富口味，增加营养价值。吉林省蛟河市的特色名菜"庆岭活鱼"，就是因藿香的独特气味赢得食客欢迎的。此外，藿香还可用作园林或庭院栽植美化环境的植物。

藿香，性温而不燥，化浊又可发表，且能和中止呕。临床上多用其治疗中焦湿阻、中气不运之证和暑湿、湿温初起的表感风寒、内伤生冷或湿热并重者，还多用于脾胃湿浊引起之呕吐。《本草正义》曰："藿香，清分微温，善理中州湿浊痰涎，为醒脾快胃、振动消阳妙品。"藿香入方，如不换金正气散、藿香半夏汤、藿香正气散、甘露消毒丹等。

药理研究显示，本品能促进胃液分泌，具有增强消化能力和解除胃肠痉挛的作用。此外，尚有防腐、抗菌、止泻、发汗等作用。

佩兰 （《神农本草经》）

佩兰通利水道，化湿胜券在操，

醒脾调中疏散，解暑清利手脚。

佩兰，又名"鸡骨香"、"水香"，是菊科多年生草本植物佩兰的干燥地上部分，以全草入药，分布于河北、山东、江苏、广东、广西、四川、贵州、云南、浙江、福建等省区。佩兰之意，就是"佩戴着的兰草"，语出屈原《离骚》："扈江离与薜芷兮，纫秋兰以为佩"。

佩兰，味辛性平，归脾、胃、肺经。其气味芳香，化湿和中之功与藿香相似，每常相须为用。又能解暑，用于外感治疗暑湿和湿温初起之证。《本草便读》云："佩兰，功用相似泽兰，而辛香之气过之，故能解郁散结，杀蛊毒，除陈腐，濯垢腻，辟邪气。至于行水消痰之效，二物亦相仿耳，但泽兰治水之性为优，佩兰理气之功为胜，又为异也。"本品入药较早，《黄帝内经》中已有专门记载，方曰"兰草汤"。

药理研究显示，本品水煎剂及其提取物分别具有抑菌、抗病毒和祛痰作用。

苍术 （《神农本草经》）

苍术威震中原，辛苦而温体寒，

燥湿促进脾运，祛风除灭痹奸。

苍术，为菊科苍术属多年生直立草本，江苏、湖南、吉林、河南、山西、浙江、黑龙江、四川、甘肃、湖北、江西、安徽、陕西、辽宁、内蒙古、河北等地均有出产。

苍术，味辛、苦，性温，走脾、胃、肝经，

治中焦。其芳香燥烈，辛散温通。凡中焦湿阻、运化失司所致之脘腹满、纳食差、呕而恶、倦无力、苔浊腻或痹证引起的脚膝肿痛、痿弱无力而以寒湿偏盛者，本品实为要药。且尚有明目之效，用于夜盲症、眼目昏涩的治疗。苍术入方，如平胃散、胃苓汤、薏苡仁汤、白虎加苍术汤、二妙散、四妙散、神术散等。

苍术与白术，用途有同有异，《玉楸药解》说："白术守而不走，苍术走而不守，故白术善补，苍术善行。其消食纳谷，止呕住泄亦同白术，而泄水开郁，苍术独长。"

药理研究显示，本品提取物有抗肠痉挛、促进胃肠运动和镇静、降糖等作用。

厚朴（含厚朴花）《神农本草经》

> 厚朴干根枝皮，行气燥湿第一，
> 花善化湿宽中，皮长平喘消积。

厚朴，为落叶乔木厚朴树的树皮，因其树皮较厚而得名。主产于四川、湖北等地，其他不少地区亦有出产。

厚朴的干皮、枝皮、根皮皆可入药，苦能燥湿，辛主通散，温可祛寒，故长于行气、燥湿、消积、化痰、平喘。凡湿阻中焦之脘腹胀满、食积气滞之腹胀便秘均相适用，实胀更为其精专之功。而咳嗽气喘痰多者尽可用之，肺气下，痰涎消，则喘息自平。厚朴入方，如平胃散、厚朴三物汤、大承气汤、小承气汤、苏子降气汤、厚朴麻黄汤、桂枝加厚朴杏子汤、半夏厚朴汤等。

厚朴花以芳香化湿、行气宽中为使，每多用于湿浊、气滞之脘腹胀痛的治疗。

药理研究显示，厚朴有广泛抗菌功能和降压作用，其提取物有松弛中枢性肌肉和横纹肌的作用。

砂仁（含砂仁壳）《药性论》

砂仁药性辛温，中州之土耕耘，

湿阻气滞吐泻，益气胎气安分。

砂仁，为阳春砂、绿壳砂和海南砂三种植物的成熟种子，分别产于广东、广西、云南、福建、海南诸地，并列入药，统称"砂仁"。

砂仁，辛散温通，化湿行气，为醒脾和胃之良药，且又为止呕、安胎之常用。临床多用之治疗湿阻中焦、脾胃气滞、脾寒泄泻、妊娠恶阻、胎动不安诸证。砂仁入方，如香砂枳实丸、缩砂散、泰山磐石散、香砂六君子汤等，入汤宜后下。

砂仁壳，与砂仁功同，而温性稍减，化湿、行气之力弱，适于治疗脾胃气滞、脘腹胀痛、呕恶食少之轻浅者。

药理研究显示，本品能促进肠蠕动和消化液的分泌，从而起到助消化、除胀气的作用。

豆蔻（含豆蔻壳）（《名医别录》）

> 豆蔻脾胃温煦，主治反胃呕逆，
> 行气化浊化湿，理中消散满痞。

豆蔻，实际上指的是"白豆蔻"，为舶来之品，原产南洋诸国，我国两广、云南地区也有栽培。因其果壳呈白色，果实、功能又与我国的豆蔻（草豆蔻）相似，故而名之。清代志士丘逢甲在马来西亚看到盛开的白豆蔻花时，即吟咏出"晓风吹出山蜂语，开遍春园豆蔻花"（《槟榔屿杂诗》）的诗句。

豆蔻，辛温芳香，能化湿、行气、温中、止呕，用于湿阻中焦及脾胃气滞证、胃寒呕吐证最妙。豆蔻入方，如白豆蔻丸、三仁汤、黄芩滑石汤、白豆蔻汤等。

豆蔻壳，为豆蔻之果壳，性味、功效与白豆蔻相近，但温性减，药力弱，适于豆蔻适应证之轻型者。

药理研究显示，豆蔻能促进胃液分泌，增进肠蠕动，祛除胃肠积气，有良好的健胃作用，并能制止呕吐。

草豆蔻（《雷公炮炙论》）

> 草蔻燥湿健脾，温胃止呕相宜，
> 行气以清中焦，化食除满开郁。

草豆蔻，一名"豆蔻"，因其种子繁多，状

如豆形而名。宋代诗人范成大"贯珠垂宝珞，剪彩倒鬘枝"（《红豆蔻花》）的诗句，就是惟妙惟肖地描述。谓"草豆蔻"者，"是对肉豆蔻而名之"（寇宗奭《本草衍义》），以示区别。

草豆蔻，燥湿、温中作用类似砂仁，而其温燥之性尤过之，故常用于脾胃寒湿偏盛之呕吐、腹冷、便溏等，以止呕、止痛、止泻、开郁、化食。草豆蔻入方，如厚朴温中汤、豆蔻汤、草豆蔻散等。

药理研究显示，本品对金黄色葡萄球菌、痢疾杆菌和大肠埃希菌有抑制作用。

草果 （《饮膳正要》）

> 草果温燥辛烈，温中燥湿情切，
> 脘腹胀痛能治，寒痰瘟疟可截。

草果，是多年生常绿丛生草本姜科植物草果的成熟果实，主产于云南、广西、贵州等地。它具有特异香气，常作为调味香料使用，是中国传统香料"五香粉"的主要配料之一。李时珍谓："今虽不专为果，犹入茶、食料用，尚有草果之称也"（《本草纲目》）。

草果，辛香浓烈而性温，归脾、胃经。其燥湿、散寒、温中作用较强，且能截疟疾。凡寒阻中焦之脘腹胀满、腹痛、呕泻证及寒证偏盛的疟疾、山岚瘴气、秽浊湿邪所致之瘴疟，用之颇为适宜。草果入方，如达原饮、草果饮、常山饮等。

药理研究显示，本品有镇咳、祛痰、抗炎、抗菌和利尿作用。

六、利水渗湿药

（一）利水消肿药

利水渗湿药分三，消肿茯苓猪苓先，
泽泻泽漆薏苡仁，冬瓜葫芦荠菜添，
蝼蛄枳椇香加皮，玉米须子也高攀。

利水渗湿药，是指凡能通利水道、渗泄水湿，治疗水湿内停病证为主的药物。本类药物味多甘淡，多走膀胱、小肠经，作用趋于下行。实际应用中，多与行气药配伍，以通过气的推动，增加利水的动力。根据药物的特点和临床应用的要求，将利水渗湿药分为利水消肿、利尿通淋、利湿退黄三个类别，分别予以介绍。

利水消肿药，主要用于水湿内停之水肿、小便不利，以及泄泻、痰饮等证，通过利小便以达消肿之目的。

茯苓（含茯苓皮、茯神）

《神农本草经》

茯苓茯神苓皮，利水渗湿健脾，

宁心安神增智，水消肿退痰去。

茯苓，是寄生于松树根上菌类植物的菌核，原名"茯灵"，取其潜伏于松根之下，通神致灵之意。唐代诗人杜甫"知之松根长茯苓，迟暮有意来同煮"的诗句（《严氏溪放歌行》），包含有这层意思。按其加工方法、入药部位之不同，茯苓分为白茯苓、赤茯苓、茯神三种，白茯苓偏于健脾，赤茯苓偏于利湿，茯神偏于安神。

茯苓，味甘而淡，药性平和，利水不伤正气，健脾以促运化，有标本兼顾之好处，为利水渗湿之要药，用以治疗小便不利、水肿、停饮、便溏、心悸、失眠之症。茯苓入方，如五苓散、真武汤、猪苓汤、苓桂术甘汤、小半夏加茯苓汤、参苓白术散、四君子汤、归脾汤、安神定志丸、茯苓甘草汤等。

茯苓皮，是茯苓菌核的黑色外皮，与茯苓性味相同，但功能利水消肿，多用于水肿的治疗，入方如五皮饮。

茯神，为茯苓菌核中间带有松根的部分，性能同茯苓，长于宁心安神，用于心神不安、惊悸、健忘的治疗。

药理研究显示，茯苓煎剂及提取物分别具有

利尿、镇静、抗肿瘤、降血糖和增强心肌收缩力、增强免疫功能、护肝等作用。

薏苡仁 （《神农本草经》）

薏苡除湿效优，健脾除痹名留，

水肿泄泻拘挛，肺肠之痈莫愁。

薏苡仁，是禾本科植物薏苡的成熟种子。它别名甚多，如"解蠡"、"起实"、"感米"、"菩提子"、"必提珠"、"益米"、"裕米"、"苡米"、"苡仁"、"六谷米"、"药王米"、"药玉米"、"回回米"、"沟子米"、"催生子"、"蓼茶子"等30余个，内容涉及其植物形态、生长环境、功能用途等方方面面，有些还多少带点宗教和神秘的色彩。

薏苡仁，淡渗利湿，兼能健脾，功似茯苓，是治疗脾湿水肿、小便不利、脚气浮肿、湿盛泄泻的要药；又能舒筋脉、缓挛急，治风湿痹而除筋脉挛；还能清热排脓，以疗肺痈、肠痈。李时珍说它乃"阳明药也，能健脾、益胃。虚则补其母，故肺痿、肺痈用之。筋骨之病，以治阳明为本，故拘挛筋急、风痹者用之。土能胜水除湿，故泄泻、水肿用之"（《本草纲目》）。薏苡仁入方，如参苓白术散、薏苡仁汤、三仁汤、藿朴夏苓汤、麻黄杏仁薏甘草汤、宣痹汤、苇茎汤、薏苡附子败酱散等。

药理研究显示，本品具有减少肌肉挛缩、减

轻疲劳、降低血糖、扩张血管、镇痛、镇静、解热等多种作用，且对癌细胞的生长有抑制作用。

猪苓 (《神农本草经》)

> 猪苓他树寄生，有泄无补之型，
> 主治水肿泄泻，利水优于茯苓。

猪苓，为多孔菌科植物的菌核，多寄生桦树、枫树、槭树、柞树、柳树的腐朽根上。因"其皮至黑，作块似猪屎，故以名之"（陶弘景《神农本草经集注》）。古人以"马矢为通，猪矢为苓"（方回《瀛奎律髓》），宋代文人王安石的诗"物外真游来几席，人间荣愿付苓通"句（《登小芳峰》）可证。

猪苓，甘淡渗湿，用于小便不利、水肿、泄泻、淋浊、带下的治疗，利水作用强于茯苓，近代亦有用其作降低血糖的治疗药。但猪苓有泄无补，无健脾之功，此其弱于茯苓也。猪苓入方，如四苓散、猪苓丸、胃苓汤、猪苓汤、十味导赤汤等。

药理研究显示，本品及其提取物有利尿、抗肿瘤和促进免疫功能、抗菌、防治肝炎等的作用。

泽泻 (《神农本草经》)

> 泽泻麸炒盐炒，泄热清利下焦，
> 甘淡利水渗湿，淋证遗精能调。

泽泻，是生长于沼泽中的多年生水生植物，主产于福建、四川、江西等地。因在汉语中，"泽"指沼泽，"泻"谓盐碱地，因而得名。

　　泽泻，甘淡渗湿，归肾与膀胱经，用于小便不利、水肿、泄泻、淋浊、泄泻、带下、痰饮的治疗；性寒清泄，善除肾及膀胱湿热。常与猪苓为伍，以增强效力，《本草要略》有"除湿通淋，止渴，治水肿，止泻痢，以猪苓佐之"之说。泽泻入方，如五苓散、胃苓汤、泽泻汤、六味地黄丸等。

　　药理研究显示，本品有利尿作用，对肾炎患者的作用尤为明显。此外，尚有降压、降血糖、抑菌和抗脂肪肝的效果。

冬瓜皮（含冬瓜子） 《开宝本草》

　　　　冬瓜利水无讹，皮长消肿除热，
　　　　子善清肺化痰，配伍以补其薄。

　　冬瓜皮，是葫芦科植物冬瓜的外层果皮，全国大部分地区有产。冬瓜，是一年生蔓生或架生草本植物，因其果形似瓜，冬季成熟采收而得名。关于其生长环境和形态，有古诗说得形象："翦翦黄花秋复春，霜皮露叶护长身。生来笼统君休笑，腹里能容数百人"（郑安晓《咏冬瓜》）。

　　冬瓜皮入药，以片薄、条长、色灰绿、有粉霜者为佳。其功能利水兼可清热，治热性水肿为宜；尚有一定的清热、解暑、生津功能，可用于暑热证的防治。然其力单功薄，一般都宜配入复方中使用。冬瓜皮入方，如冬瓜丸等。

冬瓜子，是冬瓜的种子，有清肺化痰、利湿排脓之功，用于热咳、肺痈、肠痈、带下、白浊的治疗，亦多配入复方中使用。冬瓜子入方，如苇茎汤、大黄牡丹皮汤等。

玉米须 （《滇南本草》）

> 玉米花柱苞须，主治水肿尿沥，
> 退黄利胆止血，降压降糖可期。

玉米须，为禾本科植物玉蜀黍的花柱和柱头，全国各地都可获得。它又名"龙须"，用它养生保健是近年来的新宠。煮玉米时，把它留在锅内，捞出熟玉米后，它就是"龙须茶"，可作普通的保健茶使用，尤适于高血脂、高血压、高血糖和水肿患者。

玉米须，味甘而性平，有较强的利尿作用，以用于肾炎水肿、肝腹水及热结膀胱、小便短赤、淋痛诸症；利胆退黄作用也较显著，以用于黄疸型肝炎、胆囊炎、胆石症等；还能降血压、降血糖，止鼻衄，治齿龈出血和出血性紫癜。

药理研究显示，本品具有较强的利尿作用，有促进胆汁分泌、加速血液凝固、降压等作用。

葫芦 （《日华子本草》）

葫芦果皮入药，甘平不寒不燥，
利水消肿功专，多与同行结交。

葫芦，为植物瓢瓜的干燥果皮。它与中医药文化有深远关系，因为它内部干燥，又易于密闭，将粉碎过的药材放在其中具有防潮、闭光和保持药味不挥发的特点，故很早就被古人作为药具使用。因葫芦又名"壶卢"，"悬壶"就成了执业医生的自称，"悬壶济世"成为医德高尚医者的追求和美誉。

葫芦，走肺与肾经，专功利水消肿，治疗水肿、腹大、淋证，同时具有利湿退黄作用。特别长于热性水肿的防治，使用时多和其他同类的药相须为用，以增强疗效。葫芦还是老百姓习用的蔬菜，无论寒热体质均可食之。除烧菜、作汤外，还可绞汁饮用。葫芦还有绿化、美化环境的作用，易种易活，有乘凉和观赏的效果，可作为庭院垂直绿化的优选品种。

药理研究显示，本品煎剂有显著的利尿作用。近期临床报道有用它治疗肝病黄疸腹水、晚期血吸虫病腹水、肾炎和心脏病水气浮肿的，均有比较满意的疗效。

香加皮 （《中药志》）

香加皮苦性温，利尿消肿对因，

祛风除湿镇痛，还可壮骨强筋。

香加皮，是萝藦科植物杠柳的干燥根皮，习称"北五加皮"，主产于山西、河南、河北、山东等地。

香加皮，有利水消肿、祛风湿、强筋骨的作用，主要用于水肿、小便不利和风湿痹阻、关节拘挛、筋骨痿软的治疗。本品与习称为"南五加皮"的五加科植物细柱五加的根皮具有基本相同的功效，但又不尽相同：本品有毒，另具强心利尿之功；南五加皮无毒，祛风湿、补肝肾、强筋骨作用较强，应用时应注意鉴别。香五加入方，如五皮饮等。

药理研究显示，本品有强心、升压、抗癌和抗炎、杀虫等作用。因本品有毒，应掌握剂量，不宜多用。

枳椇子 （《新修本草》）

枳椇种子与果，善去胸膈之热，
利水消肿利尿，醉酒君子可托。

枳椇子，为鼠李科植物枳椇的带有肉质果柄的果实或种子，主产于陕西、广东、湖北、浙江、江苏、安徽、福建等地。

枳椇子，味甘、酸，性平，走脾经。其主要功能为利水消肿，解酒毒，用于水湿停蓄所致之水肿、小便不利和饮酒过度、成痨出血之证。《滇南本草》认为，它"亦能舒筋络，久服轻身

159

延年。化小儿疳虫，健脾养胃"。

药理研究显示，本品有显著的利尿作用，其有效成分具有降压、抗脂质过氧化及增强耐寒能力的作用。

泽漆 (《神农本草经》)

泽漆利水退肿，痰饮喘咳可扪，
瘰疬结核癣疮，药到克制灾星。

泽漆，为二年生大戟科植物泽漆的干燥全草，全国大部分地区有产。因其生长环境多为川泽潮湿之地，其茎秆全身含有白色的如胶似漆的乳汁，故而得名。

泽漆，味辛、苦，性微寒，有毒，有较强的利水消肿作用，亦有化痰止咳平喘之效，还能化痰散结，临床多用以治疗大腹水肿、四肢面目浮肿、肺热咳喘、瘰疬等。泽漆入方，如泽漆汤等。

药理研究显示，本品对多种病菌有抑制作用，同时有减少痰量的作用。需要注意的是，本品中的白色乳汁对皮肤、黏膜有很强的刺激性，应用不当可能引起相应部位的损伤，要注意安全使用。

蝼蛄 (《神农本草经》)

蝼蛄夏秋捕捉，膀胱二肠降魔，
利水消肿劲旅，石淋作痛可喝。

蝼蛄，为蝼蛄科昆虫华北蝼蛄、非洲蝼蛄之虫体，俗名"拉拉蛄"、"土狗"。前者主产华北地区，后者主产江苏、浙江、广东、福建等地。全世界的蝼蛄约有 50 种。我国已知 4 种：除华北蝼蛄、非洲蝼蛄外，还有欧洲蝼蛄和台湾蝼蛄。每于夏、秋季捕捉入药，开水烫死后干燥生用。

蝼蛄是农业的害虫，它喜食刚发芽的种子和植物的根部，危害幼苗，最终使农作物枯死。将其入药，可谓扬利避害，物得所用。

蝼蛄味咸、性寒，归膀胱、大肠、小肠经。入药具强有力的利水消肿之功，用于头身、大腹水肿，小便不利的实证；尚有通淋之力，以治石淋作痛。蝼蛄入方，如半边散等。

荠菜 (《备急千金要方》)

荠菜凉而甘淡，水肿血证亲眷，
清肝明目退翳，还把麻疹防范。

荠菜，是一年或二年生十字花科植物的小草，其名甚多，仅见于中草药典籍的就有 20 余个，大都是以其形态、生长季节及食用、药用功能为由的，如"鸡脚菜"、"地米菜"、"菱角菜"、"清明草"、"香善菜"、"香芹娘"、"净肠草"、"枕头草"、"蒲蝇花"、"护生草"等。

荠菜，味甘、性凉，归肝、胃经，具有利水消肿、清肝明目的作用，用于水肿、泄泻、痢疾和肝热目赤、目生翳膜的防治，又有凉血止血之功，用于多种热性出血证的防治，而以产后出血、崩漏、尿血为常用。还有降低血压和预防麻疹的作用。

民众对荠菜食用的历史很长，花样也很多，如用荠菜做春卷、包水饺、煮鸡蛋水、炒食作菜等，不仅味道鲜美异常，而且还有食疗养生作用。"西京作斤卖，五溪无人采，夷夏虽有殊，气味终不改"（郑处诲《明皇杂录》）。从太监高力士的诗作中可知，在唐代已有荠菜在市场上交易了。荠菜还曾是古代的装饰品，明代文人田汝成"三春戴荠花，桃李羞繁华"（《西湖游览志余》）的诗句可证。

药理研究显示，本品有兴奋子宫、缩短出血时间、解热、抗肿瘤等作用。

（二）利尿通淋药

利尿通淋车前子，善清下焦热与湿，
石韦通草灯心草，萆薢萹蓄冬葵子，
滑石结伴海金沙，木通瞿麦地肤子。

利尿通淋药，多具寒凉之性、甘苦之味，故有清热降泄之长，尤长于清利下焦湿热，以利尿通淋为主攻方向，主要用于对小便短赤、热淋、血淋、石淋、膏淋等证的防治。

车前子（含车前草）（《神农本草经》）

车前子草功近，止泻利水通淋，

清热明目化痰，解毒止血草顺。

车前子，是车前科植物车前或平车前的成熟种子。前者，全国各地均有分布；后者，分布于北方各省份。

车前子，甘寒滑利，利小便而清热，分清浊以止泻，清肝火可明目，泄肺热并止咳，归肾、肝、肺三经，主上、中、下三焦。凡小便不利、水肿、淋病、暑湿泄泻、目赤、内障、视物昏暗、肺热咳痰多者，皆可用之。《本草汇言》称赞它说："车前子，行肝疏肾，畅郁和阳。同补肾药用，令强阴有子；同和肝药用，治目赤目昏；同清热药用，止痢疾火郁；同舒筋药用，能利湿行气，健运足膝，有速应之验也。"唐代诗人张籍有首诗是说它治疗眼疾的："开州午日车前子，作药人皆道有神。惭愧使君怜眼病，三千余里寄闲人"（《答开州韦使君召寄车前子》）。车前子入方，如八正散、济生肾气丸、车前子散、驻景丸等。

车前草，为多年生草本植物，因其好生于道旁车前、牛马足迹之中而得名，尚有"马舄"、"陵舄"、"牛溲"、"牛遗"、"牛舄"、"车轱辘草"等别名。其性味、功效与车前子相似，而又能清热解毒，多用于热毒痈肿的治疗。

药理研究显示，车前子有显著的利尿、祛痰、抑菌和预防肾结石形成的作用。

滑石 《神农本草经》

滑石天然矿藏，适于热结膀胱，
利水通淋祛湿，敛疮解暑护肠。

滑石，为硅酸盐类矿物质，因其性柔润、质滑利而得名。主产山东、江西、山西、辽宁诸省，全年可采。滑石的用途很多，除入药外，还被作为耐火材料、造纸和橡胶的填料、绝缘材料、润滑剂、农药吸收剂、皮革涂料、化妆材料及雕刻用料等。

滑石入药，性寒而滑利，寒能清热，滑能利窍，能清膀胱热结，通利水道；清解暑热，治疗暑湿；还可清热收涩，治疗湿疹、湿疮、痱子。滑石入方，如滑石散、八正散、六一散、三仁汤、二金排石汤等。

药理研究显示，本品有吸附和收敛作用，内服能保护肠壁，外用可保护创面、促进结痂和抑制多种病菌。

木通（含川木通） 《神农本草经》

木通本源多类，清心降火利水，
通经下乳除淋，湿热痹痛解围。

木通，为缠绕灌木植物木通的藤茎，其"茎有细孔，两头皆空，含一头吹之，则气出彼头"（陶弘景《神农本草经集注》），故而得名。木通有川木通、白木通、淮木通、关木通等多种，近年来国内外有关研究指出，关木通可引起肾脏损害等不良反应，我国有关部门以已确定停止对它的使用，以确保用药安全。

木通，味苦性寒，有毒。功能导热下行，利水通淋，用于膀胱湿热之小便不利、水肿和心火上炎之口舌生疮、心烦尿赤，以及经闭乳少、湿热痹痛之症。木通入方，如八正散、导赤散、木通散等。

川木通，是别于木通的其他科属植物，为部分地区习用，其效用与木通相似。

药理研究显示，本品有利尿、抗菌作用。

通草 (《本草拾遗》)

> 通草木之茎髓，寒淡利湿之味，
>
> 清热利尿通淋，通气下乳力微。

通草，为五加科植物常绿灌木或小乔木通脱木的干燥茎髓，因其有通乳、通淋之功而名之。主产于贵州、云南、四川、台湾、广西等地，生用入药。

通草，味淡能渗湿利水，性寒能清热通下。故凡小便不利、淋沥涩痛及湿热内蕴而致的小便短赤、产后乳汁者，不多均可用之。然本品药力较缓，运用时多配伍其他药物，以加强疗效。《本草正义》云："此物无气无味，以淡用事，故能通行经络，清热利水，性与木通相似，但无其苦，则泄降之力缓而无峻厉之弊，虽能通利，不甚伤阴，湿热之不甚者宜之。若热甚闭结之症，必不能及木通之捷效。"通草入方，如通草散、通乳汤等。

药理研究显示，本品有利尿、增强泌乳和抗氧化作用。

瞿麦 （《神农本草经》）

> 瞿麦通淋里手，采集正值夏秋，
>
> 溺赤淋涩能消，瘀滞经闭可投。

瞿麦，为多年生石竹科草本植物。"木大者根瞿"（文子《上德》），"子颇似麦，故名瞿麦"（陶弘景《神农本草经集注》）。其"花大如钱，红白斑斓，色甚妩媚，俗呼'洛阳花'"（汪昂《本草备要》）。

瞿麦，味苦性寒，归心与小肠经，为治淋证的常用药。功能清湿热，利水道，而治疗小便短赤、淋沥涩痛；还可活血通经，治疗瘀滞闭经之证。《日华子本草》认为，它还有"催生，治月经不通，破血块，排脓"的作用。瞿麦入方，如八正散、立效散、石韦散等。

药理研究显示，本品有利尿、降压、抑菌作用。

萹蓄 （《神农本草经》）

> 萹蓄膀胱独霸，利水通淋行家，
>
> 杀虫止痒主阴，抑菌促进排钠。

萹蓄，为一年生蓼科植物的干燥茎叶，全国大部分地区有产。因其茎呈圆而扁之状，叶绿如竹而名，古时也有"扁竹"、"扁畜"之称，后从"草"而文。

萹蓄，味苦、性微寒，归膀胱经。功能清下焦湿热而利水通淋，用于小便短赤、淋沥涩痛的治疗；还可杀虫止痒，治疗皮肤湿疹、阴痒等症。《本草汇言》说它是"利湿热。通小便之药也"。萹蓄入方，如八正散等。

药理研究显示，本品有显著的利尿作用，并促进钠的排出。同时对多种致病菌有抑制作用，静脉注射有降压作用。

地肤子 (《神农本草经》)

地肤苦寒之果，清热利水有责，

除湿止痒疗疮，利尿作用平和。

地肤子，为一年生草本植物地肤的种子，全国大部分地区有产。地肤，幼苗蔓地而生、紧肤地面犹如土地之肤，故而得名。

地肤子，辛、苦而寒，走膀胱经，治疗小便不利、淋沥涩痛；亦可清利湿热而止痒，治疗皮肤湿疮、瘙痒。《滇南本草》称它："利膀胱小便积热，洗皮肤之风，疗妇人诸经客热，清利胎热，妇人湿热带下用之良。"但其作用较平和，多作为复方中的佐使药用。地肤子入方，如地附子汤等。

药理研究显示，本品的水浸剂对多种细菌、病毒有抑制作用。

海金沙（含海金沙藤）《嘉佑本草》)

海金沙藤孢子，清热独有本事，
利水通淋解毒，热石血淋自止。

海金沙，为多年生攀援草本植物，药用部分主要是其成熟的孢子，主产于广东、浙江等地。因其孢子形如沙粒、色黄如金而得名。

海金沙，味甘、咸，性寒，归膀胱、小肠经，具下降之性，善清小肠、膀胱湿热，可以治疗热淋、砂淋、血淋、膏淋等证，有利水通淋之功，尤善热淋急症、尿道疼痛的治疗。亦可用于脾湿太过，通身肿满之症的治疗。海金沙入方，如海金沙散等。

海金沙全草亦入药，称为"海金沙藤"，性味、功能与海金沙相似，并能清热解毒，常用于黄疸、疟腮、痈疮的治疗。

药理研究显示，海金沙煎剂有广谱抗菌和利胆作用。

石韦 (《神农本草经》)

石韦各地野生，利水通淋上卿，
清热凉血止血，又管热咳血崩。

石韦，为多年生草本植物的叶片，全国大部分地区出产，主产于浙江、湖北、河北等地。韦者，柔皮、熟皮，是与被称"韦"的硬皮、生皮相对而言的。典故"韦编三绝"中的"韦"，指的就是古人用以穿连竹简的皮条。石韦"蔓延石上，生叶如皮，故名石韦"（陶弘景《神农本草经集注》），也有直呼其为"石皮"的。

石韦，味甘、苦，性微寒，归肺与膀胱经。功能通淋利水，清肺化痰，凉血止血，凡热淋、石淋、血淋、水肿、肺热咳喘、崩漏、吐衄皆可用之治疗。石韦入方，如石韦散等。

药理研究显示，本品有抑菌、抗病毒、镇咳、祛痰作用。

冬葵子 （《神农本草经》）

> 冬葵二肠益友，利尿通淋之秀，
> 润肠以治便秘，消胀乳汁通流。

冬葵子，为多种葵菜的种子，故名。它的母本葵菜，是我国古时重要的蔬菜之一，一年可收三茬，分别被称为"春葵"、"秋葵"和"冬葵"。《汉乐府》中已有以葵为食的说法："采葵持作羹。"白居易的《烹葵》诗说得更直接："贫厨何所有，炊稻烹秋葵，红粒香复软，绿英滑且肥。"元代王祯的《农书》中也有明确记述："葵为百菜之主，备四时之馔，本丰而耐旱，味甘而无毒，功食之余，可为菹腊，枯枿枋之遗，可为榜簇，子若根则能疗疾，咸无弃材，诚蔬茹之上品、民生之资助也。"

冬葵子，味甘，性寒，归大肠、小肠、膀胱经。利水通淋，以治小便不利、水肿，淋沥涩痛；通经下乳，以治疗乳房作胀、乳汁不行；润肠通便，以治疗大便燥结。《得配本草》盛赞它能"滑肠达窍，下乳滑胎，消肿，通关格，利二便"。冬葵子入方，如石韦散、葵子茯苓散等。

灯心草 （《开宝本草》）

> 灯心草细而轻，清心除烦定惊，
> 利水通淋力薄，常须借助东风。

灯心草，为多年生草本植物灯心草的干燥精髓，主产于江苏、四川、云南、贵州等地。"因其心能燃灯，故名"（刘文泰《本草品汇精要》）。

灯心草，甘淡渗湿，性寒泄下，质轻清上，可用于热证小便不利、淋沥涩痛的治疗，以清热利水；用于心热烦躁、小儿夜啼、惊痫的治疗，以清心除烦；尚可外用吹喉，以治喉痹。但本品药力单薄，只宜于病情较轻者或和其他药物配合使用，以促疗效。灯心草入方，如八正散等。

药理研究显示，本品有利尿、止血作用。

萆薢 （《神农本草经》）

> 萆薢类分绵粉，肝胃膀胱至亲，
> 利湿分清泌浊，祛风通络舒筋。

萆薢，源出绵萆薢、福州萆薢或粉背萆薢，

以其干燥根茎入药。前两种称为"绵萆薢"，主产于浙江、福建等地；后一种称为"粉萆薢"，主产于浙江、安徽、江西、湖南等地。二者入药，功能无大差异。萆，通"痹"；薢，通"解"；萆薢者，痹解也，是说该药以治疗痹证为功也。

萆薢，味苦、性平，归肾、胃二经。它善分清泌浊而利湿，舒筋而活络，用于膏淋、湿盛之白带、风湿痹痛、腰痛多有显效。萆薢入方，如萆薢分清饮、萆薢丸等。

药理研究显示，本品的提取物有抗真菌作用。

（三）利湿退黄药

利湿退黄药苦寒，茵陈虎杖掌大权，
地耳垂盆鸡骨草，珍珠全草配金钱。

利湿退黄药，多属苦寒之品，主消化系统之脾、胃、肝、胆诸经。苦泄寒清，以利湿退黄为主要功能，用于对湿热黄疸之目黄、身黄、小便黄等的防治，部分药物还可用于对湿疮痈肿的治疗。黄有阴阳之分，配伍自当有别。

茵陈 （《神农本草经》）

茵陈苦泄下降，退黄药中之王，
经归脾胃肝胆，清热利湿功详。

茵陈，为菊科植物滨蒿或茵陈蒿的幼苗，我

国大部分地区都有分布。杜甫有"棘树寒云色，茵陈春藕香。脆添生菜美，阴益食单凉"诗（《陪郑广文游何将军山林》），后人注曰："茵陈，蒿类。经冬不死，更因旧苗而生，故名"。《图经本草》亦说："秋后叶枯，茎秆经冬不死，更因旧苗而生新叶，故名茵陈蒿。""春三月，此谓发陈"，《黄帝内经》中说的春天大自然的推陈出新之象，与茵陈的原始意义是有关联的。

茵陈入药，苦泄下降，专清利湿热而却黄疸，为治疗湿热黄疸之主药；寒湿阴黄，配伍温里之药也可用之；亦有用于湿疮瘙痒之治疗的，乃取其清湿热之功。茵陈入方，如茵陈蒿汤、茵陈五苓散、茵陈四逆汤等。

茵陈，还是理想的保健食品。《本草纲目》说："昔人多莳为蔬。"到了明代，还是不少地区的常食之物。"淮扬人二月二日犹采野茵陈苗，和粉、面作茵陈饼食之"（《本草纲目》）。其食用方法颇多，主要有凉拌茵陈、清蒸茵陈、茵陈水饺、茵陈春卷、茵陈窝头、茵陈红枣汤等。把茵陈配上各种辅料，加之风格各异的烹调技艺，防病健身，实属难得的绿色佳肴。

药理研究显示，本品有显著的利胆作用，并有解热、保肝、降压、抗肿瘤和抑菌、抗病毒等效果。

金钱草 （《本草纲目拾遗》）

金钱甘咸微寒，除湿退黄差官，

利水以通诸淋，解毒肿消疮残。

金钱草，为多年生草本植物过路黄的全草，江南各省均有分布。其叶片浑圆，老时近黄金之色，宛如金钱铺地，故而得名。

金钱草，利湿退黄、利尿通淋、解毒消肿，除主攻湿热黄疸之外，常用于对热淋、砂淋、石淋的治疗，为泌尿系结石的治疗要药，还可用于恶疮肿毒和毒蛇咬伤的治疗。金钱草入方，如二金排石汤、利胆排石片等。

药理研究显示，本品水煎液和提取物分别具有明显的促进胆汁分泌、消除黄疸和抗炎、抑菌等作用。

虎杖 (《名医别录》)

虎杖退黄止带，痈疮蛇伤爽快，

闭经癥瘕跌打，肺热痰咳日败。

虎杖，为多年生草本植物虎杖的根茎和根，我国大部分地区有产，主产于江苏、江西、山东、四川等地。因其茎直立如杖，皮色如虎斑纹而得名。

虎杖，味苦，性微寒，归肝、胆、肺经。功能通经络，祛瘀积，定疼痛，以治经闭、风湿痹痛、跌打损伤；清热，利湿，解毒，以治湿热黄疸、淋浊带下、烫伤、疮毒、蛇毒；化痰，止咳，通便，以治肺热咳嗽、热结便秘。

药理研究显示，本品有泻下、祛痰、止咳、

降压、止血、镇痛等多种作用，对某些细菌和病毒也有拮抗作用。应用不当可能引起不良反应，应予注意。

地耳草 （《生草药性备要》）

> 地耳又名基黄，肝炎遇之吉祥，
> 利湿清热解毒，肿退痛止血畅。

地耳草，为一年生草本植物藤黄科植物地耳草的全草。又名"田基黄"、"斑鸠窝"、"雀舌草"、"合掌草"、"跌水草"、"七寸金"、"一条香"、"金锁匙"、"寸金草"、"光明草"、"观音莲"、"降龙草"等，因其开对称状的黄色小花，花瓣呈椭圆形内曲，几与萼片等长，如地之耳，故而得名。

地耳草，味苦、甘，性凉，归肝、胆经。功能利湿退黄、清热解毒、活血消肿，用于湿热黄疸和肺、肠、乳痈及疮疖、湿疹、虫蛇伤、跌打伤、瘀肿的治疗。

药理研究显示，本品有保肝、抗癌、抗疟、抗菌等作用。

垂盆草 （《本草纲目拾遗》）

> 垂盆民间习用，降酶剂中新兴，
> 湿热黄疸可退，疮疡痛肿能拯。

垂盆草，属景天科多年生草本植物的新鲜或干燥全草，全国大部分地区有产。因其茎匍匐，

174

易生根，多生长于山坡岩石的石隙或山沟边，茂长之时如吊草垂盆，故而名之。

垂盆草，味甘、淡，性微寒，归心、肝、胆经。功能利湿退黄、清热解毒，有防治湿热黄疸、痈肿疮疡、咽喉肿痛、毒蛇咬伤、水火烫伤之用。近年来，临床用其降低血清转氨酶和改善急性肝炎消化系症状的应用非常广泛，正是对其退湿热、利小便传统疗效的发展和应用。

药理研究显示，本品有保肝和抑菌的作用。

鸡骨草 (《岭南采药录》)

鸡骨草生岭南，民用煲汤疏肝，
利湿退黄效优，乳痈用之不偏。

鸡骨草，是豆科植物广州相思子的干燥全株，分布于广东、广西等地，生长于山地或旷野灌木林边。因其木质藤本常披散地上或缠绕其他植物上，主根粗壮而茎细，幼嫩部分密被黄褐色毛，与鸡骨形似，故而得名。

鸡骨草，味甘、苦，性凉，归肝、胃经，具有利湿退黄、清热解毒、疏肝止痛之功，常用于湿热黄疸、乳胀乳痈、胃脘胀痛的治疗。

民间以为它有益胃健脾的功能，常在春、夏潮湿的季节煲汤，作食疗应用。

药理研究显示，本品有保肝和增强肠蠕动的作用。

珍珠草 （《生草药性备要》）

> 珍珠草凉甘苦，利湿退黄显著，
> 目赤疮痛蛇伤，小儿脾胃能护。

珍珠草，为大戟科一年生草本植物叶下珠的带根全草，亦有"龙珠草"、"叶下珠"之称，主产于广东、广西、四川等地。因其叶下之果如串串珍珠，故而得名。

珍珠草，味甘、苦，性凉，归肝、肺经、有利湿退黄、清热解毒、明目、消积之功，以用于湿热黄疸、泻痢、淋证和疮疡肿毒、蛇犬咬伤、目赤肿痛的治疗。此外，尚有清热、健脾之效，对小儿饮食失调、食积化热之疳积有较好效果。

药理研究显示，本品对乙型肝炎有显著治疗作用，对多种细菌具有抑制作用。现代临床有用其治疗黄疸性肝炎和急性肾盂肾炎的报道，据称已取得较好效果。

七、温里药

> 附子肉桂能温里，小茴丁香吴茱萸，
> 花椒胡椒荜澄茄，干姜良姜荜茇奇。

温里药，又称"祛寒药"。这类药物均具温热之性、辛甘之味，温以暖中，辛能散寒，故能温中暖胃、散寒止痛，以治疗寒邪内侵的腹痛呕

176

利、阳衰阴盛的畏寒肢冷和亡阳厥逆之里寒证。

应用本类药物时，可根据疾病表现出的不同证候，合理进行配伍，或配以解表，或配以行气，或配以化湿，或配以补脾肾，或配以大补元气之药。

本类药物中大部分都是中国老百姓习用生活品"五香粉"的主要配料，有"天然中国味精"的美誉。这是中药实践性的基石，也是中医学"治未病"思想的具体表现。

辛烈药物，多有耗阴动火之弊，应掌握适应证，避开禁忌证。

附子 (《神农本草经》)

附子辛热燥烈，回阳救逆功绝，
助心补肾暖脾，寒散疼痛声咽。

附子，为多年生毛茛科草本植物乌头块根上所附生的子根，如子附母，故名"附子"。原始产品，称为"泥附子"；经过不同方法的加工炮制后，称为"盐附子"、"黑附片"、"白附片"、"淡附片"、"炮附片"。

附子，大辛大热，善于补火助阳，能助心阳以通脉，补脾阳以散寒，壮肾阳以救逆，被誉为"回阳救逆第一品药"、"通十二经纯阳之要药"，"服之有起死回生之效"。医圣张仲景善用附子，《伤寒论》中用附子之方多达21首。临床上凡见冷汗自出、四肢厥逆、脉微欲绝之亡阳证，心阳、脾阳、肾阳衰弱的阳虚证，卫阳不固的自汗证，周身骨节疼痛的痹证均可用之。附子入方，如四逆汤、参附汤、回阳救急汤、右归丸、真武汤、附子理中丸、麻黄附子细辛汤、桂附八味丸、甘草附子汤等。

药理研究显示，本品煎剂及其提取物分别具有强心、防颤、抗炎、镇痛和抗衰老等多种作用。近几年来兴起的"扶阳热"，使附子的温度大增，但使用不当引起的中毒问题应引起足够的重视，一定要严格掌握适应证和控制剂量，入汤剂宜先煎 30～60 分钟，以减其毒性。"乌附毒药，非危病不用"（《本草纲目》），李时珍的话值得深思。

干姜 （《神农本草经》）

> 干姜善温里寒，用于腹痛霍乱，
> 辛热通心助阳，温肺燥湿化痰。

干姜，是多年生草本姜科植物姜的干燥根茎，故而得名。主产于四川、广东、广西、湖南、湖北等地，其他地区也有栽培。干姜也是老百姓普遍使用的调味料，还创造出许多用于保健养生的方法，如干姜水、干姜蜜饯、姜糖茶等形式，用于寒性感冒、脾胃虚寒、感寒腹痛、女性痛经等的防治。

干姜，味辛，性温，能助脾阳，通心阳，驱胃寒，散肺寒。用于脾胃寒证，以治脘腹冷痛、呕吐泄泻；用于亡阳证，以祛除里寒，回阳救逆；用于寒饮伏肺证，以治咳喘、形冷、痰清稀。临床上常用干姜和附子配伍，一助其功，二削其毒，故药谚有"附子离不开干姜"、"附子无姜不热"之说。干姜入方，如二姜丸、干姜黄芩黄连人参汤、理中丸、四逆汤、小青龙汤等。

药理研究显示，本品有镇静、镇痛、抗炎、止呕等作用。

肉桂 (《神农本草经》)

肉桂补火助阳，肾脾心肝同享，

益火温通经脉，散寒止痛功藏。

肉桂，是樟科常绿乔木肉桂树的干燥树皮，主产我国广西、广东、云南、福建等地。它气芳香，味甘、辛，油性大，主要成分是桂皮醛和桂皮油。

肉桂，辛热纯阳，能温补命门之火、益阳消阴，为治疗下元虚冷之要药；又能散寒气，通气血，鼓舞气血生长，治疗寒凝气血之疼痛、阴疽、气血虚寒之痈肿及其他气血衰少之证。《本草求真》赞曰：凡病"因寒因滞而得者，用此治无不效"。肉桂入方，如肾气丸、右归饮、独活寄生汤、阳和汤、少腹逐瘀汤、桂附八味丸、桂附理中丸、托里黄芪汤、十全大补汤、人参养营汤等。

药理研究显示，本品有较好的镇静、镇痛、

解热、降温、降压、杀菌效果，并对预防血吸虫病有效。本品芳香易挥发，入汤宜后下。

吴茱萸 （《神农本草经》）

> 吴萸辛热毒小，中州将军招讨，
>
> 散寒止痛温中，止呕止泻操劳。

吴茱萸，为常绿灌木或小乔木吴茱萸近成熟的果实。"茱萸南北总有，入药以吴地者为好，所以有吴之名也"（陈藏器《本草拾遗》）。

"辟恶茱萸囊，延年菊花酒"（郭元振《秋歌二首》）。我国自古有佩戴茱萸的习惯，"九月九日，佩茱萸，食蓬饵，饮菊花酒，令人长寿"（葛洪《西京杂记》）。此俗至今有传。

吴茱萸，既能散寒燥湿，又能温中降逆，还能疏肝解郁，且能下气止痛，功效广阔，为肝、脾、胃、肾经要药。可以治疗脘腹冷痛、疝痛、头痛、虚寒泻、寒湿脚气、呕吐吞酸、口舌生疮等。吴茱萸入方，如吴茱萸汤、导气汤、温经汤、鸡鸣散、四神丸、苏长史茱萸汤、左金丸等。

药理研究显示，本品煎剂及提取物分别具有抗溃疡、抗胃痉挛、镇痛、降压和保护心肌缺血等作用。

小茴香（含八角茴香）（《新修本草》）

> 小茴大茴姊妹，同效同性同味，

祛寒止痛理气，开胃中土可培。

小茴香，为伞形科多年生草本植物茴香的成熟果实，全国各地均有栽培。陶弘景以为，本品有调味作用，"煮臭肉，下少许，既无臭气；臭酱入末亦香，故曰'回香'"（《神农本草经集注》）。

小茴香，味辛，性温，走肝经而疏肝理气止痛，走肾经而温肾助阳祛寒，走脾胃而理中和胃下食。对于寒疝痛、睾丸坠痛、胃寒呕、食欲差、脘腹痛等均有疗效。小茴香入方，如天台乌药散、香橘散、暖肝煎等。

八角茴香，又称"大茴香"，性味、功用均与小茴香同。但功力较弱，多作为调味品或保健品使用。

药理研究显示，小茴香有促进肠蠕动和胆汁分泌的作用。

丁香（含母丁香）（《雷公炮炙论》）

丁香花蕾与子，力强力弱当思，
温中降逆止痛，暖肾助阳钥匙。

丁香，为桃金娘科植物常绿乔木丁香树的干燥花蕾，习称为"公丁香"；其成熟的果实称为"母丁香"，也叫"鸡舌香"。因其形似钉、气味芳香而得名，主产于马来群岛、非洲和我国广东、广西等地。

丁香，走脾、胃经，温中散寒，并善降逆，治疗胃寒呕吐、呃逆、少食、腹泻及脘腹冷痛；

走肾经，温肾助阳，治疗阳痿、宫冷、脚弱。丁香入方，如丁香柿蒂汤、丁香散等。

母丁香，性味、功效、用法与公丁香相似，而力弱于公丁香。

药理研究显示，丁香有促进胃液分泌、健胃、利胆、抗腹泻、抗炎、抑菌、镇痛、驱杀蛔虫和降低血压、抗凝、抗缺氧等作用。

高良姜（含红豆蔻）（《名医别录》）

良姜味辛性热，谌称中州使者，

止痛止呕止泻，温中散寒有策。

高良姜，为多年生草本姜科植物高良姜的根茎，主产于我国广东、广西、台湾等地。因"种自高凉（今广东省茂名市），故名。不曰'凉'者，方为姜之良也"（屈大均《广东新语》）。本品具芳香之气，辛辣之味，入药以粗壮、坚实、色棕红、味浓烈者为好。

高良姜，味辛，性热，药用功能是温胃、祛风、散寒、行气、止痛，主治脾胃中寒、脘腹冷痛、呕吐泄泻、噎膈反胃、食滞冷癖、瘴疟杂气。高良姜入方，如二姜丸、良附丸、高良姜汤等。

红豆蔻，是与高良姜同属不同品种的大高良姜的果实，与高良姜有近似的功效，其温热程度不及高良姜，但具行气和解酒毒的作用。

药理研究显示，高良姜提取物有抗炎、镇痛

和广谱抗菌作用。

胡椒 （《新修本草》）

> 胡椒黑白分类，温中止痛夺魁，
> 下气消痰暖肠，增食用其调味。

胡椒，为多年生常绿攀援藤本植物胡椒的近成熟或成熟果实。其名来自波斯语和阿拉伯语的汉译音，主要产于波斯、阿拉伯、非洲、印度及东南亚一带，唐时传入中国，海南、广东、广西、云南等地是其主产地。当果穗基部的果实开始变红时，剪下果穗，晒干或烘干后，即成黑褐色，称为"黑胡椒"；如全部果实均已变红时采收，擦去外果皮则表面呈灰白色，称为"白胡椒"，亦名"黑川"、"白川"。

胡椒，味辛，性热，能温暖肠胃、散寒止痛，治疗肠胃有寒、脘腹疼痛、呕吐、泄泻。同时能下气消痰，用于癫痫证的治疗。胡椒的种子含有挥发油、胡椒碱、粗脂肪、粗蛋白等，是人们喜食的调味品，有增进食欲之效。

药理研究显示，本品提取物有促眠、抗炎和促进胆汁分泌作用。

花椒（含椒目） （《神农本草经》）

> 花椒暖脾温中，杀虫止痒止痛，
> 椒目性味苦寒，行水平喘多情。

花椒，为落叶灌木或小乔木植物青椒或花椒

的成熟果皮，我国大部分地区有分布，主产四川，故又名"川椒"、"蜀椒"。四川汉源的花椒，古为"贡椒"，自唐代元和年间就被列为贡品。

花椒，为"诸香料之首"，可直接用于火锅主料、烧菜、炖菜等佳肴的制作，也可用于配制卤汤、腌制食品或炖制肉类，有去膻增味作用。还可加工制成花椒粉、花椒盐、花椒酱、花椒油和与其他香料合成"五香粉"的。

花椒入药，味辛，性温，有温中、散寒、除湿、止痛、杀虫、解鱼腥毒等作用，以治疗胸腹冷痛、呕不能食、呃噫不止、虫积腹痛、夏伤湿冷、口疮齿痛、寒湿脚气、肾虚泄泻，以温暖脾胃，增进食欲，疏理脏腑。花椒入方，如大建中汤、川椒丸、乌梅丸、椒茱汤等。

椒目，是花椒的种子，味苦，性寒，有利水消肿、降气平喘的功能，适宜于水肿胀满、痰饮咳喘的治疗。

药理研究显示，花椒有镇痛、消炎、抑菌和抗胃溃疡形成的作用。

荜茇 （《新修本草》）

荜茇未熟果穗，辛热大肠与胃，
温中止痛下气，呕逆腹痛㽲㽲。

荜茇，为外来语的音译。它是胡椒科多年生草质藤本植物荜茇的未成熟果穗，原产于印度尼西亚、越南、菲律宾等地，我国云南、广东主产。它具有特异香气，味辛辣，以个肥大、质坚硬、味浓者为佳，是传统香料"五香粉"的重要组成之一。

荜茇，味辛，性热，具有温中、散寒、下气、止痛之功，是治疗心腹冷痛、呕吐吞酸、肠鸣腹泻、冷痢阴疝、鼻渊头痛等疾病的主要药物，并能除冷积，消腹满，健脾胃，快脏腑，还可塞入龋齿孔中，治疗龋齿疼痛。荜茇入方，如荜茇丸、荜茇散等。

药理研究显示，本品有镇静、镇痛、解热、抑菌等多种作用。

荜澄茄 （《雷公炮炙论》）

　　荜澄茄辛温中，行气散寒力恒，
　　脘腹寒疝痛止，利尿用于儿童。

荜澄茄，为外来语的音译。食用、药用的荜澄茄有两个品种，一是胡椒科植物荜澄茄的果实，二为樟科植物山鸡椒的果实。前者主产于印度尼西亚、印度等地，后者分布在中国长江流域及南方各地。

荜澄茄，味辛，性温，归脾、胃、肾、膀胱经，能温中散寒，行气止痛，治疗胃寒疼痛、呕吐、呃逆、寒疝疼痛、小便不利及小儿寒湿郁滞引起的小便混浊。《本草撮要》云："荜澄茄得白豆蔻治噎食不纳，得高良姜治寒呃。"

动物实验表明，本品的提取物有抗胃溃疡、抗心律失常和改善心肌缺血、平喘等作用。

八、理气药

理气青皮橘子皮，川楝乌药大腹皮，

沉香木香青木香，檀香枳实共柿蒂，

香附香橼九香虫，佛手娑罗萼梅绿，

甘松刀豆荔枝核，薤白天仙玫瑰齐。

理气药，又称"行气药"，大多气香性温，味辛或苦，善行散或降泄，具调畅气机之功，以调气健脾、行气止痛、顺气降逆、疏肝解郁、破气散结，而治疗气滞、气逆之证。

气之为病，与肺、肝、脾、胃诸脏腑有关：脾胃气滞有饮食积滞、脾胃气虚、湿热阻滞、寒湿困脾之区别，肝气郁滞有肝血不足、肝经受寒、瘀血阻滞之不同，肺气壅滞有外邪客肺、痰饮阻肺之差异，要根据不同脏腑表现出的不同证候有侧重和针对性地选用相关药物，并注意适当配伍。

需要注意的是，辛温香燥类药物易耗气伤阴，气阴不足者用之宜慎。

除作为药物使用外，本类的许多芳香之品，自古都是美容、化妆品中制备香料的原料，在生活中具有重要的位置和作用。

陈皮 (《神农本草经》)

陈皮以陈为优，理气药中之秀，
健脾燥湿化痰，呃逆呕吐可纠。

【附】橘核　橘络　橘叶　化橘红
橘红橘络叶核，均有行气效果，
叶核止痛散结，络红化痰通络。

陈皮，为橘树成熟果实之果皮。"须陈久者为良"（陶弘景《神农本草经集注》），故称"陈皮"，属于中药中的热闹药。陈皮的母本橘子，是人类喜食的水果，除营养之外，对人的血管具有良好的保护作用，还能有效预防高血压、动脉硬化、冠心病的发生。它所含的丰富的纤维素，不仅能预防大便干燥，还有重要的防癌作用。因"橘"与"吉"谐音，有的地区还把用橘子招待客人融入了祝人"甜甜蜜蜜过日子、吉吉利利闯四方"的意思。

陈皮，气香性温，能行能降，能理气能燥湿，具有理气运脾、调中快膈之功，为脾、肺二经之气分药。对于脾胃气滞所致之脘腹胀、嗳气、呕恶，湿阻中焦之胸闷、纳呆、倦怠、便溏，痰湿壅滞、肺失宣降之咳嗽、多痰、气逆等皆有显效。陈皮入方，如平胃散、保和丸、藿香正气散、异功散、橘皮竹茹汤、姜橘汤、橘皮汤、二陈汤、苓甘五味姜辛汤、六君子汤、橘皮枳实生姜汤、痛泻要方等。

橘核，走肝经，能行气散结止痛，治疗疝气睾肿、乳房结块。

橘络，走肝、肺经，能宣通经络，行气化痰，治疗痰滞经络，咳嗽胸胁作痛。

橘叶，走肝经，能疏肝行气，散肿结，治疗胁痛、乳痈、乳房结块和癥瘕。

化橘红，走肺、脾经，能理气宽中、燥湿化痰，治疗咳嗽痰多及食积不化而无热象者。

药理研究显示，陈皮有扩张冠脉、升高血压、抗脂质过氧化和扩张气管、祛痰、利胆、降低血清胆固醇等作用。

青皮 （《本草图经》）

青皮必见其青，疏肝解郁为宗，
消积化滞健脾，散结破气止痛。

青皮，为芸香科植物橘的幼果或未成熟果实之果皮，因色青而得名。采集较早的自落幼果，称为"个青皮"；采集较晚的未成熟果实，称为"四花青皮"。

青皮，辛散温通，苦泄下行，能疏肝胆、破积滞、散郁结，以治疗肝郁所致的胁痛、乳房胀痛、疝气痛，以及食积不化和气滞血瘀所致的癥瘕积聚。青皮入方，如天台乌药散、三皮汤、青皮丸等。

青皮，较陈皮作用峻烈，行气力猛，苦泄下行，偏走肝胆；陈皮作用缓和，偏入脾胃，长于燥湿化痰。《本草汇言》云："青橘皮，破滞气，削坚积之药也。"

药理研究显示，本品对肠道有温和刺激作用，能促进消化液的分泌和肠内胀气的排除；有解痉、祛痰、平喘、利胆作用。

枳实（含枳壳）《神农本草经》

枳实枳壳同族，破气除痞功殊，

实长化痰消积，壳解气滞胀腹。

枳实，为芸香科小乔木植物酸橙或甜橙的干燥幼果，主产于四川、江西、福建、江苏等地，生用或麸炒入药。

枳实，苦泄辛散，行气之力猛，消痰之力强，除痞之功好。凡食积不化、气滞腹胀、便秘、泻痢不畅、胸脘痞满、食欲不振者均可用之。枳实入方，如曲麦枳术丸、大承气汤、小承气汤、枳实导滞丸、枳实薤白桂枝汤、小陷胸加枳实汤、枳实消痞丸、枳术丸、枳芎散、桂枳散、枳实栀子豉汤、枳实芍药散等。

枳壳，性味、归经、功用与枳实同，但作用较缓和，以利气宽中除胀为主。寇宗奭说："枳实、枳壳一物也。小则其性酷而速，大则其性详而缓。故仲景治仓卒之病，承气汤中用枳实，此其意也，皆取其疏通、决泄、破积实之意。他方但导败风壅之气，可常服者，故用枳壳，其义如此"（《本草衍义》）。

药理研究显示，枳实有缓解小肠痉挛、增强胃肠蠕动和抗溃疡、强心、升高血压等作用。现代临床有用它治疗胃扩张、胃下垂、脱肛、子宫脱垂和升高血压的，据称都取得了一定效果。

木香 （《神农本草经》）

> 木香云贵川产，辛温香燥走窜，
>
> 行气止痛主药，健脾消食稳善。

木香，为菊科植物木香的根，产于南亚诸国的称为"广木香"，产于我国云、贵和四川地区的分别称为"云木香"和"川木香"。

木香，气芳香而辛散温通，擅长于调中宣滞、行气止痛，可治疗脾胃气滞所致之食欲差、食不化、脘腹胀、肠鸣泄、下痢里急后重和脾运失常、脾胃虚弱、肝失疏泄之胸胁胀、黄疸、寒疝腹痛、睾丸偏坠疼痛及胸痹等，"为三焦气分要药"（黄宫绣《本草求真》）。木香入方，如木香调气散、香砂六君子汤、健脾丸、香砂枳术丸、香莲丸、木香槟榔丸、导气汤、二香散、颠倒木金散、归脾汤等。

药理研究显示，本品对胃肠道有兴奋、抑制双向调节作用，并有促进消化液分泌、利胆、抗溃疡、利尿、抑菌等多种作用。

沉香 （《名医别录》）

> 沉香多用末粉，辛苦温中暖肾，

行气止痛止呕，纳气平喘服吞。

沉香，是瑞香科植物沉香及白木香含有树脂的木材，主产于印度及东南亚诸国。我国海南、广东、云南、台湾等地区出产的，称为"白沉香"。因该木材内含黑色树脂，质重能沉于水，且香气浓烈，故而得名。药用之外，沉香还是制作高档工艺品的质材，价值是黄金的数十倍乃至数百倍。

沉香，辛香温通，能散寒驱冷，具有良好的行气止痛作用和温肾纳气之功，尚能温降调中。常用之治疗寒凝气滞之胸腹痛、胃寒之呕吐呃逆、肾不纳气之虚喘痰咳等。《本草通玄》赞之曰："沉香温而不燥，行而不泄，扶脾而运行不倦，达肾而导火归元，有降气之功，无破气之害，洵为良品。"沉香入方，如沉香四磨汤、沉香桂附丸、沉香丸、黑锡丹等。

药理研究显示，本品能促进消化液和胆汁的分泌，同时有麻醉、止痛、抗菌等作用。临床有使用沉香过敏的报道，应予关注。

檀香 《名医别录》

檀香木质心材，行气止痛模楷，

散寒调中开胃，病去岂不快哉。

檀香，是檀香科半寄生植物檀香树干的心材，其生长速度缓慢，通常要数十年才能成材，是世界上生长最慢的树种之一。主产于印度、澳大利亚、印度尼西亚诸国，我国海南、广东、云南、台湾地区亦产。因其梵语的汉译音为"檀"，又极具香味，故而得名。药用之外，还是高档工艺品小匣、折扇和寺庙中用以燃烧祀佛物品之重要质材，同时也是熏香和香水生产的重要材料。《本草纲目》曰：其"皮实而色黄者为黄檀，皮洁而色白者为白檀，皮腐而色紫者为紫檀。其木并坚重清香，而白檀尤良。宜以纸封收，则不泄气。"

檀香，性温祛寒，味辛行散，气芳香醒脾，故能利膈宽胸、行气止痛、调中和胃。临床上常用之治疗寒凝气滞之胸腹痛、胃寒痛、呕吐清水等症，《本草备要》认为，它能"调脾肺，利胸膈，为理气要药"。檀香入方，如沉香磨脾散、宽胸丸等。

药理研究显示，本品提取物有利尿、抑菌等作用。近年发现本品对缓解心绞痛有效，用于治疗气滞血瘀型冠心病的研究有一定进展。

川楝子 (《神农本草经》)

川楝金铃同子，苦寒以削热势，
行气止痛疏肝，杀虫疗癣称职。

川楝子，是楝科植物川楝的成熟果实，又名"金铃子"。前者名于产地，因产于四川者为佳；后者名于形态，因其色如黄金、形如铃铛也。楝的杀虫功能，早被古人认识和重视，民俗中有端午节用楝叶包粽子以保护屈原躯体安全的做法。梁·宗懔《岁时记》中说："蛟龙畏楝，故端午以叶包粽，投江中，祭吊屈原。"宋代文人张蕴"绿树菲菲紫白香，犹堪缠黍吊沉湘"（《楝花》）的诗句，也是说此事的。

川楝子，苦寒，性降，有行气止痛之功，又能疏泄肝热；有小毒，可杀虫、治头癣。因肝郁或肝胃不和之胁痛、脘腹痛、疝痛及虫积腹痛、头癣等症，可用之。川楝子入方，如导气汤、金铃子散等。

药理研究显示，本品有杀虫、抑菌、抗炎、抗癌和促进胆汁排泄、兴奋肠管平滑肌等作用。

乌药 （《本草拾遗》）

乌药肺脾膀胱，行气止痛功双，

缓和肌肉痉挛，温肾散寒壮阳。

乌药，为常绿灌木或小乔木樟科植物乌药的块根，因其"根状似山芍药及乌樟根，色褐黑"（陈藏器《本草拾遗》）而得名。主产江浙、安徽、陕西一带，"以（浙江）天台为胜"（苏颂《图经本草》），习称"台乌药"。

乌药，辛开温散，善于疏通气机，以顺气畅中，散寒止痛。可以治疗寒郁气滞之胸闷、胁痛、脘腹痛、疝痛、痛经和肾阳不足、膀胱虚寒之小便频数、遗尿。乌药入方，如小乌沉汤、乌药散、天台乌药散、乌药汤、缩泉丸等。

药理研究显示，本品对胃肠道平滑肌有兴奋和抑制双向调节作用，能促进消化液的分泌。另外，尚有兴奋大脑皮质、加速血液循环、升高血压和发汗、解痉等作用。

青木香 （《新修本草》）

> 青木香辛苦寒，行气止痛有缘，
> 解毒消肿降压，辟秽单味细研。

青木香，为马兜铃科草质藤本植物马兜铃的根，主产江苏、浙江、安徽等地。《唐本草》称其为"独行根"，《本草纲目》称其为"独行木香"。据《西京杂记》载，汉成帝时，赵飞燕册封皇后，其妹昭仪送她的 35 中珍贵礼品中就有"青木香"，可见国人对其应用之久。

青木香，辛散苦降，能行气止痛，解毒消肿辟秽，用于治疗肝胃气滞之胸胁痛、脘腹痛和夏令饮食不洁，秽浊内阻之腹痛及毒蛇咬伤等症，多与相关药物配伍使用。《本草求真》曰："青木香，诸书皆言可升可降，可吐可利。凡人感受恶毒，而致胸膈不快，则可用此上吐，以其气辛而上达也。感受风湿，而见阴气上逆，则可用此下降，以其苦能泄热也。"

药理研究显示，本品有降压、抗菌、抗癌和增强机体免疫力的作用。

荔枝核 （《本草衍义》）

荔枝核温肝胃，寒凝气滞可摧，

解郁理气止痛，疝腹经痛能剋。

荔枝核，为无患子科植物荔枝的干燥种子，主产福建和两广地区。荔枝为我国特产，17世纪后才递次传入印度、越南、缅甸、马来西亚等东南亚国家和美洲诸国。但我国一直保持着主导地位，种植面积占世界总面积的85%，年产量占世界总产量的90%。荔枝者，"离枝"也，缘于其保鲜困难，"若离枝，一日而色变，二日而香变，三日而味变，四五日外色香味尽去"（白居易《荔枝图序》）。除直接鲜食外，荔枝还可配入菜肴，做成荔枝熏鱼、荔枝炖鸡等，也可加工成荔枝干、荔枝酱、荔枝酒等，供人们长年享用。

荔枝核入药，温通行散，能祛寒邪、除滞气、止疼痛，用于肝经寒凝或肝气郁滞、胃脘久痛，妇人气滞血瘀之疝痛、腹痛、痛经及男子睾丸肿痛均妥。荔枝核入方，如疝气内消丸、荔香散、蠲痛散等。

药理研究显示，本品的提取物有降血糖、调血脂、抗氧化和抑制乙肝病毒等作用。

香附 （《名医别录》）

香附理气疏肝，可除胸膈闷烦，

解郁调经止痛，又医痈疮寒疝。

香附，原名"莎草根"，为多年生草本植物莎草的干燥根茎，因其根茎连附而生，具有香气而得名。全国大部分地区有产，多生长于河畔的沙土地和潮湿的荒地中。

香附，味辛能散，微苦能降，微甘能和，性平而不寒不热，善疏肝解郁，调理气机，行气止痛，尤为妇科所多用。临床用之治疗肝郁胁肋痛、脘腹痛、疝痛、乳房痛、月经不调诸症。李时珍称之为"气病之总司，女科之主帅"（《本草纲目》）。附子入方，如良附丸、柴胡疏肝散、越鞠丸、香附归芎汤、快气汤、缩砂香附汤等。

药理研究显示，本品具有降低子宫收缩力和张力、增加胆汁流量、保护肝细胞、降低血管紧张性、减慢心率、降低血压和抑菌等作用。

佛手 （《滇南本草》）

佛手果实与花，功有强弱之差，

疏肝解郁理气，燥湿化痰潇洒。

佛手，为芸香科植物常绿小乔木佛手的果实，主产于广东、福建、云南、四川等地。因其果实成熟时顶端会自行分裂成手指状，如佛张开之手，故而得名。除药用外，佛手还是很好的观赏植物，有净化空气、美化环境的效果，适宜家庭摆放。

佛手，气清香而不烈，性温和而不峻，既舒脾胃气滞，又疏肝解郁、行气止痛；既可燥湿，又能化痰。临床上多用其治疗肝郁胁痛、胸闷、脾胃气滞腹胀、纳呆、呕恶，外感咳嗽不止、痰多、胸痛等。佛手花也作药用，其性味、功能与佛手同，但其作用较为缓和，民间多用其泡茶，以发挥其养生保健功能。

药理研究显示，本品提取物对肠道平滑肌有明显抑制作用，有扩张冠状动脉、减缓心率、降低血压、平喘、祛痰和提高免疫功能等作用。

香橼 (《本草拾遗》)

香橼形圆如球，疏肝理气统筹，
宽中解郁止痛，又主痰咳之候。

香橼，为芸香科植物常绿小乔木或灌木枸橼或香圆的成熟果实，主产于浙江、江苏、广东、广西等地。它在我国已有 2000 余年的栽培史，东汉杨孚的《异物志》中就有记载，时称"枸橼"，唐宋以后多称之为"香橼"。

香橼，气芳香，味辛而能行散，苦而可降逆，有疏肝理气、和中止痛、燥湿化痰之功。用于肝失疏泄、脾胃气滞所致的胸闷、胁痛、脘腹胀、嗳气食少、呕吐和痰湿壅滞、咳嗽痰多之证。

药理研究显示，本品有抗炎、抗病毒、促进胃肠蠕动、健胃及祛痰作用。

玫瑰花 （《食物本草》）

玫瑰花温轻清，行气解郁止痛，

疏肝和胃破积，活血散瘀调经。

玫瑰花，为蔷薇科植物玫瑰的花蕾。它不仅被作为观赏花卉出现在人们的视野中，而且被加入各种食品中，以增加对人胃口的诱惑力，知名的传统食品如玫瑰饼、玫瑰茶、玫瑰露、玫瑰酒、玫瑰香精、玫瑰饮料等，连古代的宫廷中也不乏其有。玫瑰是传说中古希腊爱神维纳斯的诞生花，因此被当成爱情的使者。每逢情人节，初恋中的情人要互送粉红色的玫瑰，热恋中的情人则要互送红色的。

玫瑰花，味甘、苦，性温。功能疏肝解郁，行气和胃，活血散瘀，可用于肝胃不和之胁痛脘闷、胃脘胀痛、月经不调、经前乳房胀痛、损伤瘀痛等症。《本草正义》赞之曰："玫瑰花，香气最浓，清而不浊，和而不猛，柔肝醒脾，流气活血，宣通窒滞而绝无辛温刚燥之弊，断推气分药之中，最有捷效而最为驯良者，芳香诸品，殆无其匹。"

药理研究显示，本品有促进胆汁分泌和保护心肌的作用。

绿萼梅 （《本草纲目》）

萼梅花分白红，味道酸涩性平，

疏肝解郁化痰，理气和胃升清。

绿萼梅，别名"绿梅花"，入药分为"白梅花"和"红梅花"两种，为蔷薇科植物梅的花蕾。梅在商代已经出现，迄今至少有3000年以上的历史。梅花和梅果最初都是作为调味品使用的，与盐同时放在餐桌上，后来还被作为馈赠和祭祀品，有很高的身价。梅花历来被视为不畏强暴、勇于抗争和坚贞高洁的象征，古人常把松、梅、竹称为"岁寒三友"。

绿萼梅，味酸、涩，性平，能疏肝和胃，调畅气机，治疗肝胃气机不畅之胁肋痛、脘闷、嗳气、胃脘痛、纳食差和痰气交阻的梅核气。

国外有学者研究发现，梅花中含有多种能够抑制络氨酸酶、荃糖还原酶等生成的活性物质，对清除人体自由基，防治雀斑、炎症、糖尿病的发生有可靠效果。

娑罗子 (《本草纲目》)

娑罗七叶之果，疏肝解郁用它，
理气和胃止痛，乳胀取悦女科。

娑罗子，为落叶乔木七叶树、浙江七叶树和天师栗的成熟种子，主产于陕西、河南、浙江、江苏、四川等地。娑罗，是梵语的译音，植物名。本品的种子棕黄色，近球形，与娑罗的种子很像，故名。

娑罗子，味先苦后甜，性温，走肝、胃二

经。其主要功能为疏肝解郁、和胃止痛，用于肝胃气滞之胸闷胁痛、脘腹胀痛诸症，同时对妇科经前乳房胀痛的治疗有较好效果。

药理研究显示，本品有抗炎、消肿、保护胃黏膜和杀灭精虫的作用，被认为是很有希望的避孕剂。临床有儿童用药过量产生不良反应的零星报道，应予注意。

薤白 《神农本草经》

> 薤白地下鳞茎，通阳散结称雄，
> 行气止痛导滞，缓解里急后重。

薤白，是百合科多年生草本植物小根蒜或薤的根茎，其别名很多，"小根蒜"、"山蒜"、"苦蒜"、"小么蒜"、"小根菜"、"大脑瓜儿"、"野蒜"等，都是对它的称谓。因其叶片似韭，根茎呈白色而得名。除药用外，薤白的新鲜鳞茎可做蔬菜食用，《礼记》中已有"脂用葱，膏用薤"的话，白居易的《春寒》诗中还有"酥暖薤白酒，乳和地黄粥"的另类食法。

薤白入药，辛行气滞，苦泄痰浊，能散阴寒之凝结而温通胸阳，导胃肠之气滞而疏通气机。每多用于寒痰湿浊凝滞胸中、阳气被郁之胸闷而痛、喘息、咳唾的胸痹证或胃肠气滞、泻痢后重等，《本草求真》赞其为"通气、滑窍、助阳佳品"。薤白入方，如瓜蒌薤白白酒汤、瓜蒌薤白半夏汤、枳实薤白桂枝汤等，均为仲景所制。

药理研究显示，本品提取物能明显降低血清过氧化脂质、抗血小板凝结、降低动脉脂质斑块、预防动脉粥样硬化、保护心肌和抑菌等作用。

天仙藤 （《本草图经》）

> 天仙之藤温苦，理气胃寒得助，
> 祛湿利水活血，痹痛癥瘕降服。

天仙藤，为马兜铃科植物马兜铃的地上部分，实乃草质藤本青木香之藤，分布于东北、华北及陕西、甘肃、宁夏、山东、江西、湖北等地。

天仙藤，味苦，性温，归肝、脾经。功能理气、化湿、活血止痛，对肝胃不和之胃脘痛、疝气痛，妊娠水肿、产后血气腹痛和风湿疼痛都有治疗之功。另外，还能对气血瘀滞之癥瘕积聚疼痛有较好的缓解作用。天仙藤入方，如天仙藤散、天仙散等。

药理研究显示，本品有一定的抑菌、抗癌作用。本品所含的马兜铃酸有毒，应予注意。

大腹皮 （《开宝本草》）

> 腹皮槟榔之衣，大肠小肠胃脾，
> 利湿以消水肿，导滞疏理气机。

大腹皮，为棕榈科植物槟榔的果皮，又名"槟榔衣"，主产于海南、广西、云南等地。冬、春季节采收未成熟果实加工成的，习称"大腹皮"；春、秋季节采收成熟果实加工成的，习称"大腹毛"。因槟榔果腹膨大，如人之大腹便便，曾得名"槟榔大腹"、"大腹子"，其果皮自然就被称作"大腹皮"了。

大腹皮，功能行气宽中，利水消肿，常用于湿阻气滞，脘腹痞满、大便不爽和水肿、脚气、小便不利的治疗。槟榔入方，如五皮饮等。它与母体槟榔的用途有同有异，注意鉴别。《本草逢源》说得明白："槟榔性沉重，泄有形之积滞；腹皮性轻浮，散无形之滞气。"

药理研究显示，本品有兴奋肠道平滑肌、促进胃肠蠕动和纤维蛋白溶解等作用。

甘松 （《本草拾遗》）

> 甘松主统中州，采集或春或秋，
> 行气止痛有为，开郁醒脾功收。

甘松，为败酱科多年生植物甘松或匙叶甘松的根基根茎，主产于四川、甘肃、青海等地。因其有松树般芳香清甘之气，故而名之。李时珍则谓，因其"产于川西松州，其味甘，故名"（《本草纲目》）。

甘松，温而不热，甘而不滞，辛而不燥，为"醒脾畅胃之药"（倪朱谟《本草汇言》），有舒畅气机、开郁醒脾、行气止痛之功，还可收湿拔毒。凡思虑伤脾或寒郁气滞之胸闷腹胀、不思饮食、胃脘疼痛证及湿脚气都可使用。

药理研究显示，本品有镇静、安定和降压、抗心肌缺血、抗心律不齐、抗溃疡及抑菌作用。

九香虫 《本草纲目》

九香虫体温咸，气滞疼痛可蠲，

温通散滞运脾，补肾助阳向前。

九香虫，是蝽科昆虫九香虫的干燥体，主产云、贵、川诸省。因其在防范外来侵袭时能放出一种奇臭难闻的气体，故得"屁巴虫"、"打屁虫"的恶名。但其含有芳香的九香虫油，一经炒熟便香美可口，故又有"九香虫"之美称。俗语有"有钱人吃鹿茸，没钱人吃屁巴虫"之说，认为它是与鹿茸具有相同功效的高级壮阳滋补药。

九香虫，温通散滞，咸而入三阴，理肝气，运脾气，补肾气。用于寒郁中焦或肝胃失和之脘腹胀、胁肋痛、胃脘痛而行气止痛；用于肾阳不足之腰膝痛、阳痿而温肾壮阳。《本草新编》以为："九香虫，虫中之至佳者。入丸散中以扶衰弱最宜，但不宜入于汤剂。以其性滑，恐动大便耳。"

药理研究显示，本品有广谱抗菌和促进机体新陈代谢作用。

刀豆 《救荒本草》

刀豆味甘性温，归经入胃走肾，

和中降逆止呕，温肾助阳为宾。

刀豆，为一年生缠绕性草本植物刀豆的成熟种子，属于农作物，在一些地区是主要食品之一，主产于江苏、安徽、湖北、四川等地。因其豆荚似刀鞘之状，果实为豆类而得名。

刀豆，味甘，性温，归胃、肾经。有温中和胃，降逆止呃之功，又可温肾助阳，主要用其治疗虚寒呃逆、呕吐和肾虚腰痛等。

药理研究显示，本品有促进缺血后心功能不全恢复的作用，有抗肿瘤和抗流感病毒的作用。刀豆所含皂素、植物细胞凝集素、胰蛋白酶抑制物等有毒成分，在温度达到100℃时才能被破坏，烹饪时间不足即食用，有引起中毒的可能，应予高度注意。

柿蒂 《本草拾遗》

柿蒂性平味苦，阳明胃经家奴，
降逆止呃常药，冷热辨证自如。

柿蒂，为柿树科植物的干燥宿萼，主产四川广东、广西、福建等省区，华北、中南地区亦有出产。柿树在我国历史悠久，据文献记载，周代已有栽培。段成式《酉阳杂记》谓："柿树有七绝：一多寿，二多荫，三无鸟巢，四无虫，五霜叶可玩，六嘉实，七落叶肥大。"俗云："柿树无废物，头尾有用处。"这"头"，指的是柿树叶子，曾是古人练字的纸张，明·陈汝秩《柿》诗中说的"晚风吹雨过林庐，柿叶飘红手自书"即指此事；这"尾"，说的就是柿蒂，又称"柿把子"。

柿蒂，性平苦降，不寒不热，无论胃冷、胃热所致之呃逆，只要配伍相应的药物均可用之。柿蒂入方，如柿蒂汤、丁香柿蒂汤等。

药理研究显示，本品有抗心律失常、抗生育和镇静作用。

九、消食药

消食化积脾胃药，山楂神曲隔山消，

内金莱菔鸡矢藤，麦稻谷芽阿魏召。

消食药，具消积化食之功，并多有开胃和中的作用，以治疗食积不化而见的脘腹胀满、嗳气吞酸、恶心呕吐、大便失常者；对于脾胃虚弱、消化不良者，也有疗效。

本类药物常与理气药、温中药、清热药、化湿药、补脾药联合使用，以收到更好的效果。

山楂 (《神农本草经集注》)

山楂善消肉食，活血以化瘀滞，

行气消胀散结，痛经疝气可使。

山楂，为蔷薇科植物山里红或山楂的成熟果实。3000多年前的《尔雅》中已有记载，称之谓"朹"、"檕梅"、"朹子"。

山楂，味酸而甘，微温不热，色红走血，能助脾健胃柔肝，为促进消化、消油腻肉食积滞之要药，又能活血散瘀消肿。对于食滞不化、肉积不消、脘腹胀满、腹痛泄泻之症，用之可消；对于产后瘀阻腹痛，恶露不尽及疝气坠胀作痛之症，用之可止。明代本草学家李时珍云："凡脾虚，食物不克化，胸腹酸刺胀闷者，于每食后嚼二三枚，绝佳"（《本草纲目》）。山楂入方，如匀气散、保和丸、通瘀煎等。

山楂，除作为药用外，大量是作为食品出现的：山楂糕、山楂片、山楂条、山楂汁、红果酒、山楂晶、山楂酱、红果罐头、冰糖葫芦等，都是深受人们欢迎的理想食品。清代文人杨静亭有首诗是专门吟咏北京汇丰斋山楂糕的："南楂不如北楂同，妙制金糕数汇丰。色比胭脂甜如蜜，解醒消食有兼功"（《都门杂咏》）。

药理研究显示，本品有促进脂肪消化、保护心肌缺血缺氧、强心、降压、降脂和抗凝血、抗氧化、利尿、镇静、抑菌等作用。

神曲 （《药性论》）

六曲美名加神，善消宿食积蕴，

健脾暖胃下气，金石药中称臣。

神曲，是面粉和一些药物混合后经发酵而成的加工品，全国各地均产。因古人在制作过程中要唱着专门的曲子祷告神灵以祈求平安，故名

"神曲"；因吟唱的曲子中涉及青龙、白虎、朱雀、玄武、勾陈、螣蛇六神，并相应配入六种药物加工而成，故又名"六神曲"。福建产的一种"建曲"，是在六神曲的基础上加入40多味中药制成的，兼有治疗伤风感冒和湿热痢疾之效。

神曲，温暖、辛消、甘滋，走脾健脾，走胃和胃。常用于食积不化、脘腹胀满、不思饮食、肠鸣腹泻之症，也用于有金石药品的丸散剂中帮助消化。神曲入方，如保和丸、磁朱丸等。

药理研究显示，本品有增进食欲、维持机体正常消化功能等作用。

麦芽 (《药性论》)

麦芽善化淀粉，健胃食欲自振，
和中以治脾虚，回乳功高超群。

麦芽，为禾本科植物大麦的成熟果实，入药经发芽干燥而成，故而得名。全国各地均有出产，主产于北方的麦子产区。

麦芽，甘平缓和，善助淀粉性食物的消化，尤适于米、面、薯、芋等食物积滞不化者。又有回乳之功，用于妇女断乳立效，还可作为疏肝健脾之用，治疗胁痛、脘腹痛等。麦芽入方，如健脾丸等。

药理研究显示，本品有促进胃酸及蛋白酶分泌、帮助消化和降低血糖、催乳（小量）、回乳（大量）、抗真菌等作用。

稻芽（含谷芽）《名医别录》

> 稻芽不伤胃气，健脾缓和有益，
> 消谷宽中补土，久炒疗效降低。

稻芽，为禾本科植物稻的成熟果实，入药经发芽干燥而成，故而得名。全国各地均有出产，主产于南方的水稻产区。

稻芽，功同麦芽，但消食之力较为缓和，促消化而不伤胃气，用于食积停滞、消化不良及脾虚食少者。本品入药生用或炒用，但不可久炒，以防破坏其有效成分，降低药用效果。稻芽入方，如谷神丸等。

谷芽，禾本植物粟的成熟果实，经发芽干燥而成，主产我国华北地区。其功能、用法、用量均与稻芽同，由于地域和生活习惯的差异，北方人喜用谷芽，南方人喜用稻芽。

药理研究显示，稻芽和谷芽有帮助消化的作用，具有抗过敏活性。

莱菔子《日华子本草》

> 莱菔腹胀之友，食积气滞不愁，
> 除胀行滞下气，祛痰降气宁嗽。

莱菔子，原名"萝卜子"，俗称"卜子"，为十字花科植物萝卜的成熟种子，全国各地均有栽培。它原产我国，《尔雅》中的"莱菔"、"菜"、"芦萉"，《说文》中的"芦菔"、"荞根"，皆为萝卜古时的异名。自周朝始大面积种植萝卜，至今已有数千年的历史，一直是我国人民的主要食用蔬菜之一。明代医药学家李时珍称它是"蔬中之最有利益者"（《本草纲目》）。元代文人许有壬赞它："熟食甘似芋，生荐脆如梨。老病消凝滞，奇功值品题"（《芦菔》）。

莱菔子，走脾、胃经，善消食化积、除胀行滞，以治疗食积不化、中焦气滞、脘腹胀满、嗳腐吞酸或腹痛泄泻、泻而不畅之症；走肺经，能降气消痰，以治疗痰涎壅盛，气喘咳嗽属实证者。金元四大家之一的朱震亨称赞说："莱菔子治痰，有推墙倒壁之功"（《局方发挥》）。莱菔子入方，如保和丸、大安丸、三子养亲汤等。

药理研究显示，本品有降压、抑菌、祛痰、镇咳、平喘和降低胆固醇，防治动脉硬化等作用。

鸡内金 （《神农本草经》）

内金健脾消积，适用食滞脾虚，

泌尿结石可化，又善涩精止遗。

鸡内金，为雉科动物家鸡的砂囊内壁，全国各地均产。因其在鸡的体内，砂囊内壁又呈金黄色，故而得名。

鸡内金，味甘、性平，归脾、胃、小肠、膀胱经。其消食之力强，运脾健胃作用好，有固精止遗之能，具化坚消石之功。对于消化不良、食积不化、小儿疳积之症，遗尿、遗精之症都有显效，尤适于小儿。另外，对泌尿系结石及胆结石的治疗均有较好效果。鸡内金入药，每多研末服用，入方如鸡肶胵散等。

药理研究显示，本品能增加人体胃液的分泌量、酸度及消化力，服药后胃运动功能明显增强、排空率大大提高，且效果维持持久。

鸡矢藤 （《生草药性备要》）

> 鸡矢藤健脾胃，消食除积功备，
>
> 清热化痰消咳，解毒止痛不吹。

鸡矢藤，为茜草科植物鸡矢藤或毛鸡矢藤的地上部分及根，主产于我国南方各省，多为野生，也有地区栽培的。

鸡矢藤，味甘、苦，性寒，归脾、胃、肝、肺经。既消食积，又健脾胃，还兼解暑热，用于脾胃虚弱之消化不良、小儿疳积、夏月伤食者最妙；有良好的止痛效果，用于胃肠瘀痛、胆绞痛、肾绞痛、外伤痛、术后痛、神经痛、风湿痛等多种疼痛；清热解毒作用亦佳，用于痢疾、肝炎、咽肿、疮毒、虫蛇伤、烫火伤等；并能清热化痰，以治热痰咳嗽。

药理研究显示，本品有镇痛、镇静、抗惊厥、局部麻醉和降压、抗菌、抗病毒等作用。

隔山消 (《本草纲目》)

隔山消食健胃，理气止痛有为，
　　通气下乳效好，还补体弱虚羸。

隔山消，为萝藦科植物耳叶牛皮消的块根，主产于云、贵、川地区，主要为野生，亦有部分地区栽培的。

隔山消，味甘、苦，性平，归脾、胃、肝经。有消食健胃、理气止痛、通气下乳之功，对饮食积滞、脘腹胀痛、乳汁不下等症有较好效果。临床即可单品使用，也可配伍相关药物，以提高疗效。

药理研究显示，本品有双向免疫调节作用，同时有抗肿瘤、抗衰老和调节氧代谢的作用。应用不当，可能引起不良反应，应予注意。

阿魏 (《新修本草》)

阿魏来于树脂，臭气让人躲之，
　　化癥散痞杀虫，消积善对肉食。

阿魏，主产地在前苏联的中亚细亚地区和伊朗、阿富汗的多沙地带，我国的两个品种伞形科植物新疆阿魏和阜康阿魏，也都生长在一般人难以到达的新疆戈壁滩和荒山之上。俗语有"黄金无假，阿魏无真"之说，是说阿魏得来困难的意思。由于自古市售本品的假货较多，古医家处方中多以"真阿魏"名之，要求病家使用真药。阿魏入药的部分，是其植物根头浸出乳液的凝固物树脂。因阿魏具有强烈而持久的大蒜样臭气，古人就认为它是有毒之物，其实这是一种误解。

阿魏，味苦、辛，性温，归肝、脾、胃经，有化癥散痞、消积、杀虫之功，常以药膏外用或加入丸散剂中内服，对癥瘕痞块、肉食积滞、心腹冷痛、疟疾、痢疾等进行治疗。阿魏入方，如阿魏化痞膏、阿魏丸、扼虎膏等。

药理研究显示，本品有抗生育、抗炎、抗过敏，解痉等作用。

十、驱虫药

驱虫杀虫槟榔佳，雷丸鹤虱鹤草芽，
芜荑榧子使君子，苦楝根皮和南瓜。

驱虫药，能驱除或灭杀肠道寄生虫。虫有蛔、蛲、绦、钩之不同，药也有专使，故当选择应用；并配以相应的药物，以增强驱虫之效。

驱虫药，多损人体正气，故要严格控制剂量，素体虚弱、年老体衰及孕妇，均应慎用；部分药物有毒，更要引起注意。

使君子 （《开宝本草》）

使君杀虫消积，甘温归于胃脾，
忌茶又忌量大，驱蛔功在麻痹。

使君子，为使君子科常绿蔓生灌木使君子的

成熟果实，主产于广东、广西、云南、四川等地。"因潘州郭使君疗小儿，多是独用此物，后来医家因号为'使君子'"（马志《开宝本草》）。药用外，使君子还是南方绿化、美化环境的好树种。花开时节，红白相映，煞是诱人。宋代无名氏有诗赞曰："竹篱茅舍趁溪斜，红红白白墙外花。浪得佳名使君子，初无君子到君家"（《使君子》）。

使君子，性温，归脾、胃经，有杀虫消积之功，味甘、气香而不苦，尤宜于小儿。它含有的使君子酸钾对蛔虫有麻痹作用，亦可用于治蛲虫。大量服用本品能引起呃逆、眩晕、呕吐等反应，与热茶同服亦能引起呃逆，故服用时要注意。使君子入方，如使君子散、使君子丸、肥儿丸等。

苦楝皮 （《名医别录》）

苦楝皮毒驱蛔，效列使君右位，
外治头疮疥癣，体虚肝病忌讳。

苦楝皮，为楝科落叶乔木植物苦楝的树皮。"楝叶可以练物，故谓之楝"（罗愿《尔雅翼》），苦楝之皮，故而得名。

苦楝皮，味苦性寒，归肝、脾、胃经。其杀虫作用强，疗效佳，比使君子之药力更大。驱蛔之外，尚可治疗钩虫病、蛲虫病，且能治头疮、疥疮、湿疹。苦楝皮入方，如化虫丸、二皮饮等。

药理研究显示，本品对蛔虫、蛲虫、血吸虫有一定麻痹作用。本品有毒性，应严格掌握适应证和合理控制用量。《新修本草》云：苦楝"有两种，有雄有雌。雄者根赤无子有毒，服之多使人吐不能止，时有至死者。雌者根白有子微毒，用当取雌者"。

槟榔 （《名医别录》）

槟榔俗称大白，杀虫正尽其才，

轻泻消积导滞，行气利水不怠。

槟榔，是指生长于高温地区的高大乔木槟榔树的种子，"头圆、身形矮毗者，是榔；身形大、紫纹粗者，是槟。槟力小，榔力大"（许洪《图经衍义本草》）。

嚼槟榔在我国福建、四川、海南、广东、广西、湖南等地区是非常流行的生活习惯，苏东坡当年贬官海南时也染上了嚼食槟榔的瘾，写下了"暗麝着人簪茉莉，红潮登颊醉槟榔"（《题姜秀郎几间》）的诗句。研究证明，嚼食槟榔有增进食欲、防治腹泻、滋润咽喉等效果。有统计显示，常嚼食槟榔者患寄生虫病的极少，有口渴感觉的也极少。但槟榔性温，"多食发热"（孟诜《食疗本草》），经常嚼食槟榔可引起牙齿变黑、牙床松动、味觉减退等不良反应。过量槟榔碱，还可能引起流涎、呕吐、尿多、昏睡及惊厥等中毒表现，这就是苏轼诗中说的"醉槟榔"。

槟榔，味苦、辛，性温，归胃与大肠经，杀虫又能驱除虫体，因其并具泻下之功，用于驱杀绦虫、姜片虫、钩虫、蛔虫、蛲虫等多种寄生虫，对绦虫病效果最好，对猪绦虫更效。尚能消积导滞，行气利水，通过缓泻而治疗食积气滞、腹胀便秘、泻痢后重；通过利尿而治疗水肿、脚气肿痛，并具有截疟之效。槟榔入方，如圣功散、木香槟榔丸、芍药汤、疏凿饮子、鸡鸣散、截疟七宝饮等。

南瓜子 （《现代实用中药学》）

南瓜种子平甘，杀虫多用新鲜，
绦虫血吸虫病，长期服用莫烦。

　　南瓜子，为葫芦科一年生蔓生藤本植物南瓜的种子，主产于浙江、江苏、河北、山东、山西、四川等地，其他省份也有广泛种植。南瓜子是人们喜爱的零食，在西方的万圣节中也有它的身影。

　　南瓜子，味甘，性平，归胃与大肠经，有杀虫之功，但作用较平缓。主要用于绦虫病，亦可用于血吸虫病。入药以新鲜者为好，也可研粉生用。

　　药理研究显示，本品对猪绦虫、牛绦虫、血吸虫有抑制和杀灭作用。近年来，我国及世界许多国家有把南瓜子用作尿失禁、敏感性膀胱症和前列腺肥大防治的，据称有可靠疗效。

鹤草芽 (《中华医学杂志》)

鹤草芽凉苦涩，肝与二肠是窠，

驱杀绦虫名扬，阴道滴虫灭活。

鹤草芽，为多年生草本植物龙牙草（即仙鹤草）的冬芽，全国各地均有分布，采集后晒干研粉使用。

鹤草芽，味苦、涩，性凉，归肝、小肠、大肠经，有杀虫之功，且有泻下作用，驱而杀之，杀而排之，疗效理想，为驱杀绦虫的要药。本品之有效成分几乎不溶于水，故运用时以入丸、散剂为宜。

药理研究显示，本品杀虫作用广泛、确切，血吸虫、疟原虫、囊虫等，都是它的杀灭对象。近年临床有用它杀灭阴道滴虫的报道，据称有较好效果。

雷丸 (《神农本草经》)

雷丸体为菌核，绦虫灭于顷刻，

驱杀并碎其体，钩蛔也在不赦。

雷丸，为蘑科真菌雷丸的菌核，多寄生于竹根之下。因其多在雷雨后生出，又状似弹丸，故而得名。也有以药性释其名者，如清代医家陈士铎者，他说："名曰雷丸者，言如雷之迅，如丸之转也。走而不留，坚者能攻，是至神之品"（《本草新编》）。

雷丸，味苦，性寒，有小毒，归胃与大肠经，有驱杀绦虫、钩虫、蛔虫之功，以驱杀绦虫效果最好，并能排出虫体，为杀虫之常用药。另外，本品还有消积之功，对小儿疳积治疗有效。雷丸入方，如追虫丸、雷丸散等。本品在热和酸的作用下有效成分易被破坏，宜入丸、散剂使用，服用时宜用冷开水。

药理研究显示，本品对绦虫、蛔虫、水蛭等有驱杀作用。

鹤虱 （《新修本草》）

鹤虱南北均有，蛔蛲绦虫对头，

虫积腹痛疳积，药到诸症皆休。

鹤虱，来源于两种植物的成熟果实：一种是菊科植物天名精，主产于华北地区，习称"北鹤虱"；另一种是主产于江苏、浙江、安徽、湖北、四川等地区的，习称为"南鹤虱"。鹤虱的种子细小，呈长圆柱状，酷似寄生于鹤身上的虱子，故而得名。

鹤虱，味苦、辛，性平，有小毒，归脾、胃经，有杀虫之功，用于蛔虫、蛲虫、绦虫等多种寄生虫病；同时，能缓解或消除虫积腹痛和小儿疳积。本品虽有小毒，但药性平和，可配伍其他杀虫药共用，但也应注意合理掌握剂量的问题。鹤虱入方，如安虫散、化虫丸、下虫丸等。

药理研究显示，本品中南鹤虱的驱虫作用强

于北鹤虱。

榧子 (《名医别录》)

榧子杀虫缓泻，虫积腹痛咀嚼，

肠燥便秘不惧，肺咳见之亦怯。

榧子，为红豆杉科常绿乔木榧树的成熟种子。药用之外，也是南方诸省民众喜食的干果之一。《本草衍义》云："榧实大如橄榄，壳色紫褐而脆，其中子有一重粗黑衣，其仁黄白色，嚼久渐甘美。"苏东坡对此果赞不绝口，说它："彼美玉山果，粲为金盘食"，"物微兴不浅，此赠毋轻掷"（《送郑户曹斌席上得榧子》）。

榧子，味甘，性平，无毒，既能杀虫，又不伤胃气，且有缓泻作用，并能使虫体排出，为杀虫要药，可用于驱杀多种寄生虫。此外，本品有润肠通便、润肺止咳作用，可用于肠燥便秘、肺燥咳嗽轻证的治疗。

药理研究显示，本品对猫绦虫、钩虫、血吸虫尾蚴等驱杀有效。

芜荑 (《神农本草经》)

芜荑主中辛温，东北华北生根，

杀虫消积除痼，疥癣患者福音。

芜荑，为榆科植物大果榆的果实。成熟后采集，经水浸、发酵，并加入榆树皮面、红土、菊花末等加工而成。主产于黑龙江、吉林、辽宁、河北、山西等地。因大果榆古称"无姑"，其果实名"夷"，故而得名，《尔雅》有"无姑，其实夷"说。

芜荑，味辛、苦，性温，归脾、胃经，有杀虫消积之功，用于虫积腹痛和小儿疳积泄泻等证；并有杀虫作用，以治疗疥癣。芜荑入方，如芜荑散、化虫丸、布袋丸等。

药理研究显示，本品提取物对蛔虫、蚯蚓、蚂蟥等均有显著杀伤力，同时具有抑菌、抗疟作用。

十一、止血药

凉血止血大小蓟，槐花侧柏和羊蹄，
地榆苎麻白茅根，化瘀止血数三七，
蒲黄茜草花蕊石，降香用之亦相宜；
收敛止血仙鹤草，功有异同各显奇，
紫珠藕节血余炭，白及遇上炭棕榈；
温经止血灶心土，炮姜艾叶齐卖力。

止血药，用于咯、衄、吐、尿、便血及崩漏、紫癜、创伤出血等体内外多种出血病证。应用时，宜针对出血原因及具体证候，分别选用具有凉血止血、收敛止血、祛瘀止血、温经止血功能的药物，进行有针对性的治疗，并合理进行配伍。

"止血不留瘀"，是历代先贤们总结出的重要经验，是应用此法需要高度引起注意的问题。止血药有生用和炒炭两种途径，应酌情掌握。

（一）凉血止血药

小蓟 《名医别录》

　　小蓟鲜品最佳，凉血止血速发，
　　散瘀解毒消痈，降压也有酬答。

　　小蓟，为菊科蓟属的植物刺儿菜的地上部分。分布于我国大部分地区，荒地、草地、山坡、路旁、田间、林边到处可以见到，也有人工栽培作为药用的。以"小"名之，是与"大"相对而言的，因有同类药物"大蓟"共存，它们花开"犹髻（挽于头顶的发髻）也"（李时珍《本草纲目》），"蓟"与"髻"相通，故得名。

　　小蓟，凉血泄热，以治血热妄行之咯血、衄血、吐血、尿血和崩漏，尤长于利尿而治尿血；有清热解毒之功，用于热毒疮痈。小蓟入方，如十灰散、小蓟饮子、神效方等。

　　药理研究显示，本品除具有加速止血的作用外，尚有抑菌、利胆、降脂、利尿、强心、升压的作用。

大蓟 《名医别录》

　　大蓟全草连根，功与小蓟相混，

凉血止血消痈，能救血晕仆损。

大蓟，为多年生宿根草本植物，多生于山野、路旁，全国大部分地区均有分布。老百姓习惯把它作为野菜食用，以取其清热效果。

大蓟，性凉，味甘、苦，能凉血止血，用于血热妄行的咯血、衄血、尿血、崩漏；能破血散瘀、解毒消痈，用于疮痈肿毒。

关于大蓟与小蓟药用功能的鉴别，《唐本草》有说："大、小蓟皆能破血，但大蓟兼疗痈肿，而小蓟专主血，不能消肿也"。《本草新编》则说："大蓟破血止血甚奇，消肿安崩亦效，去毒亦神。"

药理研究显示，本品能显著缩短凝血时间，同时具有降压、抑菌等作用。

地榆 (《神农本草经》)

地榆生炒两可，凉血止血不陌，

解毒敛疮疗疹，烧烫伤势可折。

地榆，为蔷薇科植物地榆或长叶地榆的根，后者称"绵地榆"，以区分于前者。它在历史上的身价很高，俗语有"宁得一把地榆，不愿黄金满车"的说法。这是因为，古人认为它"是煮石而饵得长生之药"之一的缘故（寇宗奭《图经衍义本草》）。

地榆，性寒味苦而降，涩而收敛，有凉血泄热、收敛止血之功，可用于多种出血证，尤宜于下焦血热之便血、痔血和血痢、崩漏。还有收敛和泻火解毒作用，为治疗烫伤、湿疹、皮肤溃烂的要药。关于其使用和配伍原则，《本草选旨》有论曰："以之止血，取上截炒用；以之行血，取下截生用。以之敛血，则同归、芍；以之清热，则同归、连；以之治湿，则同归、芩；以之治血中之痛，则同归、芎；以之温经而益血，则同归、姜。大抵酸敛寒收之剂，得补则守，得寒则凝，得温暖而益血归经，在善用者自得之而已。"地榆入方，如约营煎、槐角丸、治崩极验方、地榆汤、地榆丸等。

药理研究显示，本品可明显缩短出凝血时间，生地榆作用优于地榆炭。同时，具有减少创伤渗出、促进伤口愈合、防止感染和抑菌等作用。

槐花（含槐角） （《日华子本草》）

> 槐花槐角连襟，血证属热功臻，
> 凉血止血清肝，角为润肠上宾。

槐花，为落叶乔木槐树的花蕾及花，全国各地均产，以黄土高原和华北平原为多，各地民众常将其作为蔬菜食用，颇得美味。

槐花入药，性寒，味苦，善清善降，以用于血热妄行所致的各种出血证，尤善治下部的痔血、便血；同时长于清泄肝火，对肝火上炎所致的目赤、眩晕、头胀、头痛效果较好。槐花入方，如榆槐脏连丸、槐花散等。

槐角，与槐花功用相似，但止血作用弱于花而泄热作用强于花，且有润肠之功，常用于痔疮肿痛出血之证。槐角入方，如槐角丸。

药理研究显示，槐花有缩短出凝血时间和保护心功能的作用，同时对多种病菌有抑制作用。

侧柏叶 (《名医别录》)

> 侧柏叶及嫩枝，血证属热可饲，
> 凉血止血祛痰，生发也具权势。

侧柏叶，为柏科植物侧柏的嫩枝叶，全国各地均有出产。古时有元日饮侧柏酒的习俗，传说可以辟邪和增寿。杜甫"樽前柏叶休随酒，胜里金花巧耐寒"(《人日》)的诗句，就是说此事的。

侧柏叶，性凉而能凉血，味涩而能止血，主要用于血热妄行所致之各种内外出血证及外伤出血；还有止痰祛咳和止痒生发作用，以治疗咳喘痰多和脂溢性脱发。《本草汇言》赞其曰："侧柏叶，止流血，祛风湿之药也。凡吐血、衄血、崩血、便血，血热流溢于经络者，捣汁服之立止；凡历节风痹周身走注，痛极不能转动者，煮汁饮之即定。惟热伤血分与风湿伤筋脉者，两病专司其用。"侧柏叶入方，如四生丸、柏叶汤、断红汤、十灰散等。

药理研究显示，本品有缩短出、凝血时间和镇咳、祛痰、平喘、镇静、抑菌等功能。

白茅根 (《神农本草经》)

> 白茅根茎多糖，造福肺胃膀胱，
> 清热利尿通淋，凉血止血愿偿。

白茅根，为禾本科多年生草本植物白茅的根茎，全国各地均产，以华北地区较多。白茅之名，源于其植物叶片尖端呈锐利之茅状，而花穗上又密布白色绒毛。其根入药，故名"白茅根"。

白茅根，善于凉血止血，可以治疗由于血热妄行所致的各种出血证；又能清热利尿，用于热淋、小便不利水肿及湿热黄疸；还能清泄肺胃蕴热，用于热病烦渴、胃热呕哕及肺热咳嗽的治疗。《本草正义》赞之曰："白茅根，寒凉而味甚甘，能清血分之热而不伤于燥，又不黏腻，故凉血而不虑其积瘀，以主吐衄呕血。泻降火逆，其效甚捷。"白茅根入方，如二鲜饮、茅根饮子、茅根汤、如神汤、茅根饮子等。

药理研究显示，本品有缩短出、凝血时间和利尿、抑菌、抗病毒等作用。

苎麻根 (《名医别录》)

> 苎麻野生荒坡，出血时间可缩，
> 凉血清热安胎，痈肿尿淋受挫。

苎麻根，为多年生草本植物苎麻的根和根茎，我国大部分地区有产，江苏、浙江、安徽、山东、陕西为主产区。苎麻是古时重要的纺织品材料，从宋代梅尧臣"有梦皆蝴蝶，逢袍只苎麻"（《二月五日雪》）的诗句中可知，用它制成的衣服属于质量较高的精品。

苎麻根入药，性寒而清，味甘而润，凉血泄热以除血分有热之咯、吐、衄、尿血及崩漏、紫癜；清热安胎以治怀胎蕴热之胎动不安及胎漏下血；清热利尿以治湿热下注、小便淋漓不畅；清热解毒以治热毒疮痈、蛇虫咬伤。苎麻根入方，如苎根散、苎根汤等。

药理研究显示，本品有止血和抗菌作用。

羊蹄 （《神农本草经》）

> 羊蹄生于山野，功效凉血止血，
>
> 杀虫止痒疗癣，缓泻以通便结。

羊蹄，为多年生草本植物羊蹄或尼泊尔羊蹄的根，全国大部分地区有产。《诗经》中已有记载，称"蓫"，见《小雅·我行其野》中的"我行其野，言采其蓫"句。名"羊蹄"者，是因其根部粗大色黄，有羊蹄之状的缘故。

羊蹄入药，苦涩而寒。寒胜温，苦清泻，涩收敛。凉血止血，用于各种出血病证；杀虫疗癣，用于疮疥顽癣并可止痒；缓泻通便，用于大便秘结。

药理研究显示，本品有缩短出、凝血时间，抑菌和降压，利胆等作用。近年临床报道有用本品治疗血小板减少性紫癜的，据称有一定疗效。

（二）化瘀止血药

三七 （《本草纲目》）

三七止血散瘀，止散不偏不倚，
缓解心绞作痛，消肿定痛树旗。

三七，为多年生草本植物三七的根，主产云南、广西等地。因其苗类如人参，又有人参样的价值，故也有"参三七"的别名。唐容川云："三七之叶，非三即七，其树不爽，盖秉木之气，故得三数；秉火之气故得七数，与河图木火之数相合。木火之脏，属肝与心，于人司血。三七之叶青而有红筋，亦是木火之色，故其根能化瘀行血，只完其心火生血、肝木统血之令而已。能知三七之名义，则其性已得"（《本草问答》）。

三七，止血作用甚佳，并能活血化瘀，有止血不留患之美，可治疗多种出血证，对身有血滞者尤善；且本品有消肿止痛之功，尤长于止痛，可用于跌打损伤，瘀滞肿痛。古医籍中赞扬本品的论述颇多，如"人参形似功堪并，甘苦兼温不换金"（朱东樵《本草诗笺》）、"止血之神药也。无论上、中、下之血，凡有外越者，一味独用亦效，加入以补血补气药中则更神"（陈士铎《本草新编》）等。应用本品多研粉吞服，也有入复方的，如化血丹、七宝散、腐尽生肌散等。

药理研究显示，本品有缩短出、凝血时间，

抗血小板聚集及溶栓作用，同时具有造血、增加血流量、保护心肌和镇痛、抗炎、抗衰老、预防肿瘤等功能。近年来临床使用本品治冠心病、心绞痛的报道很多，称疗效肯定。

茜草 (《神农本草经》)

茜草古称茹藘，凉血妇孺无欺，

活血祛瘀用生，止血炒炭众悉。

茜草，为多年生草本植物茜草的根及根茎，在《诗经》中已有记载，称为"茹藘"。其命名根据是：茜，指绛色，茜草根可作红色颜料，还有"染绯草"的称谓。清代文人纪晓岚有诗曰："照眼猩猩茜草红，无人染色付良工"（《茜草》）。

茜草，炒用凉血止血，生用活血化瘀，凡血热之各种出血证和血滞经闭、跌打损伤及血滞作痛、痹证关节作痛者均可区别用之，尤为妇科调经要药。李时珍赞之曰：茜草"专于行血活血，俗方用治女子经水不通，以一两煎酒服之，一日即通，甚效"（《本草纲目》）。茜草入方，如茜梅丸、固冲汤、十灰散、安冲汤等。

药理研究显示，本品有促进血液凝固、升高白细胞、镇咳祛痰、抑菌等作用。

蒲黄 （《神农本草经》）

蒲黄雄花之粉，收涩止血可钦，
行血祛瘀利尿，宜避怀胎衩裙。

蒲黄，为香埔科水生草本植物水烛香蒲或东方香蒲及同属植物的干燥花粉，分布几遍全国各地。因其来源于香蒲，具鲜明的黄色花粉，故而得名。

蒲黄，味甘，性平，入二厥阴经。长于涩敛，止血作用佳，以疗各种血证；更能化瘀，止血不留患，用于各种瘀血阻滞之心腹痛、产后瘀痛、痛经等；还可利尿，用于血淋涩痛。《本草汇言》有赞语说它为"血分行止之药也，主诸家失血。至于治血之方，血之上者可清，血之下者可利，血之滞者可行，血之行者可止。凡生用则性凉，行血而兼消；炒用则味涩，调血而兼止也"。蒲黄入方，如蒲黄丸、失笑散、蒲黄散等。

药理研究显示，本品有促进凝血、降低血压、改善微循环、调节血脂、兴奋子宫和抗炎、利胆、利尿、镇痛、平喘等多种作用。

花蕊石 （《嘉佑本草》）

花蕊大理岩块，止血又化瘀害，
咯吐恶血血晕，肿痛用其正该。

花蕊石，为变质岩类蛇纹大理岩的石块，全国多地有产，主产于陕西、河南、河北、浙江、江苏、湖南、山西、山东、四川等地。因其石中有黄、白相间的色晕和闪烁的光亮，犹如未开之花蕾，故而得名。

花蕊石，酸而入肝，涩而散敛，可涩敛止血，兼能化瘀，以治疗咯血、吐血等各种内出血证而有瘀滞者，也可治疗痈肿。关于其使用法则，《本草求真》有说："花蕊石原属劫药，下血止后，须以独参汤救补，则得之矣。若使过服，则于肌血有损，不可不谨。"花蕊石入方，如花蕊石散、花蕊石白及散、化血丹等。

药理研究显示，本品有增强血中钙离子浓度和防治血浆渗出、促进凝血、抗惊厥等作用。

降香 （《证类本草》）

降香心材货真，活血散瘀有训，
止血理气消痛，辟秽化浊宜人。

降香，亦名"降真香"，为豆科植物降香檀树干、树根的干燥心材，主产海南、广东、广西、云南等地。因其香气浓郁，燃之让人能产生神仙降临之遐想，故而得名。

降香，气香辛散，温通行滞，活血散瘀，理气止痛，适用于各种瘀滞性出血证，尤适于跌打损伤之内外出血；同时治疗气滞血瘀之胸胁痛、跌打损伤、创伤出血；辟秽化浊，和中止呕，以治秽浊内阻、呕吐腹痛。

药理研究显示，本品有抗血栓、抗凝和抗惊厥、镇痛等作用。近年来临床又辟以其治疗冠心病心绞痛之径，据称疗效确切。

（三）收敛止血药

白及 （《神农本草经》）

> 白及收于夏秋，肺肝胃经出走，
> 收敛止血要药，消痈生肌头筹。

白及，为多年生草本兰科植物，以块茎入药，贵州、四川、湖北、湖南、安徽、河南、陕西、浙江等地有产。因其色白形圆，如数珠连及，故而得名。

白及，质黏而涩，性寒而苦。收敛止血，肺、胃最宜，其功一也；消肿生肌，以治疮肿痈毒，手足皲裂，水火烫伤，内痈中以肺痈为宜，其功二也。《本草汇言》称它"能坚敛肺脏，封填破损，痈肿可消，溃破可托，死肌可去，脓血可洁，有托旧生新之妙用也"。白及入方，如独圣散、白及枇杷丸、白及散、白及汤、白及膏、乌及散、内消散、生肌干脓散等。

药理研究显示，本品有缩短出、凝血时间，保护胃黏膜，促进创面愈合，抑菌等作用。传统认为，本品不宜与乌头同用。

仙鹤草 （《神农本草经》）

> 仙鹤生用或炒，止血功具一套，

收敛补虚消积，痢疾虫毒难逃。

仙鹤草，为多年生草本植物龙牙草的全草，亦名"龙牙草"，主产我国江浙、两湖地区。因其全株有白色绒毛，似传说中仙人乘坐的白鹤，故而得名。

仙鹤草，味涩而敛，止血作用好，广泛适用于各种出血证，并能止泻止痢；还可用于体力劳动过度造成的神疲乏力而纳食正常者和滴虫性阴道炎所致的阴部湿痒，并可用于疟疾、疮肿、痔肿的治疗。

药理研究显示，本品具有收缩周围血管、促进凝血、减慢心率和杀虫、抑菌、消炎、抗肿瘤、镇痛等作用。

紫珠 (《本草拾遗》)

紫珠止血效快，用之不分内外，
烧伤疮痈肿毒，收敛并抑菌害。

紫珠，为马鞭草科植物落叶灌木杜虹花或紫珠的叶片，前者分布于陕西、河南及河南至长江以南各省，后者分布于东南沿海各地。因其"至秋子熟正紫，圆小如珠"(陈藏器《本草拾遗》)，故而得名。

紫珠，涩而收敛，苦寒而清，对各种内外出血证都有收敛止血作用，对肺、胃出血尤宜；能治疗烧伤及疮痈肿毒，以清热、解毒、敛疮。

药理研究显示，本品具有使局部血管收缩、

缩短凝血时间、抑制纤溶系统和多种细菌的作用。

棕榈炭 (《本草拾遗》)

> 棕榈炭苦涩平，年久陈败为圣，
> 咯衄便血崩漏，敛而止之守盟。

棕榈，为南方地区生长的常绿乔木。因其树皮内有一层纤维状棕毛，酷似马颈上的鬃毛，故而得名。棕榈的入药部分，主要是棕榈炭，是其经过煅炭的产物。李时珍云："年久败棕入药尤妙"（《本草纲目》）。

棕榈炭，味苦、涩，性平，归肝、肺、大肠经，是收涩止血的要药，广泛用于血热妄行或冲任不固之咯血、衄血、便血、崩漏而无瘀滞者，尤多用于崩漏。同时，本品有止泻、止带之功，对妇人带下、久泻久痢等有较好的调节作用。棕榈炭入方，如十灰散、棕艾散、棕毛散、固冲汤等。

药理研究显示，本品的提取物有收缩子宫和一定的凝血作用。

血余炭 (《神农本草经》)

> 血余人发炒炭，止血消瘀妙算，
> 咯衄崩便血淋，补阴利尿捷健。

血余炭，由人发煅制而成，各地均有。因人发又称"血余"，煅炭即为"血余炭"了。张锡纯曰："血余者，发也。不煅则其质不化，故必煅为炭然后入药"（《医学衷中参西录》）。

血余炭，味苦，性平，归肝、胃二经。"发乃血之余，精乃血之化"（张志聪《黄帝内经素问集注》），发与血息息相关。故本品善收涩止血，又能散瘀，收一箭双雕之功，广泛用于各种出血证的治疗；同时兼有补阴利尿之功，能化瘀通窍而通利小便。血余炭入方，如化血丹、三灰散、滑石白鱼散等。

药理研究显示，本品能明显缩短出、凝血时间及血浆复钙时间，同时有较强的抑菌作用。

藕节 （《药性论》）

藕节炒炭生鲜，止血功在收敛，
化瘀并解热毒，力弱常须陪伴。

藕节，为睡莲科植物莲的根茎节部，主产于湖南、湖北、浙江、江苏、江西、安徽等地。它"出污泥而不染"（周敦颐《爱莲说》），是高雅洁白的象征；"禀清芳之气，得稼穑之味，乃脾之果也。土为元气之母，母气既和，津液相成，神乃自生，久视耐老，此其权舆也"（李时珍《本草纲目》）。药用之外，它主要是作为食物出现的，除直接作为菜蔬外，还可加工成藕粉和多种小食品。

藕节，味甘、涩，性平，归肝、肺、胃经。入药有生用或炒炭用的，而鲜用尤佳。生用止血化瘀，炒炭收涩止血，鲜用凉血解毒，广泛用于各种出血证。本品有止血不留瘀的妙处，可配伍其他药物运用。

药理研究显示，本品有止血、强心、扩管、抑菌等多种作用。

檵木 （《植物名实图考》）

> 檵木从根到花，内外血证为靶，
>
> 水火烫伤契友，泄泻痢疾直达。

檵木，为金缕梅科小灌木或乔木，其根、茎、叶、花均作药用，主产于我国山东、河南、浙江、江苏、安徽等地。它为喜阴植物，但不排斥阳光，是绿化环境的好苗木，常被作为篱笆、绿化带的装饰使用。

檵木，味苦、涩，性平，归肝、胃、大肠经。用于多种内、外出血证，有较好的收敛止血作用；又能清热解毒，用于水火烫伤；有收敛止泻之功，用于泄泻、痢疾等。

药理研究显示，本品有止血、强心、扩张外周血管和抑菌等作用。现代临床有用其保护创面的，证明其有防止感染、促进愈合之效。

（四）温经止血药

艾叶 （《名医别录》）

> 艾叶温经止血，散寒止痛谓偈，

调经安胎化痰，艾绒烧灸驱邪。

艾，为多年生草本植物，以叶入药。关于艾的记载，最早见于《诗经》，其别名甚多，如"冰台"、"艾蒿"、"医草"、"灸草"、"蕲艾"、"黄草"、"家艾"、"甜艾"、"草蓬"、"艾蓬"、"香艾"、"阿及艾"、"野莲头"、"狼尾蒿子"等。习惯上，以汤阴的北艾、四明的海艾、湖北的蕲艾为药中之上品。我国传统习俗有端午节插艾的做法，是对艾具有的驱疫、避邪、防病作用的有效利用，反映了古人重视疾病预防、防患于未然的积极思想。

艾叶，辛开苦降，温能胜寒，有温经止血之功，用于虚寒性出血，以妇女崩漏下血为最宜；尚可温经通脉，逐寒湿而止冷痛，用于下焦虚寒、腹中冷痛、月经不调、经行腹痛和宫冷不孕、胎漏下血、胎动不安；还可外洗以治皮肤湿疹瘙痒，作成艾条、艾炷以供烧灸而温煦气血，透达经络。古人赞誉艾叶入药能"通十二经"，灸用可"治百病"。艾叶入方，如胶艾汤、四生丸、艾附暖宫汤等。

药理研究显示，本品能明显缩短出、凝血时间，并有兴奋子宫平滑肌和止咳、祛痰、平喘、抑菌、抗病毒等作用。

炮姜 （《珍珠囊》）

炮姜本于干姜，表黑里色棕黄，

温经散寒止痛，吐衄崩漏可尝。

炮姜，为姜科植物姜的干燥根茎的炮制品，又名"黑姜"，全国大部分地区有产，主产于四川、贵州等地。

炮姜，味苦、涩，性温，归脾、肝经。其首功温经止血，为治疗脾不统血所致的吐、便、衄血和崩漏的首选药；又治虚寒腹痛、腹泻，有温中止痛之效。《本草正》说它是"最为止血要药"。炮姜入方，如如圣散、二姜丸、生化汤等。

炮姜，是姜的制品之一。姜及其制品功用各有所长，应注意掌握。通常认为：生姜长于解表、止呕，干姜长于回阳救逆，炮姜长于温中止痛。

药理研究显示，本品能显著缩短出、凝血时间，对胃溃疡有抑制作用。

灶心土 （《名医别录》）

灶心烧焦黄土，包煎洁而不污，
温中止血止泻，降逆克制呕吐。

灶心土，为木柴或杂草烧焦的炉灶内的焦黄土块，美称"伏龙肝"。旧时，在全国农村几乎都可以找到；如今寻之，则越来越少。

灶心土，味辛，性温，归脾、胃二经，以治脾虚之吐、衄、便血、崩漏和久泻；降逆止呕，以治脾胃升降失常之呕吐、妊娠恶阻；温暖脾胃，又能涩肠止泻。《本草便读》说它："其功专入脾胃，有扶阳退阴、散结除邪之意。凡诸血病，由脾胃阳虚而不能统摄者，皆可用之。"伏龙肝入方，如伏龙肝汤、黄土汤等。

药理研究显示，本品能缩短出、凝血时间和止呕的作用。

十二、活血化瘀药

（一）活血止痛药

活血止痛用川芎，郁金姜黄与五灵，
乳香没药夏天无，元胡枫香能收功。

活血化瘀药，以通畅血行、消除瘀血为主要功效，在活血化瘀的同时，产生止痛、调经、破血消癥、疗伤消肿、散结消痈的作用，被广泛用于内、外、妇、儿、伤各科。本类药物作用强弱有别，散瘀、逐瘀有异，根据其主治偏重分为活血止痛、活血调经、活血疗伤、破血消癥四个方面。

活血止痛药，多具活血兼行气之能，广泛用于血瘀气滞的各种痛证。临床上可根据疼痛的部位、性质，酌情选用和配伍。

川芎 （《神农本草经》）

川芎名噪西蜀，活血善识时务，

祛瘀祛风行气，止痛镇静情愫。

川芎，为伞形科植物川芎的干燥根茎，主产川、贵、云地区。其原名"芎䓖"，因主产于四川灌县、崇庆一带的个大、油足、气香、质佳，被奉为道地药材，而渐名"川芎"了。

川芎，辛而走散，能活血行气；温而胜寒，善祛风止痛；被誉为"血中之气药"，双收通达气血之功。"头痛须用川芎"（李东垣《病因赋》），常作为治头痛之上品，兼取能散善行之妙。临床常用之治疗月经不调、痛经、闭经、难产、产后瘀痛、跌打伤痛、疮痈肿痛、头痛、风湿痹痛等。川芎入方，如柴胡疏肝散、血府逐瘀汤、温经汤、生化汤、益母胜金丹、川芎茶调散、川芎散、羌活胜湿汤、羌活四物汤、通窍活血汤、独活寄生汤、透脓散、托里消毒散等。

药理研究显示，本品具有扩张冠状动脉、增加冠状动脉血流量、改善心肌血氧供应和明显的降压、镇静、抑菌、利胆等作用。近年来，有用本品为主治疗冠心病心绞痛及缺血性脑血管病的，均取得一定疗效。

延胡索 《雷公炮炙论》

元胡止痛拔尖，行气法术无边，
温通活血化瘀，镇静送君安眠。

延胡索，为罂粟科植物延胡索的块茎，又称"玄胡"、"元胡"、"延胡"、"金铃子"等，分别表现出其产地、形态等特点，主产于浙江、江苏、湖北、湖南等省。有考证说，延胡索首先为北方（玄）少数民族（胡）将其引入（索）药用，故而得名。

延胡索，秉辛散温通之性。一活血，二行气，三止痛，广泛运用于气血凝滞所致之身体各部位的疼痛，醋制效果尤好。《雷公炮炙论》有："心痛欲死，述觅延胡"之说。李时珍盛赞其功，曰："延胡索，能行血中气滞、气中血滞，故专治一身上下诸痛。用之中的，妙不可言。盖延胡索活血化气，第一品药也"（《本草纲目》）。延胡索入方，如金铃子散、安中散等。

药理研究显示，本品具有显著的镇痛、镇静、促眠作用。近年来临床上有用本品治疗冠心病，以缓解心绞痛及治疗心律失常和用其提取物镇静安眠的，都取得了较好的效果。

郁金 （《药性论》）

郁金煮透晒干，活血止痛不凡，

行气解郁清心，凉血退黄利胆。

郁金，为多年生宿根草本植物的块根，入药品种比较复杂，包括浙江产的"温郁金"，以温州产的最著名，为道地药材；四川产的"黄郁金"和"绿丝郁金"，以及广西产的"莪术"等。因其性属芳草有郁香之味，根部蜡黄貌若金色而名。晋代左芬有《郁金颂》赞之："伊此奇

各 论

草，名曰郁金。越自殊域，厥珍来寻。芳香酷烈，悦目欣心。"

郁金，味辛、苦，性寒，归肝、胆、心经，能疏肝行气以解郁、活血祛瘀以止痛、凉血清心以开窍、除湿利胆以退黄。对于肝郁、血瘀所致之胸腹胁痛、月经不调、痛经、癥瘕痞块，湿浊闭窍、痰气闭阻之胸脘痞闷、神志不清、癫痫、癫狂，肝郁化热、迫血妄行之吐、衄、尿血和黄疸、胆石症等均有一定疗效。郁金入方，如颠倒木金散、宣郁通经汤、菖蒲郁金汤、白金丸、生地黄汤等。

药理研究显示，本品有保护肝脏、促进肝细胞再生、去脂和抑制肝细胞纤维化的作用，能有效对抗肝脏毒性病变。同时具有抑菌、抗炎、止痛和抗早孕的作用。传统认为，其与丁香相畏。

姜黄 (《新修本草》)

姜黄活血行气，通经止痛可翊，
镇痛兴奋子宫，促进胆汁分泌。

姜黄，为多年生宿根草本植物，主产于四川、福建等地，其根茎入药。因其形似姜而色黄，故得名。历史上对姜黄、郁金、莪术的表述和界定比较混乱，应用时应予关注，注意鉴别。

姜黄，辛散温通，外散风寒，活血消肿；内行气血，通经止痛。治气滞血瘀之胁肋痛、经闭

240

腹痛用之均可，治肢臂痹痛效最良，治一切痈疮疔肿属阳者。姜黄入方，如姜黄散、推气散、姜黄汤、五痹汤、舒筋汤、如意金黄散等。

药理研究显示，本品的提取物具有降低血浆黏度、降低血脂、保护胃黏膜、保护肝细胞和抑菌、抗炎、抗肿瘤、利胆、镇痛、兴奋子宫等作用。

乳香 （《名医别录》）

乳香国外引进，气味芳香醉人，

活血止痛行气，消肿生肌辛勤。

乳香，亦名"熏陆香"，为橄榄科植物乳香树及其同属植物皮部深处的树脂。因其树脂垂滴时呈乳头状，且气味芳香而得名。主产于非洲和阿拉伯半岛南部诸国，为重要的熏香原料之一。入药可打碎生用，内服多炒用。

乳香，辛散温通，既能活血化瘀，又可行气散滞，凡内、妇、外、伤科证，见瘀滞疼痛者用之效佳。还有消肿止痛、去腐生肌之效，以治疗疮疡溃破久不收口和跌打损伤瘀血肿痛、风湿痹痛。乳香入方，如七厘散、仙方活命饮、醒消丸、海浮散、手拈散、活络效灵丹、蠲痹汤、腐尽生肌散、红藤煎等。

药理研究显示，本品具有镇痛、消炎和升高白细胞的作用。因本品对胃肠道有不良刺激和引起过敏反应的报道，临床应用时应予注意。

没药 （《开宝本草》）

没药功类乳香，相随相须相帮，
活血散血止痛，消肿生肌求央。

没药，为橄榄科植物没药树或其他同属植物皮部渗出的油胶树脂，以形块大、色棕红、气浓厚、手感微黏者为上品，主产索马里、埃塞俄比亚及印度诸国。其名是外来语的音译，在日本则称其为"密儿拉"。

没药，功与乳香相似，常与乳香相须为用，以增强活血止痛之功，药谚有"乳没兼用，药力倍增"之说。前人认为，乳香擅长活血伸筋，没药偏于散血活瘀。此外，没药还有消肿生肌之功，以治痈疡瘀肿。没药入方，如手拈散等。

药理研究显示，本品有降脂、抑菌和兴奋肠蠕动的作用。应用本品，也应注意其可能引起的不良反应问题。

五灵脂 （《开宝本草》）

五灵脂爱酒醋，甘温养育肝木，
活血止痛通脉，化瘀止血部署。

五灵脂，是复齿鼯鼠的干燥粪便，凝结成块者称"灵脂块"、"糖灵脂"，质量较佳；疏散如米粒者称"灵脂米"，质量较次。名"五灵"者，极言其价值之高，与传说中的仙丹相比；"脂"乃油脂，如凝脂之状也。

五灵脂，入药醋炒或酒制，苦泄温通，入肝经血分，以治疗瘀阻之痛经、经闭、产后瘀痛、崩漏及胸痛、脘腹痛；尚可解蛇虫毒，用于蛇蝎、蜈蚣咬伤。《本草经疏》认为："其功长于破血行血。"五灵脂入方，如失笑散、五灵脂散、五灵脂丸、手拈散等。

药理研究显示，本品有降低全血黏度，提高机体耐缺氧、耐寒能力和抑菌等作用。关于传统认为其与人参相反的说法，有研究认为其证据不足。

夏天无 (《浙江民间常用草药》)

夏天无温肝木，活血通络劲辛，
行气止痛平肝，筋舒风去湿除。

夏天无，为罂粟科多年生草本植物伏生紫堇的干燥块茎，主产于河南、江苏、安徽、浙江、江西、福建、台湾、湖南、湖北等地。因其具有喜凉爽、怕高温、忌干旱的生物学特性，在夏天很难存活，故而得名。

夏天无，味苦而微辛，性温，走肝经。主要功能为活血通络、行气止痛、祛风除湿，有延胡索作用，多用于头痛、痹痛、肢麻、伤痛的治疗，亦用于胃痛、腹痛等。既可单独入药，亦可配入复方使用。

药理研究显示，本品具有降压、镇静、舒筋、活络、止痛等作用。近年来有用其试治高血压、坐骨神经痛、风湿性关节炎、骨折及扭伤、小儿麻痹症、乳腺炎等病的，据称均已取得一定效果。

枫香脂 （《新修本草》）

> 枫香树脂辛苦，活血止痛解毒，
> 　散瘀止血生肌，入药且避孕妇。

枫香脂，为金缕梅科植物枫香树的干燥树脂，别名"白胶香"、"枫脂"、"白胶"、"芸香"、"胶香"等，蒙药称"伯依嘎尔"。因其来自枫香树，"有脂而香"（《尔雅》郭璞注），故名。于每年秋季割树取胶，阴干后入药。主产于浙江、江西、福建、云南等地。本品内服入药，宜入丸散剂，亦可外用。

枫香脂，味辛、微苦，性平，归肺、脾经。主要功能一为活血止痛，对风湿痹痛、跌打损伤、瘀滞疼痛治疗有效；二为散瘀止血，凡吐血、衄血、咯血均可选之；三为解毒生肌，是治疗瘰疬、痈疽、臁疮的良药。枫香脂入方，如一粒金丹、白胶香膏、乳香丸、小金丹等。

药理研究显示，本品及其挥发油有抗血栓作用。

（二）活血调经药

> 活血调经有桃红，丹参泽兰鸡血藤，
> 　月季凌霄益母草，牛膝配王不留行。

活血调经药，是以调畅经脉、通经止痛为主要功能的药物。这类药物，多辛散苦泄，主归肝经血分，主治月经不调、痛经、经闭及产后瘀滞腹痛之类的疾患，也可用于其他类型的瘀血痛症、癥瘕、跌打损伤、疮痈肿毒等。

血瘀之证，多与气滞有关，在应用中适当配伍具有疏肝理气功能的药物，防治效果会更显著。

丹参 (《神农本草经》)

> 丹参攻克瘀患，活血祛瘀两兼，
> 调经消痈止痛，养血安神除烦。

丹参，为多年生草本植物丹参的干燥根及根茎。因其形似人参、根部外皮呈红色而得名，也有"赤参"之称。全国大部分地区有产，以四川、安徽、江苏、河南、山西为主产地。

丹参，味苦，性微寒，归心、心包、肝经。以活血调经、祛瘀止痛、凉血消痈见长，又兼养血安神除烦之功，医谚有"一味丹参，功同四物"之说。本品主治妇女经脉不运诸症和血瘀心腹痛、癥瘕积聚、跌打损伤、风湿痹证、疮痈肿毒，以及温热病入营血而出现的烦躁神昏、心悸失眠等精神症状。《妇人明理论》云："四物汤之妇人病，不问产前产后、经多经少，皆可通用。惟一味丹参散，主治与之相同。"丹参入方，如丹参散、丹参饮、宁坤至宝丹、活络效灵丹、消乳汤、清营汤、天王补心丹等。

药理研究显示，本品能扩张冠脉，增加冠脉血流量，改善心肌缺血，提高耐缺氧能力，对抗血栓形成；并具有活血、降脂、抗肝纤维化、抗胃溃疡、改善肾功能和抗炎、抗菌、抗过敏、镇静、镇痛等多种作用。近年来，临床有用其治疗肝脾肿大和冠心病的大量报道，对缩小肝脾、缓解心绞痛发作有确切疗效。

红花（含番红花） 《新修本草》

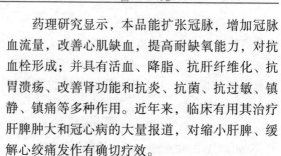

> 红花筒状花冠，强将名前加番，
> 活血祛瘀广布，通经止痛催产。

红花，为一年生菊科植物红花的筒状花冠，因花呈红色而得名。古时也有称作"红蓝花"的，因其叶似蓝也。南唐人李中有《红花》诗一首，是专道红花艳丽的，诗曰："红花颜色掩千花，任是猩猩血未加。染出轻罗莫相贵，古人崇俭诚奢华"。

红花，有辛散温通之性，活血祛瘀之功甚佳，入心、肝血分，以治疗痛经、经闭、产后瘀痛、癥瘕、积聚、跌打伤痛、关节痛等，也用于斑疹色暗而因于热郁血滞者。红花入方，如桃红四物汤、红花散、血府逐瘀汤、复元活血汤、膈下逐瘀汤、当归红花饮等。

番红花（藏红花），以花的干燥柱头入药，与红花作用相似，而活血祛瘀、通经作用更强，又兼有凉血解毒之功，尤宜于斑疹大热、疹色不红活及温病热入血分者。

药理研究显示，红花能改善心肌缺血，有保护心肌、降低血压和镇痛、镇静、抗惊厥、抗炎等作用。近年来被广泛用于多种瘀血阻滞为患或血行不畅之证，如冠心病心绞痛、血栓闭塞性脉管炎等，均取得较好疗效。

桃仁 (《神农本草经》)

桃仁祛瘀建功，润肠通便权衡，

止咳平喘活血，消痈汤配苇茎。

桃仁，为蔷薇科植物桃或山桃的成熟种子，全国各地均产。桃，最早产于我国陕西一带，汉武帝时从甘肃、新疆一带传入波斯，继之传入欧洲及世界各地。古希腊植物学家阿弗莱土塔士，出于自己认识上的局限性，错误地给桃命了一个拉丁文名叫"波斯桃"，给不少人造成了误导。据李时珍在《本草纲目》中的记载，明代时我国已有"红桃、绯桃、碧桃、缃桃、白桃、乌桃、金桃、胭脂桃、银桃，皆以色名者也。有绵桃、油桃、御桃、方桃、匾桃、偏核桃，皆以形名者也"。如今，我国桃的品种已发展到数百个，仅市场上常见到的可食用桃就有 70 多种。

桃仁，味苦、甘，性平，归心、肝、大肠经，其祛瘀之力强，可用于痛经、闭经、产后瘀痛、癥瘕跌伤及肺痈、肠痈等；还能润燥滑肠、止咳，以治肠燥便秘、咳嗽气喘。桃仁入方，如桃红四物汤、生化汤、桂枝茯苓丸、桃核承气汤、复元活血汤、苇茎汤、大黄牡丹皮汤、润肠丸等。

药理研究显示，本品能降低血管阻力，改善血流动力学状况，以抑制血栓的形成，同时具有润肠、镇咳、镇痛、抗炎、抗菌、抗过敏等作用。

益母草 (《神农本草经》)

益母草能益母，活血调经要枢，

利尿消肿化瘀，又能清热解毒。

益母草，为多年生草本唇形科植物，全草入药，我国大部分地区有产。因其"善调女人胎产诸证，固有益母之号"（张介宾《本草正》）。

益母草，辛开苦泄，能活血祛瘀以通经，为妇科经产要药，亦可治损伤瘀痛；尚有利尿消肿、清热解毒之功，用于治疗小便不利、水肿、疮痈、皮肤痒疹。李时珍盛赞此药："治妇女经脉不调、胎产一切血气诸病，妙品也"（《本草纲目》）。益母草入方，如益母草膏、益母丸、送胞汤等。

茺蔚子，为益母草的果实，与草同功，又兼能清肝明目，以治疗肝热头痛、目赤肿痛。

药理研究显示，益母草有强心、增加冠脉流量、对抗心律失常和降压、利尿等作用，近年来对其防治冠心病的研究有不断进展。应用不当，可能引起不良反应毒，应加强防范措施。

泽兰 （《神农本草经》）

> 泽兰地瓜儿苗，温和喜煞女娇，
> 活血祛瘀通经，利水消肿并茂。

泽兰，为唇形科草本植物，又名"虎兰"、"虎蒲"、"孩儿菊"、"地瓜儿苗"，全草入药。因其常生长于沼泽湿地，其叶又与兰草叶相似，故而得名。全国大部分地区有产，主产于东北、华东地区。

泽兰，辛散温通，不寒不燥，性情温和，祛瘀而不伤正，消肿而不损人，治疗妇科血滞经闭、经行腹痛、月经不调、腹中包块、产后瘀痛之症每见奇效；治疗跌打伤痛、胸胁痛、痈肿和产后小便不利、身面浮肿等症也可见效。李时珍说它"走血分，故能治水肿、涂痈毒、破瘀血、消癥瘕，而为妇人要药"（《本草纲目》）。泽兰入方，如泽兰汤、夺命丹等。

药理研究显示，本品水煎剂有对抗体外血栓形成、抑制凝血系统与增强纤溶活性的作用，全草有强心作用等。

牛膝 （《神农本草经》）

> 牛膝怀庆为真，祛瘀推陈出新，
> 活血引血下行，滋水通淋强筋。

牛膝，为苋科植物，因其茎节膨大如牛之膝

而得名。按其产地不同，而有"怀牛膝"和"川牛膝"之分：前者主产于河南焦作地区（古属"怀庆府"），后者主产于云、贵、川地区。

牛膝，苦泄下降，酸平滋补，活血祛瘀，以疗月经不调、痛经、经闭、产后瘀痛及跌打伤痛；补肝肾、强筋骨、以治腰膝酸痛、下肢无力，尤以下半身为专；利尿通淋，用于尿血、小便不利、尿道涩痛；引血下行，用于吐衄、齿痛、口舌生疮、头痛眩晕、难产等。牛膝入方，如血府逐瘀汤、牛膝汤、舒筋活血汤、续断丸、独活寄生汤、三妙丸、济生肾气丸、镇肝熄风汤、玉女煎、虎潜丸、四妙丸等。

药理研究显示，本品提取物有兴奋子宫、抗早孕、抗生育和降压、降脂、降血糖、利尿、抗炎、镇痛等作用。

鸡血藤 （《本草纲目拾遗》）

鸡血藤管补血，虚证兼瘀害怯，

行血舒筋活络，老弱用之更确。

鸡血藤，为豆科植物密花豆的干燥藤茎，主产于广西、云南等地。因其新鲜藤茎折断后流出的红色汁液状若鸡血，故而得名。《滇南游记》谓："云南顺宁府（今云南凤庆县一带）阿度里地方，有一山绵亘数十里，产藤甚异，粗类桦梁，细似芦苇，中空如竹，剖断流汁，色赤如血，土人名之'鸡血藤'。"

鸡血藤，味苦、甘，性温，走肝、肾经。其活血又补血，祛瘀且调经，舒筋还活络，用于月经不调、经行不畅、痛经、血虚闭经及关节疼痛、手足麻木、肢体瘫痪、风湿痹痛、血虚萎黄等的治疗。

药理研究显示，本品制剂对血小板聚集有明显抑制作用，有降低胆固醇、对抗动脉粥样硬化的作用，有抗炎、镇静、促眠和免疫双向调节等作用。

王不留行 （《神农本草经》）

王不留行用种，妇科信而有宠，

活血通经下乳，利尿消肿消痈。

王不留行，为石竹科植物麦蓝菜的成熟种子，其植株生于田边或耕地附近的丘陵地，尤以麦田中最为普遍。除华南外，全国各地区都有分布，以河北的产量居全国第一，邢台地区产者质优。民间对其应用广泛，俗语有："穿山甲、王不留，妇人食了乳长流"的说法。

王不留行，苦泄宣通，行而不住，走而不守，故善通利血脉、催下乳汁、利尿消痈。临床常用其治疗痛经、经闭、乳汁不下、乳痈、尿路结石、前列腺炎等。《本经疏证》说，王不留行能使血"无所留滞，内而隧道，外而经脉，无不如之"。王不留行入方，如胜金散、涌泉散等。

药理研究显示，本品对子宫有兴奋作用，能

促进乳汁分泌。其提取液有抗早孕、抗肿瘤效果。

月季花 （《本草纲目》）

> 月季花蕾初绽，活血调经在典，
> 疏肝解郁消肿，脾虚孕妇宜远。

月季花，为蔷薇科常绿直立灌木，以花蕾和初开放的花入药。因其月月开放，四季开花，故而得名，也有"月月红"、"四季花"的称谓。宋代诗人杨万里赞之曰："只道花无十日红，此花无日不春风"（《月季花》）。月季花的花期长，花色美，是观赏和绿化的好花种，公园、街道、庭院、楼台皆相适宜。它还可直接加工作为食用，其提炼的香精、浸膏还可分别作为食品和化妆品的原料。

月季花，味甘、淡、微苦，性平，归肝经。功能温通行滞，以收活血调经、消肿之功。用治肝气郁结之月经不调、痛经、经行不畅及胸胁胀痛、跌打损伤、痈疽肿毒和未溃之瘰疬肿痛等。

药理研究显示，本品所含的没食子酸有很强的抗真菌作用。

凌霄花 （《神农本草经》）

> 凌霄花归厥阴，破瘀通经生新，
> 凉血祛风止痒，产乳疾中为君。

凌霄花，为蔓性木本植物，藉以攀附他物生

长，扶摇而上，凌云达霄，因而得名。宋代文人杨绘的《凌霄花》诗写得明白："直绕树干凌霄去，犹有根源与地平。不道花依他树发，强攀红日斗鲜明。"

凌霄花，味辛主行主散，以活血破瘀，用于血滞经闭、癥瘕等症；性寒主泄主凉，以凉血祛风，用于血热生风、周身瘙痒、皮肤湿癣。凌霄花入方，如紫葳散、鳖甲煎丸、凌霄花散等。

药理研究显示，本品煎剂及其提取物具有抑菌、解痉、抗溃疡和降低胆固醇、止咳、抗炎、抗癌等作用。

（三）活血疗伤药

活血疗伤土鳖虫，苏木血竭自然铜，

寄奴儿茶骨碎补，马钱毒子亦有情。

活血疗伤药，是指具有活血疗伤作用，以治疗伤科疾病为主要功能的药物。本类药物多具辛、苦、咸味，走肝、肾二经，主要适应证为跌打损伤、瘀肿疼痛、骨折筋伤、金疮出血等，也可适用于一般的血瘀病证。肝主筋，肾主骨，伤科疾患多有伤筋动骨之虑，临床合理配伍补肝强肾之药，对促进疾病的治疗和康复有直接作用。

土鳖虫 （《神农本草经》）

土鳖小小昆虫，破血逐瘀效灵，

续筋接骨疗伤，经产瘀滞畅行。

土鳖虫，为鳖蠊科昆虫地鳖或冀地鳖的雌虫干燥体，尚有"簸箕虫"、"土元"、"臭虫母"、"节节虫"等别名。全国各地均产，主产于湖南、湖北、河南、江苏等省，以江苏的产品质优。其生长于土壤之中，形如无甲之鳖，故而得名。

土鳖虫，性寒，味咸，有小毒，走肝经，具有破血逐瘀、续筋接骨、消肿止痛、下乳通经等功效，是伤科的要药，适用于跌打损伤、筋断骨折、瘀肿疼痛、积聚痞块、血滞经闭、产后瘀血腹痛等病证。土鳖虫入方，如接骨紫金丹、壮筋续骨丸、下瘀血汤、大黄䗪虫丸、鳖甲煎丸等。

药理研究显示，本品提取物有抗血栓形成和溶血栓的作用，有调节血脂、延缓动脉粥样硬化形成和护肝等作用。

马钱子 （《本草纲目》）

马钱成熟良种，功能消肿定痛，
又治麻木瘫痪，通络治痹搜风。

马钱子，为常绿乔木马钱子科植物马钱的成熟种子，因其"状似马之连钱"，故而得名（李时珍《本草纲目》）。又因其主产于南亚、东南亚国家及我国少数民族居住集中的云南、广东、海南诸省，故历史上又有"番木鳖"的称谓。

马钱子，苦寒，有大毒。功能通络散结、消肿痛，用于痈疽、跌打损伤肿痛、风湿痹痛、肌肉拘挛麻木的治疗，古时还被作为外科手术的麻醉药。马钱子入方，如九分散、马钱散、青龙丸、番木鳖散等。

药理研究显示，本品有明显的镇痛、止咳、祛痰和抗炎、抑菌作用，近年来，有报道试用其治疗多种癌肿的，据称已取得进展。过量服用马钱子，可能引起中毒发生，甚至造成死亡。关于其毒性的危害，中医古籍中早已记得明白："鸟中其毒，则麻木搐急而毙；狗中其毒，则苦痛断肠而毙；（人）若误服之，令人四肢拘挛"（李中立《本草原始》）。临床应用，要严格控制剂量，随时注意观察，严格防范措施。

自然铜 （《雷公炮炙论》）

自然铜辛性平，火煅醋淬加工，
散瘀止痛有专，接骨疗伤多能。

自然铜，为硫化物类矿物黄铁矿族黄铁矿，主要成分为二硫化铁，主产于四川、湖南、云南、广东等地。

自然铜，味辛，性平，入肝经，为伤科要药，主要功用为治疗跌仆骨折、瘀阻肿痛等症，以行血化滞、散瘀止痛、接骨疗伤。外用适量，内服不宜时间长久。自然铜入方，如八厘散、自然铜散等。

药理研究显示，本品能促进骨伤愈合，促进骨痂新生，对多种病原性真菌具有不同程度的拮抗作用。

苏木 (《新修本草》)

苏木树干之心，活血通经中肯，

祛瘀止痛疗伤，产后堪结晋秦。

苏木，是马来语汉译名的简称，为豆科植物常绿小乔木苏木的干燥心材，原为舶来之品，主产于印度、马来西亚等国，唐人顾况有"苏方之木，在胡之舶"之说（《苏方》）。后引入我国，主产地为广东、广西、云南、贵州、台湾等地，以广西的产品为佳。

苏木，味甘、咸、辛，性平，归心、肝经，有活血通经、散瘀止痛之功。一治伤科跌打损伤、瘀滞作痛，二治妇科血滞经闭、产后瘀阻腹痛，三治心腹疼痛、痈肿疮毒。苏木入方，如八厘散、通经丸等。

药理研究显示，本品煎剂及其提取物分别具有促进微循环、镇痛、镇静、催眠、抑菌、消炎、抗癌等作用。

骨碎补 (《药性论》)

骨碎补温味苦，活血消瘀效速，

补肾接骨续伤，补肾止泻疗秃。

骨碎补，为水龙骨科多年生草本植物槲蕨的干燥根茎，江南、西北地区大部分省份有产。其"本名猴姜，开元皇帝（唐玄宗李隆基）以其主伤折，骨碎补，故作此名耳"（陈藏器《本草拾遗》)。

骨碎补，味苦性温，归肝、肾经，有活血、止血、续伤之效，用于跌仆闪挫、金疮、筋骨损伤、瘀滞肿痛；有补肾之功，用于肾虚腰痛、脚弱、耳鸣、耳聋、牙痛、久泻；本品浸酒剂外擦斑秃，也有一定效果。骨碎补入方，如骨碎补散、神效方等。

药理研究显示，本品水煎剂及其提取物具有降脂、降醇，防止动脉粥样硬化斑块形成的作用，有促进骨钙吸收，加速骨伤愈合和推迟骨细胞发生退行性病变的作用，有镇静、镇痛的作用等。大剂量应用本品，可能发生不良反应，应予关注。

血竭 (《雷公炮炙论》)

血竭甘咸树脂，化瘀不可小视，

活血止血止痛，生肌敛疮除疤。

血竭，为棕榈科藤本植物麒麟竭的果实及树干的树胶，主产东南亚诸国，我国广东、台湾地区有产。因"其脂液从木中流出，滴下如胶饴状，久而坚凝，乃成竭，赤作血色，故亦谓之'血竭'"（苏颂《本草图经》）。

血竭，味甘、咸，性平，归肝经，为血分专药，外用止血生肌敛疮，用于外伤出血，溃疡不敛；内服活血散瘀止痛，用于跌打损伤、瘀血肿痛，妇女瘀血经闭、痛经、产后瘀阻腹痛及瘀血阻滞之心腹刺痛。血竭入方，如腐尽生肌散、七厘散等。

药理研究显示，本品有明显抑制血小板聚集、防止血栓形成的作用，对多种致病细菌、真菌有抑制作用，还有一定的抗炎作用。

儿茶 (《饮膳正要》)

儿茶味苦涩凉，盛产南国南洋，

生肌敛疮止血，清肺止咳有方。

儿茶，为豆科合欢属落叶小乔木植物儿茶树枝、树干的煎膏，盛产印尼及中南半岛诸国，我国云南、广西等地亦有栽培。

儿茶，味苦、涩，性凉，归心、肺经。临床主要外用于湿疮流水、溃疡不敛、牙疳、口疮、下疳、痔疮、跌打损伤、外伤出血等，以收湿敛疮、生肌止血。也有作内服而治肺热咳嗽、暑热伤津口渴、内伤出血、泻痢不止的，言其有清肺化痰、生津、止泻的功效。儿茶入方，如止血散、腐尽生肌散、安肺宁嗽丸等。

药理研究显示，本品具有收敛、止泻、降压、抑菌等作用。近期临床报道有用其治疗小儿消化不良和妇科宫颈炎的，据称都取得了较好效果。

刘寄奴 (《新修本草》)

刘寄奴苦心脾，破血通经散瘀，

疗伤止血止痛，又主消食化积。

刘寄奴，为菊科多年生草本植物奇蒿的干燥地上部分，主产于江苏、浙江、江西、湖南等地。据《南史·宋武帝纪》所载，此药最早被南朝宋高祖刘寄奴所发现，并用于金疮的治疗，因而得名。历史上也有"金寄奴"的称谓，是避讳皇帝"刘"字而用的，因繁体刘字"劉"有卯、金、刀三部分组成。

刘寄奴，苦泄温通，善于行散。治血滞经闭、产后瘀阻、折跌创伤，以破血通经、散瘀止痛；刘寄奴有"化食丹"的称谓，治食积不化、脘腹胀痛，以醒脾开胃、消食化积。刘寄奴入方，如流伤饮、止血黑绒絮等。

药理研究显示，本品有解除平滑肌痉挛，促进血凝的作用、抗缺氧的作用和对部分痢疾杆菌的抑制作用。

（四）破血消癥药

破血消癥穿山甲，三棱莪术功可夸，
水蛭虻虫和斑蝥，虫类入药要得法。

破血消癥药，是指能够破除血瘀、消除癥瘕一类的药物。此类药物，性多峻猛，味多辛苦，兼具咸味，以虫类居多，均归肝经血分。其针对的病症一般都瘀血时间较长或已形成癥瘕积聚，常见于现代概念的肿瘤及内、妇、伤科具有严重血瘀的患者。

本类药物，大都具有毒性、易耗气、动血、伤阴，当严格选准对象、掌握用法、控制剂量。

莪术 （《药性论》）

莪术破血任负，癥瘕积聚可戮，

生用行气止痛，破血祛瘀炒醋。

莪术，为姜科多年生草本植物的干燥根茎，包括产于四川、广东、广西等地的"蓬莪术"，产于浙江温州的"温莪术"（也称"温郁金"），及广西主产的"桂莪术"（亦称"广西莪术"）。

莪术，辛散苦泄，温通行滞，既能破血祛瘀消积，又可行气化滞止痛。临床多用于气滞血瘀之经闭腹痛、癥瘕积聚和饮食不节，脾失运化之积滞不化、脘腹胀痛之症。《药品化义》说它"味辛性烈，专攻气中之血，主破积消坚，去积聚痞块，仆损疼痛"。莪术入方，如莪术散、莪术丸、三棱丸等。

药理研究显示，本品有抗癌、保肝、抑制血栓形成和抗早孕的作用。近年来，临床有大量用其提取物治癌的报道，据称取得了一定效果。部分人用药中可能会产生不良反应，应予关注。

三棱 （《本草拾遗》）

三棱力破滞瘀，老癥旧痕可劈，

破血止痛消胀，抗癌前景绚丽。

三棱，为黑三棱科多年生水生草本植物黑三棱的干燥块茎，主产于江苏、河南、山东、江西等地。因其茎、叶外形均具三棱形，故而得名。有医家认为，其中的"荆三棱"效果优于普通的"黑三棱"，故亦有习用于此者。

三棱，味辛、苦，性平。与莪术功用相近，但破血作用更强，而行气止痛之力稍逊，用于经闭腹痛、癥瘕积聚、食积气滞等症，每多与莪术配伍。《日华子本草》说它"苦能泄而辛能散，甘能和而入胃，血属阴而有形，此所以能治一切凝结停滞有形之坚积也"。三棱入方，如三棱丸、三棱煎等。

药理研究显示，本品能显著延长凝血时间，减低全血黏度，对抗血栓形成的作用。

水蛭 (《神农本草经》)

水蛭破血逐瘀，力强不可抗拒，

经闭癥瘕跌仆，孕妇体虚回避。

水蛭，为水蛭科动物蚂蟥、水蛭或柳叶蚂蟥的干燥全体，全国大部分地区均有出产，江南地区较多。沸水烫死后，生用入药。

水蛭，味咸、苦，性平，有小毒，归肝经。功擅破血逐瘀，药力峻猛，用于血滞经闭、癥瘕积聚、跌仆损伤之症无不收功。水蛭入方，如抵挡汤、化癥回生丹、接骨火龙丹、夺命散等。

药理研究显示，本品有较强的抗凝血作用，能改善血液流变学，降血脂，消退动脉粥样硬化斑块，减轻周围脑组织水肿，改善局部血液循环。同时具有保护肾缺血，降低尿素氮和肌酐水平，抑制肿瘤等作用。

虻虫 （《神农本草经》）

> 虻虫破血消癥，逐瘀峻猛秉性，
> 蓄血经闭损伤，药到大功告成。

虻虫，为虻科昆虫复带虻等的雌虫体，各地均产，主产于广西、四川、浙江、江苏、湖南、湖北等地，以畜牧区为多。

虻虫，味苦，性微寒，主要功能为破血逐瘀，散积消癥，用于血滞经闭、癥瘕积聚、跌打损伤等症。与水蛭相比，功相似而性尤峻猛，服后可能引起腹泻。虻虫入方，如大黄丸、化癥回生丹等。

药理研究显示，本品能显著延长出血时间，降低全血黏度比和血浆黏度比，改善血液流变学。同时有抗炎、镇痛等作用。

斑蝥 （《神农本草经》）

> 斑蝥剧毒昆虫，破血逐瘀消癥，
> 通经消肿散结，攻毒蚀疮治痛。

斑蝥，为芫青科昆虫南方大斑蝥或黄黑小斑蝥的干燥体。全国大部分地区有产，主产辽宁、河南、广西、江苏等地。

斑蝥，味辛性热而有大毒，外用适量，内服更慎。它入血分，有破血散结之能，用于经闭、癥瘕；外用有以毒攻毒之能，具消肿散结、疗痈蚀疮之效，用于痈疽、顽癣、瘰疬、狂犬咬伤等。唐代诗人杜甫对此也有了解，写下了"必若救疮痍，先应去螫贼"的诗句（《送韦讽上阆州》）。斑蝥入方，如斑蝥痛经丸、生肌干脓散等。

药理研究显示，本品有抗癌、抗病毒、抗菌之效，同时有升高白细胞、促进关节消肿等作用。近代用斑蝥治疗肝癌、胃癌的报道较多，尤以对肝癌腹水的治疗为优。

穿山甲 《名医别录》

穿甲食蚁鲮鲤，通经下乳积习，

活血消癥散结，消肿排脓可取。

穿山甲，为鲮鲤科动物穿山甲的鳞甲，主产于广西、广东、云南、贵州等地，浙江、福建、湖南、安徽等地亦产。习惯认为，以广西之产品为优。以"穿山甲"名之，一是从形态上讲的，喻其甲片之硬，另有"铜甲"、"铁甲"之别名可以证之；二是从功能上说的，喻其通经之力强，是古人对其临床效用的精确概括。

穿山甲，善走窜，专行散，通经络而达病所，能治疗血滞经闭、癥瘕痞块、瘰疬、风湿痹痛、中风瘫痪、乳汁不通、痈肿初起或脓成未溃等。清代医家张锡纯极推崇穿山甲，在他的《医学衷中参西录》中用了大段文字进行了表述："穿山甲，味淡性平，气腥而窜，其走窜之性，无微不至，故能宣通脏腑，贯彻经络，透达关窍，凡血凝血聚为病，皆能开之。以治疗痈，放胆用之，立见功效。并能治癥瘕积聚，周身麻痹，二便秘塞，心腹疼痛。若但知其长于治疮，而忘其他长，犹浅之乎视山甲也。疗疮初起未成脓者，余恒用山甲、皂刺各四钱，花粉、知母各六钱，乳香、没药各三钱，全蜈蚣三条。以治横痃，亦极效验。其已有脓而红肿者，服之红肿即消，脓亦易出。至癥瘕积聚，疼痛麻痹，二便闭塞诸症，用药治不效者，皆可加山甲作向导"。穿山甲入方，如穿山甲散、化瘀汤、趁风膏、涌泉散、山甲下乳汤、下乳涌泉散、仙方活命饮、透脓散等。

药理研究显示，本品及其提取物有降低凝血时间，减低血浆黏度、扩张血管和抗心肌缺氧、升高白细胞及抗炎等作用。

十三、化痰止咳平喘药

（一）温化寒痰药

寒痰湿痰皆有治，半夏南星白附子，

白前皂荚猫爪草，旋覆花与白芥子。

化痰止咳平喘药，是指以减缓或治疗痰证、咳证、喘证等为主要目标，最终达到恢复机体健康为目的的一类药物。因三种疾患在病因上相互关联、症状上密切联系，药物治疗上自然也就具有难解难分的关系了，这正是把三类药物放在同一章节介绍的缘故。

化痰药，具有祛痰或消痰作用，以用于痰多咳嗽或痰饮气喘、咳痰不爽的治疗。本类药物中有偏于温燥者，以燥化湿痰；有偏于寒凉者，以清化热痰；用时不可不区分之。

温化寒痰药，主治寒痰、湿痰之证，如咳嗽气喘、痰多色白、舌苔白腻者，同时主治由于寒湿之痰所致之眩晕、肢体麻木、阴疽流注、疮疡肿毒诸症。

半夏 (《神农本草经》)

半夏降逆止呕，燥湿化痰功首，

消痞散结消肿，有毒并反乌头。

半夏，为天南星科多年生草本植物半夏的块茎，全国大部分地区均产，以四川、湖北、江苏、安徽等地盛产。关于半夏的命名，西汉人史游在《急就篇》中有述，唐初儒家学者颜师古注之曰："半夏，五月苗始生，居夏之半，故为名之"。

半夏，味辛，性温，有毒，具温燥之性，能燥湿化痰以止咳，降逆和胃而止呕，为治疗痰湿要药，又兼具治疗寒饮呕吐之长，临床上多用于脾不化湿、痰涎壅滞之痰多、咳嗽、气逆、恶心、呕吐；有辛散之力，能消痞化痰、散结，临床上多用于胸脘痞闷、梅核气、瘿瘤痰核、痈疽肿毒、毒蛇咬伤等。古医家认为："半夏有三禁：渴家、汗家、血家是也"（缪希雍《先醒斋医学广笔》）。半夏入方，如二陈汤、半夏白术天麻汤、小半夏汤、大半夏汤、半夏泻心汤、小陷胸汤、半夏厚朴汤、半夏秫米汤、化痰通窍汤等。

药理研究显示，本品煎剂及其提取物分别具有止呕、止咳、抗肿瘤、抗溃疡等作用。需要引起注意的是，本品对口腔、喉头和消化道黏膜具有强烈的刺激性，服用不当可能引起不良反应。传统认为，本品与乌头相反。

天南星（含胆南星） 《神农本草经》

天星化痰为本，燥湿之性公认，

祛风解痉散结，胆制反治病温。

天南星，为天南星科多年生草本植物天南星、异叶天南星或东北天南星的块茎，第一种主产河南、河北、四川等地，第二种主产江、浙地区，第三种主产东北地区。关于其命名，李时珍在《本草纲目》中说得明白："南星因根圆白，形似老人星状，故名南星。"

天南星，味苦、辛，性温，有毒，功能燥湿化痰，其温燥之性胜于半夏，长于治顽痰咳嗽、胸膈胀闷之症；祛风止痉，能除风痰眩晕、中风痰壅、口眼歪斜、癫痫、破伤风之苦；又能消肿止痛，以治痈疽痰核。天南星入方，如导痰汤、小黄丸、青州白丸子、玉真散、五痫丸、癫宁片、玉壶汤等。

胆南星，是由生南星与牛、羊或猪胆汁加工制成的，虽与天南星同本，但秉性迥异：天南星辛温，而胆南星苦凉，有清热化痰、熄风定惊之功，适用于痰热惊风抽搐及中风、癫狂诸症。

药理研究显示，天南星有祛痰、镇静、镇痛、抗惊厥、抗肿瘤等作用。近代报道，有用于子宫颈癌治疗的案例。本品对皮肤、黏膜均有较强刺激性，应予注意。生南星毒大，一般不作内服。

禹白附（含关白附）《中药志》

> 白附辛甘大温，燥湿化痰建勋，
>
> 祛风止痉散结，以毒攻毒效准。

禹白附，俗称"白附子"，为天南星科多年生草本植物独角莲的块茎，主产于河南、甘肃、湖北等地。名白附子者，是因其块根形若附子，断面色白，故而得名；名禹白附者，是因其主产地在河南禹州、长葛一带；名关白附者，是因其主产地在关东地区。

禹白附，味辛、甘，性温而燥烈，有毒，功能燥湿化痰、祛风止痒、解毒散结。治风痰壅盛、口眼歪斜、惊风癫痫、破伤风、偏头痛及瘰疬痰核、眩晕等；同时能治疗瘰疬痰核、毒蛇咬伤。禹白附入方，如玉真散等。

关白附，与禹白附功近，但毒性较大，偏重于散寒湿、止痛之用。现已公认禹白附为白附子的正品被广泛应用，而关白附已较少应用。

药理研究显示，关白附有明显的镇静、镇痛、抗惊厥、抗菌、抗炎等作用。但误服、过量服用后，可能引起中毒症状，严重者亦可造成死亡，应严格控制剂量，掌握科学使用方法。

白芥子 （《新修本草》）

> 白芥成熟种子，肺寒痰壅可吃，
>
> 经络痰湿气结，本品不妨一试。

白芥子，为十字花科草本植物白芥的种子，主产于安徽、河南、四川等地。因其形状类芥且种子为白色，故而得名。

白芥子，辛散利气，温肺祛痰，通络止痛。治咳喘、胸胁痛之寒痰停滞者，肢节麻木、疼痛之痰湿阻络者，并可治疗阴疽流注、渗出性胸膜炎等。《药品化义》赞之曰：白芥子"专开痰结，痰属热者能解，属寒者能散。痰在皮里膜外，非此不达；在四肢两胁，非此不通"。白芥子入方，如三子养亲汤、控涎丹、白芥子散、阳和汤等。

药理研究显示，本品有祛痰、增加胃液分泌、抑制真菌等作用，所含白芥子油对皮肤黏膜有一定刺激作用，内服过量可能引起呕吐、腹痛、腹泻等不良反应。

皂荚（含皂角刺）《神农本草经》

皂荚祛痰力猛，顽痰咳喘能攻，

祛风治痫杀虫，皂刺善消痈脓。

皂荚，为落叶乔木皂荚树的果实，又称"皂角"。因黑色为皂，其皮色黑，又为种子的外荚，故而得名。它主产四川、河北、陕西、河南等地，其形扁而长者，称"大皂角"，短而小者，称"小皂角"；形如月牙者，称"月牙皂"，均入药用。古传，皂荚末吹鼻有救缢死者回阳之功，有诗为证："皂荚细辛吹鼻内，须臾魂魄自还元"（钱竽《海上方》）。

皂荚，味辛、咸，性温，有小毒。其祛痰作用强，开窍作用佳，可用于顽痰阻塞、胸闷咳喘、咯痰不爽者或卒然昏迷、口噤不开及癫痫痰盛闭窍者，外用尚可散结消肿、祛风杀虫止痒，用于疮疡肿结、皮肤癣疥、周身瘙痒之症。皂荚入方，如皂荚丸、通关散、稀涎散等。

皂角刺，系皂荚树上之棘刺。功能托毒排脓、活血消痈、祛风杀虫，适用于痈疽疮毒初起或脓成不溃之皮癣、麻风等。

药理研究显示，皂角有祛痰、抑菌、兴奋子宫等作用。皂荚中所含的皂苷毒性较大，能强烈刺激胃黏膜，服用不当可引起不良反应，严重者也会因中枢麻痹而造成死亡的。

旋覆花（含金沸草） 《神农本草经》

旋覆全草与花，降气化痰正恰，

草善疏散止咳，花把呕噫攻伐。

旋覆花，为菊科植物旋覆花或欧亚旋覆花的头状花序，主产河南、河北、江苏、浙江、安徽等地。其形如菊，花开于六月（农历），故又有"夏菊"、"六月菊"之称。旋者，圆也。其花"大如梧桐子，花淡黄绿，圆而覆下"（寇宗奭《本草衍义》），故名。旋覆，又有"旋即恢复"的吉义，被认为是蕴含"未来希望"的寄托，故多被人青睐。近代维新派人士黄遵宪有诗赞云："万花烂漫他年事，第一安排旋覆花"（《己亥杂诗》）。

旋覆花，能消痰行水而降肺气，降气止呕而和脾胃。临床多用其治疗咳痰多、胸膈闷和噫气呕吐者。俗有"诸花皆升，旋覆花独降"之说，《本草汇言》曰："旋覆花，消痰逐水，利气下行之药也。"旋覆花入方，如金沸草散、旋覆花汤、香附旋覆花汤、旋覆代赭汤、香附旋覆花汤等。

金沸草，为旋覆花的地上部分。功能与旋覆花近似，主要用于外感咳嗽之症，有较好的化痰、止咳之功；鲜品捣汁外敷，尚可治疗疮肿毒。

药理研究显示，旋覆花有明显的镇咳、祛

痰、抗痉挛和抑菌、抗癌作用。

白前 （《名医别录》）

> 白前秋季采挖，祛痰降气齐下，
> 止咳寒热配伍，温而不燥称雅。

白前，为萝藦科多年生草本植物柳叶白前，或芫花叶白前的根茎及根，主产浙江、安徽、江苏、福建、湖北、江西、湖南等地。白者，谓其色也，其根茎呈白色；"前"与"剪"通，剪则断，其根茎似中空的鹅翎管，极易折断，故而名之。陶弘景以"色白易折"（《神农本草经集注》）四字，一言以蔽之。

白前，性微温而不燥，归肺经。它长于祛痰，又能降气止咳。凡痰壅气促之症，无论寒热，皆可配伍用之。倪朱谟极赞其功，曰："白前，泻肺气，定喘嗽之药也。疗喉间喘呼，为治咳之首剂；宽膈之满，为降气之上品；前人又主奔豚及肾气。然则，性味及功力。三因并施，脏腑咸入；腠理皮毛，弥不前至，盖以功力为名也"（《本草汇言》）。白前入方，如止嗽散、白前丸、白前汤等。

药理研究显示，本品煎剂及其提取物有明显的镇咳、祛痰、抗炎和抗血栓形成作用。

猫爪草 （《中药材手册》）

> 猫爪草本植物，化痰颇有建树，

解毒消肿散结，肺痨咽肿降伏。

猫爪草，为毛茛科植物小毛茛的块根，秋末或早春采挖，生用入药。因其块根肉质，数个簇生，近纺锤形，外皮黄褐色，形似猫爪而得名。该属植物多为一年生或多年生草本，全球约有400多种，广布于寒温地带，我国有78种、9个变种，主产于长江中下游地区。本种开金黄色小花，艳丽明快，宜成片植于草坪或树林之间，亦可作为园林绿化、美化的植物，有较好的观赏性。

猫爪草，味甘、辛而性微温，归肝、肺经。其功能化痰散结、解毒消肿，内服外用均可治疗瘰疬痰核，又可用于肺痨、咽喉肿痛、疮疖肿毒、蛇虫咬伤的治疗。还有应用它的引赤发泡作用，通过穴位敷贴治疗偏头痛、牙痛、疟疾的，也有较好效果。

现代药理和临床研究表明，猫爪草及其制剂对肺结核、淋巴结核和多种癌症及淋巴瘤有疗效。

（二）清化热痰药

清化热痰论证治，二贝瓜蒌黄药子，
竹茹竹沥天竺黄，前胡桔梗瓦楞子，
海藻昆布胖大海，蛤壳礞石浮海石。

清化热痰药，多为寒凉之品，清热化痰之外，部分药物兼具润燥或软坚散结之功，是针对痰热之证而设的。凡症见咳嗽气喘、痰黄黏稠者、痰稠难咯、唇干舌燥者，惊厥癫痫、瘿瘤瘰疬者等，皆可辨证用之。

川贝母《神农本草经》

川贝润肺称帅，化痰止咳良材，

散结消瘰除痈，清热药到奏凯。

川贝母，为百合科多年生草本植物川贝母、暗紫贝母、甘肃贝母或梭砂贝母的鳞茎，分别称为"莘贝"、"松贝"、"青贝"和"炉贝"。贝者，形也，谓其形如有壳软体动物贝子之状；母者，用也，谓其功如母体之聚合作用共而用之也。贝母主产于四川、云南、甘肃等地。传统认为，以四川出产者最佳，万源县花萼山一带所产者更佳，在清代被列为贡品之一。

川贝母，性微寒而味苦、甘，它既能清泄肺热，又可化痰止咳，善于虚劳咳嗽和肺热燥咳的治疗；尚有清热解郁、化痰散结之功，以治疗瘰疬疮肿、乳痈、肺痈，为临床上常用的"热闹药"。《本草汇言》评价说："贝母，开郁、下气、化痰之药也。润肺消痰，止咳定喘。则虚劳火结之证，贝母专司首剂。"川贝母入方，如二母丸、消瘰丸等。

药理研究显示，本品有镇咳、祛痰、解痉、降压和抗溃疡等作用。传统认为，本品反乌头。

浙贝母 (《轩岐救正论》)

浙贝川贝同功，清热化痰时兴，

尤善开郁散结，常配瓜蒌公英。

浙贝母，为百合科多年生草本植物浙贝母的鳞茎。原产于浙江象山，故亦有"象贝"之称。现主产于浙江鄞县，江苏、安徽、湖南、江西等地也有出产。

浙贝母，与川贝母功用相似，而偏于苦泄，长于清化热痰、降泄肺气，用于风热、燥热、痰热之咳；又善清热解毒、开郁散结，成为治疗瘰疬、瘿瘤、痈疡、疮毒等证不可少的药物之一。浙贝母入方，如消瘰丸等。

药理研究显示，本品对支气管平滑肌有明显扩张作用，有镇咳、镇静、镇痛和调整血压的作用等。传统认为，本品反乌头。

瓜蒌 (《神农本草经》)

瓜蒌利气宽胸，清热化痰效灵，

散结通痹抗癌，仁有润肠之名。

瓜蒌，为葫芦科多年生草质藤本植物栝楼和双边栝楼的成熟果实。其果实如瓜，外形如包括之囊，层层排列似重楼之状，故而得名。全国大部分地区有产，主产于河北、河南、安徽、浙江、山东、江苏等地。

瓜蒌，寒清甘润，归肺、胃大肠经。其皮清

肺润燥，利气散结，宽胸化痰，以治肺热痰壅、胸膈痞闷、胸痹结胸；其仁有润肠通便之功，以治肠燥便秘。全瓜蒌则兼具皮、仁之功，尚可治疗乳痈肿痛。瓜蒌入方，如清气化痰丸、瓜蒌薤白半夏汤、瓜蒌半夏白酒汤、小陷胸汤、润肺散、神效瓜蒌散等。

药理研究显示，本品具有祛痰、扩冠、降血脂和抑菌作用。近年来，有用瓜蒌治疗冠心病和作为抗癌肿药物运用的，也都取得了一定效果。传统认为，本品反乌头。

竹茹 （《本草经集注》）

竹茹热痰可化，青淡竹中轻刮，
清热除烦平心，止呕千里骏马。

竹茹，是禾本科植物青秆竹、大头典竹或淡竹茎的中间层纤维。"茹，柔也"（《广雅·释诂》），其来源于竹子，质轻柔如丝，故得名。主产于长江流域和南方各省，全年均可采制，生用、炒用或姜汁炙用。

竹茹，味甘柔润，性寒清化，用以清化热痰、清热除烦，并长于除胃热、止呕吐。此外，还有凉血止血作用，用于吐血、衄血、崩漏的治疗。关于其适应证，《本草汇言》有说："此药甘寒而降，善除阳明一切火热痰气为疾，用之立安。如诸病非因胃热者，勿用"。竹茹入方，如温胆汤、竹茹饮、橘皮竹茹汤、黄连橘皮竹茹半夏汤等。

药理研究显示，本品对多种致病菌都有较强的抑制作用。

竹沥 （《名医别录》）

竹沥又名竹油，豁痰功列一流，

清热开窍定惊，惊痫癫狂为囚。

竹沥，是禾本科植物青杆竹、大头典竹或淡竹等经火烤灼而流出的淡黄色澄清汁液。除直接服用外，还可熬膏储存，称为"竹沥膏"。

竹沥，味甘，性寒，归心、肺、肝经。其功清热豁痰，用于热咳痰稠、痰热蒙敝清窍诸症，对肺热痰壅尤有卓效；同时，具开窍定惊之能，用于中风痰迷、惊痫癫狂的治疗。《本草正义》极力推崇此药，云："竹沥行痰，通达上下百骸毛窍诸处：如痰在巅顶可降，痰在胸膈可开，痰在四肢可散，痰在脏腑经络可利，痰在皮里膜外可行。又如癫痫狂乱，风热发痉者可定；痰厥失音，人事昏迷者可省，为痰家之圣剂也"。竹沥入方，如竹沥达痰丸等。

药理研究显示，本品具有明显的镇咳、祛痰、平喘、解热作用。近年来，有用本品辅助治疗乙脑、流脑之高热、痰迷、呕吐等的报道。

天竺黄 （《蜀本草》）

竹黄破竹取黄，清热化痰可当，

清心定惊熄风，功与竹沥相仿。

天竺黄，是禾本科植物青皮竹或华思劳竹等杆内的分泌液经干燥凝固而成的块状物，主产云南、广东、广西等地。竺，即"竹"；天竹，竹之大者也。竹中之黄色凝固物，故名天竺黄也。

天竺黄，味甘而缓，性寒而清，有清化热痰、清心定惊之功，每用于小儿惊风、中风癫痫、热病神昏和痰热咳喘之症，用于小儿则最宜。《本草正》说它："善开风痰，降热痰。"天竺黄入方，如抱龙丸等。

药理研究显示，本品的提取物有明显的镇痛、抗炎、抑菌和抗肿瘤作用。

前胡 （《雷公炮炙论》）

前胡花白花紫，降气祛痰主司，
痰稠胸膈不爽，宣散风热可施。

前胡，有白花前胡和紫花前胡之分，前者主产于浙江、河南湖南、四川等地；后者主产于江西、安徽、湖南、浙江等地，二者均为多年生伞形科草本植物。前胡之名，是产地与植物形态的综合表述："前"是地名，指的是浙江吴兴之前溪，被认为是前胡的最佳出产地；"胡"指植物形态，因"前胡似柴胡柔软"（陶弘景《神农本草经集注》），"大与柴胡相似"（苏颂《本草图经》）。

前胡，辛散苦降，性寒清热，能降气化痰，

又可宣散风热。可用于肺气不降、咳热咳喘和风
热咳嗽者。关于其药用机制,《药义明辨》说得
明白:"其功先在散结,结散则气下,而痰亦降。
所以,为痰气要药"。前胡入方,如前胡散、杏
苏散等。

药理研究显示,本品有较好的祛痰、抗炎、
解痉、抗溃疡和镇静、抗癌作用。

桔梗 (《神农本草经》)

桔梗祛痰排脓,用于咳吐臭腥,
利咽开宣肺气,又治二便秘癃。

桔梗,为桔梗科多年生草本植物桔梗的根,
全国大部分地区有产,主产东北、华北地区,以
东北地区的质量为优。名桔梗者,因于形也:桔
梗之根,上端膨大,向下则渐次变细,呈长纺锤
状,如古之吊物工具桔槔,故而以此名之。

桔梗,辛散苦泄,性平不偏,专开肺气,利
胸咽,清咳痰,排痈脓。凡咳痰多而不爽、胸膈
痞而烦闷,咽痛声音嘶哑,肺痈咳痰腥臭者,皆
可用之。此外,桔梗又可通过开宣肺气之功而通
利二便,治疗癃闭、便秘。《珍珠囊药性赋》认
为本品有两大特点:"一为诸药之舟楫,一为肺
部之引经。"桔梗入方,如杏苏散、桑菊饮、桔
梗汤、加味甘桔汤等。

药理研究显示,本品有镇咳、排痰、抗炎、
杀菌和镇静、镇痛、解热作用;同时具有降低血

糖、降低胆固醇和增强免疫力作用。桔梗中含的桔梗皂苷有溶血作用，但口服后通过消化道的水解能被破坏。

胖大海 （《本草纲目拾遗》）

胖大海寒味甘，能把肺气清宣，
化痰利咽开音，肠燥便秘效验。

胖大海，为梧桐科植物大乔木胖大海的成熟种子，主产东南亚、南亚等热带地区。胖，乃膨大的意思，亦称"大发"。"其一得沸水，即裂皮发胀，几盈一瓯故也"（张寿颐《读医考证集》）。就是说，入开水即成膨松的海绵状，故而得名。

胖大海，能清宣肺气，治疗肺气闭郁之痰热咳和肺热之声嘶哑；还可清肠通便，治疗热结便秘之头痛、目赤、轻度发热。《本草纲目拾遗》谓，本品用于"三焦火证，诸疮皆效"。《本草正义》谓，本品"善于开宣肺气，并能通泄皮毛。风邪外闭，不问为寒为热，并皆主之。抑能开音治瘩，爽嗽豁痰"。

药理研究显示，本品对血管平滑肌有收缩作用，能改善黏膜炎症，减轻痉挛性疼痛。同时有促进肠蠕动和缓泻的作用，种仁有降压作用。

海藻 （《神农本草经》）

海藻甘草相反，消痰利水软坚，
主治瘿瘤瘰疬，痰饮水肿能歼。

279

海藻，为马尾藻科植物害蒿子或羊栖菜的藻体，前者称"大叶海藻"，后者称"小叶海藻"，主产于辽宁、山东、福建、浙江、广东等沿海地区。"藻，水草也"（《说文》）。海藻，状如水草，生于海中，故名。

海藻，咸而软坚散结，寒而清痰利水，可用于瘿瘤、瘰疬、脚气浮肿及水肿的治疗。海藻入方，如海藻玉壶汤、内消瘰疬丸、橘核丸等。

药理研究显示，本品含有丰富的碘化物，对地方性甲状腺肿大有治疗作用。同时有抗高血脂、降低血清胆固醇、降血压、改善微循环、减轻动脉粥样硬化症状和抑制病毒等作用。传统认为，本品与甘草相反。

昆布 （《名医别录》）

昆布叶状之体，功与海藻名齐，

消痰利水软坚，甲状腺肿可医。

昆布，为多年生大型褐藻植物海带或翅藻科植物昆布的叶状体，主产山东、辽宁、浙江等沿海地区。关于其名的来历，《医学入门》作者李梴说得明白："昆，大也；形长大如布，故名昆布。"

昆布，味咸，性寒，归肝、肾二经。其功与海藻同性相似：消痰软坚治疗瘿瘤、瘰疬；利水退肿，以治脚气浮肿和水肿。昆布入方，如昆布丸等。

药理研究显示，本品含碘化物，可治疗因缺碘引起的甲状腺功能病变，其中甲状腺肿大为明显体征之一，民间有"粗脖子病"、"大脖子病"之称。此外，本品尚有降压、降醇和防治高血糖、抑制肿瘤、提高免疫力等作用。

黄药子 （《滇南本草》）

> 黄药苦寒块茎，化痰消瘿股肱，
> 清热解毒散结，血证疮痛立倾。

黄药子，为薯蓣科缠绕草质藤本植物黄独的块茎，主产于湖北、湖南、江苏等地。因其根色黄，古时曾是染布的染料，故得名。历代本草中对黄药子的描述有较大差异，故该药的品种相对比较复杂。以黄独为黄药子，至少是自明清以来的事，比较可靠。

黄药子，味苦，性寒，有毒。论其功，一能散结消瘿，治疗瘿疾；二可清热解毒，治疗疮疡肿毒、咽喉肿痛、毒蛇咬伤；三又凉血止血，治疗因血热引起的吐血、衄血、咯血，而以咯血最宜；四兼止咳平喘，治疗咳嗽、气喘、百日咳。黄药子入方，如消瘿汤等。

药理研究显示，本品有补碘、止血、抑菌、兴奋子宫等作用。近代有用之治疗消化系统肿瘤的报道，据称已获一定疗效。如应用不当，可能引起不良反应或中毒现象，应予注意。

海蛤壳 （《神农本草经》）

> 文蛤青蛤贝壳，清肺化痰正合，
>
> 利尿制酸敛疮，软化瘿瘤痰核。

海蛤壳，是帘蛤科动物文蛤和青蛤等的的贝壳，沿海地区均有出产，主产于江苏、浙江、山东、福建等地。古人对本品炮制的要求比较严格："凡修事（海蛤）一两，于浆水中煮一伏时后，却以地骨皮、柏叶二味，又煮一伏时，后于东流水中淘三遍，拭干，细捣，研如粉，然后用。凡一两，用地骨皮二两，并细锉，以东流水淘取用之"（《雷公炮炙论》）。

海蛤壳，味咸，性寒，归肺、胃经。主要功能为清肺化痰、软坚散结。用于治疗肺热痰稠、咳喘和瘿瘤痰核等症；也用于水气浮肿、小便不利和胃痛泛酸、疮不收口的治疗。此外，尚有利尿和制酸止痛的作用。海蛤壳入方，如黛蛤散、含化丸等。

药理研究显示，本品具有抗衰老和抗炎等作用。

海浮石 （《本草拾遗》）

> 石花浮石两种，软坚散结著称，
>
> 清肺化痰止咳，块消气下淋通。

海浮石，包括石花和浮海石两种，前者为胞孔科动物脊突苔虫的骨骼，主产于浙江、江苏、福建、广东沿海；后者是胞孔科动物瘤苔虫的骨骼，主产于辽宁、山东、福建、广东沿海。因其出于海中，体态轻盈，可在水中飘浮不沉而得名，尚有"浮海石"、"浮石"等称谓。

海浮石，性寒而清化，味咸而软散，故用其治疗痰热之咳痰稠黏、瘰疬结核和淋证，以达清肺化痰、软坚散结之目的。《药品化义》云："海石，味咸能降火，又能软坚，故力降热痰、软结痰、消顽痰；因其体浮，专主上焦心肺之分。咽喉之间消化凝结，化痰丸中必用之药也。"海浮石入方，如清膈散、咳血方等。

药理研究显示，本品有促进尿液分泌和祛除支气管分泌物的作用。

瓦楞子 (《本草备要》)

> 瓦楞海中之蚶，消痰散结效验，
>
> 软坚活血化瘀，煅后止痛制酸。

瓦楞子，为软体蚶科动物魁蚶、泥蚶及毛蚶的贝壳，又名"瓦屋子"、"蜡子壳"、"花蚬壳"、"毛蚶皮"等，产于沿海各地，山东、浙江、福建、广东等地皆有养殖。其闭壳肌痕明显，前痕小，如卵形；后痕大，呈梨形，外套痕明显，壳边缘厚，有相应的齿状突起，整个形体极似带楞的房瓦，故名。

瓦楞子，味咸，性平，归肺、胃、肝经。其生用能消痰散结，煅用能制酸止痛。临床多用其治疗瘰疬、瘿瘤、癥瘕、痞块和胃痛吐酸等症。瓦楞子入方，如含化丸、瓦楞子丸等。

药理研究显示，本品中的碳酸钙能中和胃酸，减轻胃溃疡的疼痛症状。

礞石 （《嘉佑本草》）

礞石有青有金，顽痰老痰可滚，
平肝镇惊下气，入丸入汤用粉。

礞石，有青礞石和金礞石之分，前者为绿泥石片岩的石块或碎粒，主产湖南、湖北、四川等地，以四川出品者最佳；后者为云母岩的石块或碎粒，主产河北、河南等地。本品入药，多以粉剂形式入丸、散剂或汤剂。

礞石，味咸，性平，有坠痰下气之功，长于治疗顽痰喘咳；又能攻消痰积，平肝镇惊，为治惊痫之良药。临床用于顽痰、老痰浓稠胶结、气逆咳喘的实证和痰积癫狂、惊痫。礞石入方，如礞石滚痰丸、夺命散等。

药理研究显示，本品之化痰利水作用确切。

（三）止咳平喘药

止咳平喘寒热杂，病分虚实有异差。
百部桑皮马兜铃，白果杏仁款冬花。
胡颓子叶满山红，葶苈杷叶洋金花。
罗汉果与华山参，紫菀苏子矮地茶。

止咳平喘药，主归肺经，用于内伤、外感所

引起的咳嗽、喘息，以减轻或制止咳嗽、喘息的发作。由于药物性味不同，咳喘在临床上的病因和表现不同，故治法就有宣肺、清肺、降肺、敛肺及化痰之别。具体运用时，要针对疾病内外、寒热、虚实的不同情况，审症求因，合理配伍。

苦杏仁（含甜杏仁）《神农本草经》

> 杏仁多去尖皮，止咳平喘降气，
> 苦泄微温小毒，兼治肠燥便秘。

苦杏仁，为蔷薇科落叶乔木植物山杏、西伯利亚杏、东北杏或杏的成熟果实，主产我国东北、内蒙古、华北、西北、新疆及长江流域。杏与医药自古就联系在一起：三国时的名医董奉，医德高尚，受益的患者纷纷在他居住的院落附近栽植杏树，数年间得杏树 10 万余株，后来"杏林"就成了对医家的颂词。"杏林春暖"、"虎守杏林"、"杏林生辉"的条幅、匾额，"杏林堂"、"杏春堂"、"杏花堂"之类的药材店成为标示优秀中医药文化的一道靓丽风景线。

苦杏仁，味苦，性微温，有小毒，习惯上多去尖去皮后入药。本品苦泄温润，治疗咳嗽气喘，用其降气、止咳、平喘之功；治肠燥便秘，取其润肠通便之效。苦杏仁入方，如三拗汤、桑菊饮、桑杏汤、清脏救肺汤、麻杏石甘汤、五仁丸、润肠丸等。

甜杏仁，与苦杏仁功近，但性平，味甘，药

力较缓，滋润之性更佳，以虚劳咳喘和津伤便秘用之最宜。

药理研究显示，苦杏仁有镇咳、平喘和抑菌、抗炎、镇痛及润肠通便作用。苦杏仁的毒性是引发临床不良反应和中毒的条件，应予关注。

紫苏子 (《本草经集注》)

> 紫苏种子辛温，降气妙手回春，
> 化痰止咳平喘，润肠通便得门。

紫苏子，为唇形科一年生草本植物紫苏的成熟果实，主产于江苏、安徽、河南等地。苏者，柴草也；其茎、叶之色均为紫色，故得名。

紫苏子，味辛，性温，归肺与大肠经，有降气之功，以消痰止咳平喘，而用于痰壅气逆、咳嗽气喘的治疗；还可以润肠通便，而治疗肠燥便秘。《药品化义》还说：如遇"邪气与真气相持，致饮食不进，痰嗽发热，似弱非弱，以此清气开宇，大为有效"。紫苏子入方，如三子养亲汤、苏子降气汤、紫苏麻仁粥等。

药理研究显示，本品之有效成分具有明显的降血脂作用、益智作用、延年益寿作用和抗癌作用等。

百部 (《名医别录》)

> 百部灭虱杀虫，润肺止咳正宗，
> 既疗咳嗽肺痨，又医体癣蚊叮。

百部，为百部科多年生草本植物直立百部、蔓生百部或对叶百部的块茎，主产于安徽、江苏、湖北、浙江、山东等地。因其根多达百条，且部属相连，故而得名，俗有"百条根"之称。

百部，味甘、苦，性微温，有润肺止咳之功，新久咳嗽、百日咳、肺痨咳均可用之；有杀虫灭虱之功，以杀蛲虫、头虱、体虱；尚可用于荨麻疹、皮炎、体癣、蚊虫叮咬的治疗。百部入方，如止嗽散、百部汤等。

药理研究显示，本品有降低呼吸中枢兴奋性，抑制咳嗽反射和松弛平滑肌痉挛、广谱抗菌、抗病毒作用；有杀灭体虱、阴虱和镇静、镇痛的作用等。

紫菀 （《神农本草经》）

紫菀化痰止咳，甘苦质润温和，

主治各类咳嗽，肺经是其部落。

紫菀，为菊科植物紫菀的根及根茎，主产于东北、华北、西北及河南。安徽等地。"菀，茂也"（《集韵》）。紫菀，主根部粗大色紫，而须根茂密，故名。

紫菀，性温而不热，质润而不燥，长于润肺下气，开肺郁，化痰浊，止咳嗽，用于咳嗽气逆，咳痰不爽，以及肺虚久咳，痰中带血等多种类型的咳嗽，无论外感内伤、虚实寒热，皆可用之。关于紫菀通便之说，曾有宋代草医史堪治愈蔡京便秘的故事被炒得沸沸扬扬，缘于肺与大肠相表里之理。国医大师朱良春解释说：“是因其体润而微辛微苦。润则能通，辛则能行，苦可泻火，故于二便之滞塞皆效”（朱步先等《朱良春用药经验集》）。紫菀入方，如止嗽散、紫菀汤等。

药理研究显示，本品有显著的祛痰、止咳和抑菌、利尿、抗癌作用。

款冬花 （《神农本草经》）

> 冬花功类紫菀，多种咳嗽可选，
>
> 润肺祛痰下气，解痉平喘力单。

款冬花，为菊科多年生草本植物款冬的花蕾，主产于河南、甘肃、山西、陕西等地。款，至也；款冬，至冬，接近冬天。此花至冬绽蕾，迎寒而开，故而得名。寇宗奭曰：“百草中，惟此不顾冰雪，最先春也，世人又谓之‘钻冰’”（《本草衍义》）。

款冬花，辛而微苦，温而滋润，有润肺下气、止咳化痰之功，以治疗寒热虚实各种咳嗽，尤以寒嗽为宜。它与紫菀每每同用，但亦各有侧重：“盖凡唾脓血失音者及风寒水气盛者，多不甚用款冬，但用紫菀；款冬则每同温剂、补剂者为多”（邹谢《本经疏证》）。款冬花入方，如款冬煎、款冬花汤、百花膏、款花汤等。

药理研究显示，本品有镇咳、祛痰、解痉等

作用。

马兜铃 *（《药性论》）*

马兜铃消痰壅，咳止喘消肺清，
辨证平肝降压，肠热痔肿告停。

马兜铃，为马兜铃科植物北马兜铃或马兜铃的成熟果实。前者主产黑龙江、吉林、河北等地，后者主产山东、江苏、安徽、浙江等地。关于其命名，历史上有两种说法，一谓"其状如马项铃，故得名"（寇宗奭《本草衍义》）；一谓其状如古时烽火台上贮备柴薪的铁笼子，故得名。"马"在这里作"大"解，"物之大者为马"（同前）。清人梵琦"渠答自今收战马，兜铃无复置边烽"（《居庸关》）的诗句，用的就是此意。

马兜铃，归肺与大肠经，主要用于肺热咳嗽，痰壅气促，以及肺虚久咳的治疗，以收清肺化痰、止咳平喘之功；尚可清除大肠邪热，治疗痔疮肿痛、出血。此外，本品尚可降压，以高血压病之肝阳上亢、头晕面赤者为宜。《本草正义》认为，它与紫菀虽都有疏通壅滞、止嗽化痰作用，但二者"有一温一寒之分，宜辨寒热咳嗽、寒喘热喘主治"。马兜铃入方，如补肺阿胶散等。

药理研究显示，本品有明显止咳、祛痰、抑菌作用。对本品服用不当，可能引起不良反应，应予注意。

枇杷叶 《名医别录》

把叶生用蜜炙，清肺化痰不辞，

专主肺热咳喘，胃热呕哕自适。

枇杷叶，为蔷薇科植物常绿小乔木枇杷的叶，全国大部分地区都有栽培，以广东、江苏、浙江、福建、湖北等地为主产。晒干、刷毛入药，切丝生用或蜜炙用。《释名》曰：枇杷"马上所鼓也，推手前为批，引手却为把，象其鼓时，因以为名"。枇杷叶，形似枇杷（今易字为"琵琶"）这种乐器，故名；其树，自然就叫"枇杷树"了。

枇杷叶，味苦，性微寒，有苦降之功，入肺以清肺化痰，下气止咳，适宜风热燥火所致的咳喘痰稠之症；入胃以清胃热，止呕逆，适宜胃热口渴、呕哕等症。《本草纲目》说它"治肺胃之病，大都取其下气之功耳。气下则火降痰顺，而逆者不逆，呕者不呕，渴者不渴，咳者不咳也"。枇杷叶入方，如枇杷清肺饮、清燥救肺汤等。

药理研究显示，本品有镇咳、平喘和抑菌、抗炎作用，祛痰作用相对较差。

桑白皮 《神农本草经》

桑根白皮泻肺，喘逆痰多可给，

利水消肿降压，小便自然能回。

桑白皮，是桑科植物落叶乔木桑树的根皮，

全国大部分地区均产，主产于安徽、河南、浙江、江苏、湖南等地。因其纤维的坚实和柔韧性均好，除作为药物使用外，古代还将其作为外科缝合线使用，《本经》中有"可以缝创"的记载。

桑白皮，味甘，性寒，归肺经，功能清肺平喘，主治因肺热而引起的咳喘；又能利尿消肿，主治肺失宣降而引起的全身水肿，尤以风水、皮水等证为佳。此外，尚有清肝、降压、止血的作用，主治肝阳、肝火偏旺型高血压症及咯血、衄血等。桑白皮入方，如泻白散、补肺汤、五皮散等。

药理研究显示，本品有止咳、利尿、降压和镇痛、抗惊厥、降温、抑菌作用。近年来有用其作为抗癌、抗艾滋病药物使用的，更为其开辟了广阔的药用途径。

葶苈子 （《神农本草经》）

葶苈之子泻肺，苦寒平喘有威，

利水消肿消痰，悬饮积液败溃。

葶苈子，为十字花科草本植物，是独行菜和播娘蒿的成熟种子。前者称"北葶苈"，主产河北、辽宁、内蒙古、吉林等地；后者称"南葶苈"，主产江苏、山东、安徽、浙江等地。葶苈，原作"亭历"："亭"有"决河亭水"（《史记·秦始皇本纪》）之意，"历，行也"（《广雅·释诂》），二者的综合意有"通调水道"的意思。

可见古人对葶苈子的功能是早有认识的，如此命名是科学的、确切的。

葶苈子，味苦、辛，性大寒，归肺与膀胱二经。性急善下，为下气行水药中峻药。有泻肺平喘、利水消肿之功，用于痰涎壅滞、喘息不得平卧的咳喘实证和肺气闭壅塞、腹水积聚的悬饮、胸腹积水和小便不利。葶苈子入方，如葶苈大枣泻肺汤、己椒苈黄丸、大陷胸汤等。

药理研究显示，本品的提取物有强心、利尿和广谱抗菌、抗癌等作用。近年来，用本品治疗渗出性胸膜炎、胸腔积液、肺心病、心力衰竭等的研究均取得一定进展。

白果 《日用本草》

> 白果正名银杏，广布神州院庭，
> 敛肺化痰定喘，缩尿止带过硬。

【附】银杏叶

> 银杏叶与体同，敛肺平喘收功，
> 扩张冠状动脉，降脂降压好评。

白果，为银杏科植物银杏的成熟种子，全国各地均有栽培，主产于广西、四川、河南、湖北等地，为我国特产，并和水杉、水松一起被世界植物学界称为"三元老"。其原本叫"白果"，因其果壳色白而得。后因进贡皇上，而改"白"为其同类意思的字"银"，又据其果形似杏的特点称为"银杏"了。上贡之果，还要用紫红色的彩缯包装，以示吉庆和隆重。宋人欧阳修诗句中说的"绎囊初入贡，银杏贵中州"（《枏子》），指的就是这回事。《本草纲目》中对此也有记述，说白果"原产江南，宋初始入贡，改呼'银杏'"。白果树，是一种优质的观赏树木，经济价值亦很高。它的木质刚韧俱佳，绿化之外，还是刻制印章和制作家具的理想之品。

白果，甘平宜人，苦降涩敛，为肺经所统，能敛肺止咳平喘，用于喘咳、气逆、痰多者；能收涩除喘止带，用于下元虚衰或湿热白浊带下。白果入方，如鸭掌散、定喘汤、易黄汤等。

银杏叶，敛肺、平喘、止痛作用与白果同，近年来临床又发现了它的新用途，用于高血脂、高血压、冠心病、心绞痛、脑血管痉挛的治疗。

药理研究显示，白果及其提取物有抑菌、祛痰、降压和抗衰老、抗过敏等作用。其所含银杏毒会对人体造成伤害，食用不当可能产生不良反应，甚至可能造成死亡，应引起高度重视。

矮地茶 （《李氏草秘》）

> 矮地茶产江南，止咳祛痰有权，
> 利水渗湿退黄，活血化瘀面宽。

矮地茶，为紫金牛科常绿亚灌木平地木的全株，别名"紫金牛"、"平地木"、"老勿大"等，主产于长江流域以南各省，尤以湖南为多。其

"生沙墟地，高不盈尺，开小粉红花，尖瓣下垂，冬结红实，俗呼'矮地茶'"（《植物名实图考》）。名紫金牛者，因其"上绿下紫，实圆，红如丹朱，根微紫色"（《图经本草》），而实形如牛也。

矮地茶，止咳祛痰作用较好，性平不卑不亢，适于寒热喘痰多；又主利水渗湿，用于湿热黄疸、水肿；还有活血祛瘀之效，以治跌打损伤、风湿痹痛、经闭腹痛等。

药理研究显示，本品具有止咳、祛痰和抗结核、抑菌作用。部分患者服药后可能产生不良反应，多可自行缓解。

洋金花 （《药物图考》）

洋金花辛有毒，止咳平喘吸入，

止痛镇惊疗伤，麻醉以行手术。

洋金花，为茄科植物白曼陀罗的花。原生植物曼陀罗，原产于印度，意译作"圆华"、"白团华"、"适意华"、"悦意华"等，有浓厚的佛教文化色彩，后被国人演绎为"洋金花"。我国各省均有分布，主产于江苏、浙江、福建、广东等地。在国外，曼陀罗花蕴含着丰富的花语，如白色代表幸运和希望，粉色代表适意和快乐，绿色代表光明和未来，黄色代表尊贵和权利，金色代表敬爱和仰慕，紫色代表不安和恐怖，黑色代表黑暗和死亡等。

洋金花，味辛，性温，有毒，有止咳平喘的功效，可用于喘咳无痰或痰少之症，多以散剂或卷烟形式吸入；有止痛、镇惊作用，可用于心腹冷痛、风湿痹痛、跌打损伤、癫痫、小儿慢惊风等；古时将本品直接作为麻醉剂使用，现代则用其提取物替代。洋金花入方，如整骨麻醉方等。

药理研究显示，本品及其提取物有麻醉、止痛、解痉等作用。本品毒性较大，应严格控制剂量，以防中毒发生。

华山参 《《陕西中草药》》

华山参草有毒，温肺祛痰微苦，

止咳平喘走肺，腹泻失眠配伍。

华山参，为茄科多年生草本植物泡囊草的根，产于山西、陕西、河南等地。因秦岭华山一带为其主产区，其根又与参类植物近似，故而得名。

华山参，味甘而微苦，极似烟草气；性温，有毒。其功能为温肺化痰，止咳平喘，用治于常年久咳、哮喘之疾，有较快效果。还可用于虚寒腹泻、失眠的治疗，亦有效果。

药理研究显示，本品有镇咳、祛痰、平喘作用；但误食过量，易致中毒，严重者会发生昏迷、窒息等。应严格控制剂量和适应证，不宜多服、久服。青光眼患者禁用，孕妇及前列腺极度肥大者慎用。

罗汉果 (《岭南采药录》)

> 罗汉果甘清肺，咽痛用之对味，
> 清凉化痰止咳，肠燥便秘献媚。

罗汉果，为葫芦科藤本植物罗汉果的果实，为广西特产，主产于桂林市临桂县和永福县的山区，是桂林名贵的土特产。因其根块溜圆肥大，像罗汉晒肚皮之状，故而得名。其果实营养价值很高，每百克鲜果中含维生素 C 400～500 毫克，以及丰富的糖苷、果糖、葡萄糖、蛋白质、脂类等，已成为越来越多的人喜爱的生活保健品和馈赠亲友的礼品。

罗汉果，味甘，性凉，归肺与大肠二经。它功能清肺利咽、化痰止咳，又治咽痛失音，是咳嗽痰喘、咽痒喉痛的常用药，单煎或泡茶即可，也可配入复方使用。另有润肠通便之功，与蜂蜜等甘润之品相配，可使肠燥便秘缓解。

药理研究显示，本品有较明显的镇咳、祛痰作用；同时有利于降低血清谷丙转氨酶的活力和增强机体免疫力。

满山红 (《东北常用中草药手册》)

> 满山红属杜鹃，止咳平喘祛痰，
> 单用效果良好，又入油剂片丸。

满山红，为杜鹃科植物常绿灌木兴安杜鹃的

叶片，主产黑龙江、吉林、新疆等地。兴安杜鹃，花艳丽夺目，已成为伊春市的市花，也被广泛用于许多城市的园林绿化、美化。

满山红，味苦，性寒，归肺经。其功止咳、祛痰、平喘，用于咳嗽痰多气喘者尤效。单用，或入片、油、丸剂中使用。

药理研究显示，本品有明显的镇咳、祛痰作用，平喘作用较弱。此外，尚有广谱抗菌和降压作用。少数患者服药后，可能出现轻度不良反应，一般可以自行缓解；症状严重者，应按中毒治疗原则处理。

胡颓子叶（含胡颓子根）《本草拾遗》

> 胡颓子叶味酸，咳喘用之效显，
>
> 止血解毒敛疮，其根利湿更专。

胡颓子叶，为胡颓子科植物常绿直立灌木胡颓子的叶片，主产陕西、江苏、安徽、浙江、江西等地。

胡颓子叶，味酸，性微温，归肺经。其功重在温肺敛肺，长于下气平喘，对慢性喘息及虚寒型哮喘作用较好。同时具有止血和解毒消肿的功能，用于咯血、吐血、外伤出血及痈疽发背、痔疮肿痛的治疗。

胡颓子根，与叶功能相近，同时有活血和祛风利湿之长，对风湿痹痛、黄疸及妇女经血过多有效。胡颓子的果实胡颓子，也作药用，止咳平喘之外尚有消食、止泻之用。

药理研究显示，胡颓子叶有扩张支气管的功能，因此收平喘之效；同时，尚有抑菌作用。

十四、安神药

安神之药两下分，一偏重镇一养心，
朱砂磁石龙骨齿，琥珀灵芝柏子仁，
缬草远志合欢皮，首乌藤与酸枣仁。

安神药，主要用于心气、心血不足或心火亢盛及其他原因而引起的心神不宁、心悸怔忡、失眠多梦、惊风癫狂证。本类药物包括质重性降的矿物药，具重镇安神之效，但须配伍养胃健脾之品，不可久服；有质润性补的种子类药，具养心安神之效，但用无妨。

重镇安神药，具有质重沉降之性，以发挥镇安心神、平惊定志、平肝潜阳的作用，以用于因心火、痰火、肝火及惊吓引起的心神不宁、心悸失眠、眩晕惊痫等实证。

（一）重镇安神药

朱砂 （《神农本草经》）

朱砂水飞忌火，清心定惊正得，

解毒以救疮疡，安神镇静出色。

朱砂，为硫化物辰砂族辰砂，主要成分为硫化汞，因其为红色的颗粒状物而得名。主产湖南、贵州、四川、广西、云南等地，以产于湖南沅陵者为道地药材，因沅陵古称辰州，故亦有"辰砂"之称。

朱砂，味甘，性微寒，有毒，秉寒降之性，有清热之功，属重镇之品，作安神之用。凡心火亢盛之心神不宁、胸中烦热、惊悸不眠、惊风、癫痫，皆可配伍用之；同时对疮疡肿毒、咽喉肿痛、瘴疟诸症也有效果。朱砂入方，如朱砂安神丸、安宫牛黄丸、牛黄散、磁朱丸、五色丸、太乙紫金锭、冰硼散等。

药理研究显示，本品能降低大脑中枢神经的兴奋性，有镇静、促眠、抗惊厥、抗心律失常和抑菌、杀虫等作用。

磁石 (《神农本草经》)

磁石明目聪耳，养肾益阴确实，
潜阳镇静安神，纳气平喘孜孜。

磁石，为氧化物类矿物尖晶石族磁铁矿，主要成分为四氧化三铁。因其对铁有吸附能力，故而得名。其吸铁能力强者为正品，习惯称为"活磁石"、"灵磁石"，主产河北、山东、辽宁、江苏等地。

磁石，味咸，性寒，归心、肝、肾经。功能

镇静安神，平肝潜阳，用于阴虚阳亢之烦躁不宁、心悸、失眠、头晕、头痛、癫痫，其功一也；养肾益阴，聪耳明目，用于肝肾阴虚之耳鸣、耳聋、目昏、白内障，其功二也；纳气平喘，治疗肾虚作喘，其功三也。它与朱砂同虽为重镇安神药物，但应用有别，前者主在镇心，后者主在益肾，李时珍曰，磁石"色黑入肾，故治肾家诸病而通耳明目"（《本草纲目》）。磁石入方，如磁朱丸、耳聋左慈丸等。

药理研究显示，本品具有抑制中枢神经的作用，故能镇惊、抗惊厥。本品含有的微量有毒成分砷，经炮制后含量显著降低，古今文献均未有中毒的记载。

龙骨（含龙齿）（《神农本草经》）

> 龙骨龙齿同侪，镇惊安神难掰，
> 平肝潜阳固涩，龙骨更受青睐。

龙骨、龙齿，为传说中龙的骨骼（含牙齿），故而得名。实际上，它们是来源于古代大型哺乳动物象类、三趾马类、犀类、鹿类、牛类等骨骼（含牙齿）的化石，主产于山西、内蒙古、河南、河北、陕西、甘肃等地。

龙骨、龙齿，均有镇惊安神之效，用作治疗惊痫、癫狂、心悸心烦、失眠、多梦的常用药。龙骨又具平肝潜阳之功，用治阴虚阳亢之烦躁易怒、头晕目眩；还可收敛固涩，用治遗精、带下、虚汗、崩漏和湿疹疮疡。龙骨入方，如孔圣枕中丹、镇肝熄风汤、金锁固精丸、救逆汤、桑螵蛸散、固冲汤等。

药理研究显示，龙骨具有明显的抗惊厥和降低血管壁通透性、减轻骨骼肌兴奋性等作用。

琥珀 (《名医别录》)

琥珀活血散瘀，用于癥瘕经闭，
定惊安神熄风，淋通小便得利。

琥珀，是传说中老虎死后的魂魄所化，故而得名。实际上，它是古代松科植物（如枫树、松树等）的树脂埋藏地下经年转化而成的化石样物质。对此，古人早有科学认识，如元人贡师泰"岁久松肪成琥珀，夜深丹气出芙蓉"（《赠天台李炼师》）的诗句，就是最好的证明。它主产于广西、云南、河南、辽宁等地，其他地区也有零星出产。

琥珀，性平，味甘，走心、肝血分，治惊风癫痫、心悸不安、失眠多梦等，以定惊安神；治血滞经闭、癥瘕疼痛等，以活血散瘀。走膀胱经，治小便不利、癃闭以利尿通淋，血淋、石淋、热淋皆可用之，而尤宜于血淋。琥珀入药，多研末冲服，一般不入煎剂；入方，如琥珀定志丸、琥珀养心丸、琥珀抱龙丸、琥珀散等。

药理研究显示，本品所含的琥珀酸有中枢抑制作用，因而对失眠、惊厥等有效。

（二）养心安神药

酸枣仁 （《神农本草经》）

酸枣成熟种子，养心益肝莫失，

安神生津止渴，敛汗也属其旨。

酸枣仁，为鼠李科植物落叶乔木或小灌木酸枣的成熟种子，主产于河北、陕西、辽宁、河南、山西、山东、甘肃等地。因酸枣树与枣树相似，而果实呈酸味，故名。

酸枣仁，平缓甘润，养心阴，益肝血，安心神，补肝虚，敛虚汗，临床常用其治疗失眠、惊悸、自汗、盗汗证属心肝血虚、阴虚阳亢、体虚之一者。还因酸敛之性，有敛阴生津止渴之功，用以治疗伤津口渴咽干者。本品入药有生用和炒用之分，作用不同："熟用疗胆虚不得眠、烦渴虚汗之症；生用疗胆热好眠，皆足厥阴、少阳药也"（李时珍《本草纲目》）。酸枣仁入方，如酸枣仁汤、归脾汤、天王补心丹等。

药理研究显示，本品及其提取物分别具有镇静、催眠、抗心律失常和抗惊厥、镇痛、降温、降压及降血脂、抗缺氧、抗肿瘤、抑制血小板聚集、兴奋子宫、增强免疫功能等作用。

柏子仁 （《神农本草经》）

柏子甘平含油，润肠通便可筹，

养心安神益血，一觉睡到白昼。

柏子仁，为柏科植物侧柏的成熟种子，主产于山东、河南、河北等地，陕西、湖北、甘肃、云南等地亦有出产。古人将其种仁与壳子同用，称为"柏实"。除药用之外，还将其作为养生延年之品食用，《抱朴子》中有秦女在深山中常年以柏叶、柏实为食，"不复饥，冬不寒，夏不热"，寿"三百余载"的描述，《列仙传》中有"赤松子，好食柏实，齿落更生"的故事，《晋书·隐逸传》种亦说有人"隐于临松薤谷，凿石窟而居，服柏实以轻身"的记载。

柏子仁，与酸枣仁有类似的养心安神功效，二者常相须为用。但本品甘平含油，有润养之长，以治疗虚烦不眠、惊悸怔忡；能润肠通便，以治疗肠燥便秘。同时，本品尚可滋补阴液，用治阴虚盗汗、小儿惊痫等症。《本草纲目》赞之曰："柏子仁，性平而不寒不燥，味甘而补，辛能通润，其气清香，能透心肾，益脾胃，盖上品药也。"柏子仁入方，如养心汤、柏子仁丸、柏子养心丸、五仁丸等。

药理研究显示，本品具有延长睡眠时间、恢复体力等作用。

灵芝 (《神农本草经》)

灵芝性平甘味，补气益血愿随，
神定五脏安和，止咳平喘总麾。

灵芝，为多孔菌科真菌赤芝或紫芝的干燥子实体，大多数为1~2年生，部分是多年生，寿命较长的一般为70~80年。世界上的灵芝有200多种，我国占90多种，是世界上灵芝最多的国家。它主产于四川、浙江、江西、湖南等地，野生数量较少，现多为人工培育。

灵芝，经归心、肺、肝、肾多经，色赤入血，有补气益气、养心安神、止咳平喘的功效。临床可用于心气或心血虚之失眠多梦、心悸怔忡、健忘呆滞；肺虚或肺肾两虚之久咳、气喘以及虚劳证的治疗。在我国最早的药学专著《神农本草经》中，它被列为上品，有"治胸中结，益心气，久食轻身不老，延年神仙"的功效。历史上曾经出现过不少对灵芝脱离实际的夸张性宣传，李时珍在《本草纲目》中说的"以它为瑞草，又说服食可以成仙，实在是迂腐错误"的话，代表了中医学对灵芝认识上的科学态度。

药理研究显示，灵芝含有60多种对人体有益的成分，其中包括18种氨基酸、多种维生素和15种微量元素，对160多种疾病有明显调理作用，主要可用于对冠心病、肝炎、中风、高血压、高脂血症等的治疗。有抗辐射、抑制肿瘤的功能，可用于对癌肿的辅助治疗和化疗后的康复治疗；能增强机体的免疫能力，有一定的强身壮体、延缓衰老作用等。

缬草 （《科学的民间药草》）

缬草归于心肝，安神促进睡眠，

理气活血止痛，内妇伤科蝉联。

缬草，是败酱科多年生耐寒开花植物缬草的根及根茎，主产于陕西、甘肃、青海、四川、贵州等地。在国外，其根部曾被作为膳食补充剂使用，还曾是制作香料的原料。缬，指带有花纹的纺织品或人在发生眼花时出现的星星点点症状，看缬草绽开时排列整齐的白色或紫红色的小花，近似繁星点点，远如锦绣织物，故而得名。

缬草，有特异臭气，味先甜后稍苦辣，性温，归心、肝二经，有养心安神、活血化瘀、理气止痛等功效，可用于心神不宁、失眠少寐、惊风癫痫、痛经经闭、跌打损伤、脘腹疼痛等的治疗。

药理研究显示，本品有镇静、安神、促眠和扩张冠状动脉血管，改善心肌缺血，降低心肌耗氧量的作用，同时能抗菌、解痉、调节血脂。有报道称，大剂量服用本品可能导致胃痛、反应迟缓等不良反应或轻度抑郁，应引起重视。

首乌藤 （《何首乌传》）

首乌干燥藤茎，养心神可安宁，

祛风通络止痒，又主血虚身痛。

首乌藤，为蓼科植物何首乌的藤茎，故而得名。又因其藤茎有入夜相互交合的特性和本身与睡眠、安神有关的药性，故又称"夜交藤"、"夜合"等。它主产于河南、湖南、湖北、江苏、浙江等地，切断生用即可入药。

　　首乌藤，味甘，性平，归心、肝二经，有养心安神、通络祛风之效，可治疗心神不宁、失眠多梦、血虚肢体酸痛、风湿痹痛和皮肤疮疹等。首乌藤入方，如甲乙归藏汤等。

　　药理研究显示，本品有镇静、催眠和抑制高血脂、防治动脉粥样硬化等作用，并能促进机体的免疫功能。

合欢皮（含合欢花）《神农本草经》

> 合欢树皮与花，安神解郁可嘉，
> 活血散肿止痛，用于损伤跌打。

　　合欢皮，为豆科植物高大落叶乔木合欢的干燥树皮，全国大部分地区有产，主产于长江流域各省。有人从生物属性解释说，因合欢树相对的两列小叶入暮时两两相合，如男女之交欢，故而得名，如南朝梁简文帝有"合欢卷恣叶，萱草忘忧条"（《听夜妓》）的诗句。清代医家黄宫绣则从其功能诠释说："合欢因何为名？谓其服之脏腑安养，令人欢欣怡悦，故以欢名"（《本草求真》）。

　　合欢皮，味甘，性平，有安神解郁、活血消

肿之功，能治情志所伤的心神不宁、忿怒忧郁、烦躁失眠和跌打骨折、血瘀肿痛及痈肿、疮疖、肿毒等。《神农本草经》说它"主安五脏，和心志，令人欢乐无忧"。合欢皮入方，如黄昏汤、合欢饮等。

合欢花，为合欢树的花或花蕾，有安神解郁之功，适于虚烦不安、抑郁不舒、健忘失眠等证。

药理研究显示，合欢皮水煎剂及提取物有促眠、促进子宫收缩、抗早孕、抗肿瘤及增强免疫功能的效应。

远志 （《神农本草经》）

远志主攻热火，宁心安神显赫，

祛痰开窍效良，消散痈肿功夺。

远志，为远志科多年生草本植物远志或卵叶远志的干燥根，古有二名："处则为远志，出则为小草"（刘义庆《世说新语》）。它主产山西、陕西、吉林、河南、河北等地，周围省份部分地区也有出产。因古人认为服用它可使人立志高远、前途无量，故此名之。李时珍从功能上的解释意义更切："此草服之能益智强志，故有远志之称"（《本草纲目》）。

远志，味苦、辛，性温，归心、肾、肺二经。它温而不燥，辛而不烈，苦而不毒。有安神益智之功，以解除心烦不安、惊悸、失眠、健忘之疾；祛痰开窍，以治疗痰迷心窍之精神错乱、神志恍惚、惊痫癫狂之症；消痈散肿，以攻伐痈疽疮毒、乳房肿痛、喉痹紧痛之候。临床上，远志配伍的范围较大，如"远志同人参、茯苓、白术能补心，同黄芪、甘草、白术能补脾，同地黄、枸杞、山药能补肾，同白芍、当归、川芎能补肝，同人参、麦冬、沙参能补肺，同辰砂、金箔、琥珀、犀角能镇惊，同半夏、胆星、贝母、白芥子能消惊痰，同牙皂、钩藤、天竺黄能治急惊，同当归六黄汤能止阴虚盗汗，同黄芪四君子汤，能止阳虚自汗。独一味煎膏能治心下膈气，心气不舒；独一味酿酒，能治痈疽肿毒，年久疮痍，从七情郁怒而得者，服之渐愈"（倪朱谟《本草汇言》）。远志入方，如远志丸、开心散、不忘散、安神定志丸等。

药理研究显示，本品有镇静、促眠、抗惊厥和祛痰、镇咳、降压、抑菌等作用。

十五、平肝熄风药

平肝熄风石决明，牡蛎赭石齐收功，
铁落贝齿珍珠母，罗布麻叶蒺藜成。
熄风止痉羚羊角，珍珠牛黄和钩藤，
地龙全蝎蜈蚣入，天麻僵蚕显神通。

平肝熄风药，以平肝潜阳、熄风止痉为主要

作用，多为介类、昆虫或矿物药，共主肝经。本类药物主要用于肝阳上亢、肝风内动证的治疗，部分药物又可用于心神不宁、目赤肿痛、血热出血及中风、痹痛的治疗。

本类药物分为平抑肝阳和熄风止痉两个类型，前者具有平抑肝阳或平肝潜阳之效，后者具有熄肝风、止痉抽的功能。二者虽分工不同，但常配合使用。

（一）平抑肝阳药

石决明 《名医别录》

石决明产沿海，平肝潜阳先率，
晕眩虚实配伍，目赤目昏速赍。

石决明，为鲍科动物杂色鲍、皱纹盘鲍、羊鲍、澳洲鲍、耳鲍或白鲍的贝壳，主产于广东、海南、山东、福建、辽宁等沿海地区。因其附石而生，又具明目退翳之功，故而得名。

石决明，既为平肝潜阳之常用药，也是平肝明目的要药，咸寒入肝。凡临床见肝肾阴虚、肝阳上亢之头晕目眩者，肝火上炎、肝虚血少及风热侵袭之目赤肿痛、翳膜遮睛、视物昏糊者均可用之。张锡纯评价它"为凉肝镇肝之要药"（《医学衷中参西录》）。石决明入方，如阿胶鸡子黄汤、平肝潜阳汤、黄连羊肝丸、石决明散等。

药理研究显示，本品的提取液有抑菌、护肝和抗凝作用。

珍珠母 (《本草图经》)

珠母平肝潜阳，以平阴虚阳亢，

镇心安神宁心，清肝明目入汤。

珍珠母，为蚌壳动物三角帆蚌、褶纹冠蚌或珍珠贝动物马氏珍珠贝的贝壳，前两种在江河湖泊中均产，后一种主产于海南、广东、广西等沿海地区。因它是珍珠生长的宅基，有母体的含义，故称之。

珍珠母，入心安魂魄，入肝潜阳明目，多用于肝阴不足、肝阳上亢之头痛、眩晕、耳鸣、烦躁、失眠和肝虚目昏、肝热目赤羞明之症。平肝潜阳之功与石决明相近，而尤以有神志症状者为最宜。本品研末外用有燥湿收敛之功，用于湿疮瘙痒。珍珠母入方，如甲乙归藏汤、珍珠母丸等。

药理研究显示，本品有抑制中枢神经和护肝、抗溃疡等作用。

牡蛎 (《神农本草经》)

牡蛎肝胆肾家，平肝潜阳力拔，

安神收敛固涩，软坚散结横跨。

牡蛎，为牡蛎科动物牡蛎或近江牡蛎的贝壳，我国沿海一带均有分布。牡，雄性也、阳也、左也，与"牝"相对。因这种贝壳入药用的是下部尖头向左侧顾盼之形者，故名之；很显然，向右侧者自然就是"牝蛎"了。

牡蛎，主要作用有四：一曰重镇安神，用于心神不宁、惊悸失眠、夜寐多梦等；二曰平肝潜阳，用于阴虚阳亢之烦躁不安、头晕目眩、耳鸣不断等，育阴以潜浮越之阳；三曰软坚散结，用于痰火郁结之瘰疬、痰核；四曰收涩固敛，用于汗证、带下、遗精、崩漏。此外，本品煅用尚有制酸作用，以疗胃酸过多、胃溃疡等。牡蛎入方，如桂枝甘草龙骨牡蛎汤、镇肝熄风汤、三甲复脉汤、大定风珠、消瘰丸、牡蛎散、金锁固精丸等。

药理研究显示，本品有镇静、抗惊厥、镇痛、抗溃疡和降血脂、抗凝、抗血栓等作用。

紫贝齿 （《新修本草》）

贝齿走肝入血，平肝潜阳称杰，
镇惊安神除烦，清肝明目正帖。

紫贝齿，为宝贝科动物蛇首眼球贝、山猫宝贝或绶贝等的贝壳，主产于海南、广东、福建、台湾等地。其表面全为珐琅质，具光泽，背面呈褐色、淡褐色、紫红色、黄褐色或灰蓝色不等的条纹或图案，唇周具紫褐色细齿，故而得名。入药生用或煅用，打碎或研成细粉。

紫贝齿，味咸，性平。平肝潜阳，以软坚清

散，主目翳、目赤肿痛、头晕目眩；镇静安神，以治惊悸失眠，亦可用于小儿惊风、高热抽搐者；清肝明目，以治目赤翳障、视物昏花。有评价认为，其潜阳安神之功在介类药中最佳。

另有白贝齿者，为同科动物货贝或环纹货贝等的贝壳，功能清热、利尿，与紫贝齿功用不同，不可混用。白贝齿形似紫贝齿，但较小，表面呈黄色、黄白色或灰绿色，背部有横带及不明显的橘红色环纹。

代赭石 （《神农本草经》）

赭石苦寒肝心，平肝借其重镇，

降逆凉血止血，潜阳以定眩晕。

代赭石，为氧化物类矿物刚玉族赤铁矿，主要成分为三氧化二铁，主产于山西、河北、河南、山东等地。赭者，赤色也；代者，古之代州也，即今山西代县一带。传统认为，赭石出于代州者质量最佳，故名之。

代赭石，苦寒质重，平肝有功，清火有效，降逆有能，止血有用。一除肝阳上亢的头痛、眩晕，二治嗳气、呃逆、呕吐和气逆喘息，三疗吐血、衄血、崩漏。代赭石入方，如镇肝熄风汤、建瓴汤、脑立清、代赭石汤、旋覆代赭汤、参赭培气汤、参遂攻结汤、参赭镇气汤、寒降汤、震灵丹等。

药理研究显示，本品有促进肠蠕动和红细胞及血红蛋白新生的作用，对中枢神经有镇静作用。

刺蒺藜 （《神农本草经》）

蒺藜祛风明目，平肝疏肝功储，

主治眩晕胁痛，祛风止痒有术。

刺蒺藜，为蒺藜科一年生草本植物蒺藜的成熟果实，主产于河南、河北、山东、安徽等地。蒺藜，通"疾利"，本品有五角十刺，触之伤人，疾而且利，锐利无比，故名之。

刺蒺藜，性平，味苦而辛，所治之证，总与肝经有关，或平肝潜阳，以疗肝阳亢之头痛、眩晕、高血压；或疏肝解郁，以治肝郁之胸胁不适、乳闭不通；或清肝明目，以治风热之目赤翳障；或宣散肝风，以疗风疹瘙痒、白癜风。《本草求真》谓："凡因风盛而见目赤肿翳，并通身白癜瘙痒难当者，服此治无不效。"刺蒺藜入方，如白蒺藜散等。

药理研究显示，本品及其提取物有降压、利尿、强心、降血糖、抗过敏和提高机体免疫力、抗衰老等作用。国外有用刺蒺藜引起不良反应的报道，应引起警惕，把握宜忌及剂量。

罗布麻叶 (《救荒本草》)

罗布麻叶一宝，平肝泄热占鳌，

头晕目眩得平，利尿消肿佼佼。

罗布麻叶，是夹竹桃科植物罗布麻的干燥叶片。主产我国东北、西北、华北等地，江苏、山东、河北等地也有大量种植。罗布麻纤维，在细度和强力上超过细羊毛，且具有很强的耐腐蚀力，可与化纤、棉、毛、丝等纤维混纺，织成丰富多彩的高档产品。

罗布麻叶，味甘、苦，微凉，归肝经。有平肝泄热、潜阳止眩、清热利尿之功，常用于肝阳上亢或肝热型头痛眩晕、烦躁失眠者和水肿、小便不利等有热象者。

药理研究显示，本品煎剂及其浸膏有降压、镇静、抗惊厥和利尿、降血脂及调节免疫、抗衰老等作用。临床有服用本品出现不良反应的报道，应予重视。

生铁落 (《神农本草经》)

生铁落花铁屑，平肝镇惊效捷，

癫狂易怒失眠，扭伤痛楚道别。

生铁落，为生铁煅至红赤、外层氧化时被锤

落的铁屑。煅后去掉杂质，洗净晒干，醋淬后即可入药使用。

生铁落，味辛，性凉，归肝、心二经。主要功能为平肝镇惊，用于肝郁火旺之盛怒癫狂、失眠易惊、急躁易怒和疮疡肿毒、关节酸痛、扭伤疼痛等症，可内服、外用。生铁落入方，如生铁落饮等。

药理研究显示，本品火煅醋淬后易于被人体吸收，对促进红细胞新生和增加血红素数值有促进作用；同时，还具有补血、镇静作用。

（二）熄风止痉药

羚羊角（含山羊角）《神农本草经》

> 羚羊之角咸寒，平肝主治晕眩，
> 熄风止痉明目，清热以救昏谵。

羚羊角，为哺乳动物赛加羚羊的角，主产于新疆、青海、甘肃等地。因它形似羊，秉性灵，又药用其角，故而得名。

羚羊角，味咸，性寒，归心、肝经。其价贵效佳，为多能之药。一可平肝熄风止痉，为治疗肝风内动、惊痫抽搐的要药；二有显著的平肝潜阳作用，以治疗肝阳上亢之头晕目眩；三能清肝明目，用于肝火炽盛之头痛、目赤；四又清热解毒，能治温热病壮热神昏、谵语、狂躁等症。羚羊角入方，如羚羊钩藤汤、羚羊角散、羚羊角汤、紫雪丹等。

山羊角，为牛科动物青羊的角，性味、功用与羚羊角相近，只是功力相对较弱。《医林纂要》说，其"功近羚羊角"，故可作为羚羊角的代用品。

药理研究显示，羚羊角对中枢神经系统有抑制作用，有镇痛、抗惊厥、解热、降压等作用。

牛黄 （《神农本草经》）

牛黄经归心肝，熄风能解痉挛，

化痰开窍清热，解毒善疗喉咽。

牛黄，为中药材中贵重的药物。因这种结石出自于牛，形似鸡卵，表面呈黄色，故而得名。牛黄有天然和人工品之分，天然牛黄为哺乳科动物牛的胆结石，主产于北京、天津、内蒙古、陕西、新疆、青海、河北、黑龙江等地。分为胆黄和管黄两种，以胆黄质量为佳。人工牛黄，为缓解天然牛黄资源紧缺的矛盾，系由牛胆汁、猪胆汁等经人工合成制造或通过人工在黄牛体内培育而成。

牛黄，味苦，性凉，归心、肝经。能清肝解毒，熄风止痉，治小儿惊风、壮热神昏、痉挛抽搐；能清心化痰，开窍醒神，治热入心包、中风、惊风、癫痫等痰热闭阻心窍之神昏、口噤；

能清泄热毒，治咽喉肿痛、溃烂、口舌生疮、痈疽疔毒等。牛黄入方，如安宫牛黄丸、牛黄散、痫证镇心丹、牛黄解毒丸、珠黄散、犀黄丸等。

药理研究显示，本品具有镇静、抗惊厥、解热和降压、利胆、护肝及抗炎、止血、降脂等作用。

珍珠 (《日华子本草》)

> 珍珠经归心肝，镇惊定心入丸，
>
> 清肝明目外用，生肌敛疮凯旋。

珍珠，为珍珠贝科动物马氏珍珠贝、蚌科动物三角帆蚌或褶纹冠蚌等双壳类动物受刺激形成的球状珠子。因其出自双壳动物的囊中，形圆如珠，贵重难得，故而得名；也因其价值之高，而又被称作"真珠"。前一种珍珠为海产，主产于广东、海南、广西等沿海地区，以广西合浦出产者闻名；后两种为淡水产品，主产于安徽、江苏、黑龙江等地。珍珠是古今人们喜欢的饰品，与玛瑙、水晶、玉石并称为中国古代传统的"四宝"，有很高的欣赏和经济价值。

珍珠，味甘、咸，性寒，归心、肝经。因有镇心定惊之功，故治惊悸、癫痫、惊风有良效；又能清肝除翳，故为目赤肿痛、翳障胬肉等眼病之良药；还能收敛生肌，故治创面久不愈合、溃疡、烂蚀等立效。珍珠入方，如金箔镇心丸、镇惊丸、真珠丸、真珠散、七宝霄、珍珠散、珍宝散、珠黄散等。

本品与珍珠母同出一源，功能与作用亦相近，但二者侧重有别：本品重在镇静安神，珍珠母重在平肝潜阳。

药理研究显示，本品水解液有抑制脂褐素和清除自由基的作用，提取物有有抗心律失常、抗癌、抗辐射、抗衰老的作用。

钩藤 (《名医别录》)

> 钩藤肝与心包，清热平肝选挑，
>
> 熄风止痉平痛，目赤斑疹可消。

钩藤，为常绿藤本植物钩藤、大叶钩藤、毛钩藤、华钩藤或无柄果钩藤的带钩茎枝，产于长江以南至福建、广东、广西等地。因其藤茎节上着生曲钩，以钩入药，故而名之。

钩藤，味甘，性凉，入二厥阴经。足厥阴主风，手厥阴主火。风动火升，或病惊痫抽搐，或病头胀头痛、头晕目眩。用本品清热平肝、熄风止痉、风静火熄，则诸症自除。此外，本品有轻清疏泄之性，还可用于外感风热之头痛、目赤及斑疹透发不畅之症。古人认为，勾芒为风之神，故有平肝熄风作用，从钩藤的功能看，此说不诬。钩藤入方，如天麻钩藤饮、钩藤饮子、羚羊钩藤汤等。

药理研究显示，本品有良好的降压、降脂和抗血栓、镇静等作用，但不宜久煎，以保证其疗效。

天麻（含蜜环菌）《神农本草经》

天麻冬佳春次，熄风止痉功二，
平肝潜阳祛风，通络大快四肢。

天麻，为兰科植物天麻的干燥块茎，主产于四川、云南、贵州等地。按采收季节分为春麻、冬麻两类，前者质差，后者质优。天麻之名，在义在形：义者，其生长神奇，为上天所赐，是为"天"；形者，其块根形似人足穿着用麻编织的鞋子，是为"麻"。杜甫诗有"麻鞋见天子，衣袖见两肘"（《述怀》）之句，即包含有此意。天麻尚有"赤箭"之名，是"以状而名"也（《本草纲目》），实际上指的是其地上茎，入药则用其根。天麻还有"定风草"、"独摇芝"之俗称，因它有"有风不动，无风自摇"的特性。对此，《本草正义》的解释是："盖天麻之质，厚重坚实，而明净光润，富于脂肪，故能平静镇定、养液以熄内风，固有定风草之名"。

天麻，性平而缓，味甘而润，为肝经之要药。一熄肝风而止痉，治惊痫抽搐；二平肝火而潜阳，疗眩晕头痛；三祛风湿而治痹痛，治肢体麻木、手足不遂。天麻入方，如钩藤饮、醒脾丸、天麻丸、玉真散、天麻钩藤饮、半夏白术天麻汤、天麻酒、秦艽天麻汤等。

蜜环菌，是一种发光真菌，天麻种子和块茎

的营养都要依赖于它来供给，故有与天麻相近的功能，常被作为天麻的代用品使用。主要用于头痛目眩、失眠健忘、肢体麻木、半身不遂等症的治疗。

药理研究显示，天麻及其提取物具有促眠、止痉、抗癫痫和降低血管阻力、降压、镇痛、抗炎等作用。临床报道，日本有以天麻为主治疗老年痴呆症的，总有效率达80%以上。

地龙 (《神农本草经》)

地龙俗名蚯蚓，清热熄风有伦，

清肺平喘利尿，通络关节利伸。

地龙，为钜形科环节动物参环毛蚓、通俗环毛蚓、威廉环毛蚓或栉盲环毛蚓的干燥体，前一种称"广地龙"，主产广东、广西、福建等地；后三种称"沪地龙"，主产于上海一带。地龙者，谓其虽潜伏于地下，却有测知天气阴晴的本领，犹如传说中天上之兴风作雨的龙一样。俗名"蚯蚓"，谓其爬行缓慢，行则一伸一引，曲如土丘也。

地龙，熄风止痉，又善清热，故治壮热惊痫、抽搐、癫狂；扩张支气管，又能平喘，故治痰鸣喘息、喉中哮鸣；通利经络，而能除痹，故治热痹关节红肿疼痛、屈伸不利；清热利尿，以通小便，故治热结膀胱，小便不利或尿闭不通。地龙入方，如补阳还五汤、小活络丹等。

药理研究显示，本品有解热、镇静、抗惊厥、平喘和降压、抗凝、抗菌、利尿、抗肿瘤及增强免疫的作用。

全蝎 （《蜀本草》）

全蝎辛平入肝，熄风以治面瘫，

解毒散结通络，并克头痛正偏。

全蝎，为钳蝎科动物东亚钳蝎的干燥体，主产于河南、山东、湖北、安徽等地。春产者为"春蝎"，量少、质优；夏产者为"伏蝎"，量大、质量不如春蝎。如今人工饲养者居多，已经形成一种新兴的产业。蝎，与"歇"有关联义，此虫于屋歇之墙壁内栖居，故名之。

全蝎，味辛，性平，有毒，具良好的熄风止痉作用，用于急慢惊风、中风面瘫、破伤风等痉抽之证；又为外科常用要药，以解疮疡肿毒，以散瘰疬结核；还有通络止痛之功，以治疗顽固性头痛、风湿痹痛。全蝎的这些功能，主要在于它含的蝎毒——一种麻醉性毒蛋白，主要有毒成分为神经毒素、出血毒素、凝血毒素及某些酶和其他一些能发生上述机制的特殊物质。运用生物毒治病的原理，被中医学称为"以毒攻毒"，早在1800多年前成书的《神农本草经》里已有记载，可谓现代免疫学的先驱。全蝎入方，如止痉散、五虎追风散、摄风散、牵正散、小金散、全蝎末方等。

药理研究显示，本品及其提取物有抗癫痫、抗惊厥、抗凝、镇静、抗癌等作用。过量服用可引起不良反应，严重者也会导致死亡，应高度注意防范。

蜈蚣 (《神农本草经》)

蜈蚣辛温入肝，熄风以定坤乾，

通络止痛抗痉，攻毒散结大全。

蜈蚣，为蜈蚣科节肢动物少棘巨蜈蚣的干燥体，主产于江苏、浙江、湖北、湖南、河南、陕西等地。"蜈蚣，吴公也" (《广雅·释虫》)。吴，系指吴地，今江、浙一带；公，有"平分"之意，蜈蚣趾多而对称分布于躯干两侧。

蜈蚣，味辛，性温，有毒，具熄风止痉、解毒散结、通络止痛之功，与全蝎相似，故常相须为用，以止惊抽、消疮瘰、散痈毒、治风湿、止头痛。但全蝎性平，攻毒散结之力不及本品迅猛。蜈蚣入方，如止痉散、撮风散、万金散、蜈蚣星风散、不二散等。

药理研究显示，本品具有抗惊厥、抗结核、抗真菌、抗炎、镇痛和延长凝血时间、降低血黏度等作用。本品的不良反应和中毒症状与全蝎相近，应注意有效防范。

僵蚕 (含僵蛹、 雄蚕蛾)

(《神农本草经》)

僵蚕熄风炒蒸，疏风泄热用生，

止痉止痛止痒，化痰散结精英。

僵蚕，亦名"白僵蚕"，李时珍曰："蚕病风死，其色自白，故名白僵"（《本草纲目》）。它为蚕蛾科昆虫家蚕4～5龄幼虫感染或人工接种白僵菌而致死的干燥体，主产于浙江、江苏、四川等养蚕区。

僵蚕，味咸、辛，性平，归肝、肺、胃经。有熄风止痉，兼可化痰；祛风止痛，又能止痒；解毒散结，且能软坚的功效。常用于肝风内动与痰热壅盛之抽搐惊痫，风热与肝热所致之头痛目赤、咽喉肿痛、风火牙痛、风疹瘙痒和瘰疬痰核、疔肿丹毒之症。散风热多生用，其他用途时多炒用、蒸用。僵蚕入方，如千金散、醒脾散、撮风散、牵正散、白僵蚕散、六味汤等。

僵蛹，经过科学加工后入药，与僵蚕功能相近，但作用较为和缓。主要用于癫痫、腮腺炎、慢性支气管炎的治疗，有比较满意的效果。药理研究显示，有解热、抗惊厥、抗癌的作用。

雄蚕蛾，为蚕蛾科昆虫家蚕蛾的雄性全虫，有补肝益肾、壮阳涩精的功能，主要用于阳痿、遗精、白浊、尿血和溃疡、烫伤的治疗。药理研究显示，有增加精子数量、抗疲劳、延缓衰老的作用。

药理研究显示，僵蚕及其提取物有促眠、抗惊厥、抗凝、降血糖和抑菌、抗癌等作用。

十六、开窍药

开窍药物俱香辛，麝香醒神救迷昏，
苏合香与石菖蒲，龙脑冰片奏佳音。

开窍药，具辛香走窜之性，能开窍醒神，用于热陷心包或痰浊阻闭的神昏谵语、惊痫、中风等出现的卒然昏厥。神为心所主，心窍被阻，则心神不明、神识昏迷、不省人事。开窍药通关开窍，启闭回苏，醒脑复神，以达到解急救危的效果。神昏有虚证（脱证）、实证（闭证）之分，治疗有温开、凉开之别，当泾渭分明，不可含混。

本类药物旨在救急、治标，且会耗伤正气，故只宜暂服，不可久用。

麝香 (《神农本草经》)

麝香开窍通闭，醒神回苏效疾，
活血散结消肿，催产以下胞衣。

麝香，为鹿科动物麝、马麝或原麝成熟雄体香囊中的分泌物，与龙涎香、灵猫香、海狸香合称世界"四大奇香"。因麝香生长的部位、气味、形状和猎取季节等因素的不同，其异名甚多，如"当门子"、"脐香"、"麝脐香"、"四味臭"、"臭子"、"腊子"、"香脐子"等。它有强烈而特异的香气，"收取其香，虽什袭以藏，香气必达于外，偶一沾染，经月不散"（王有光《吴下谚联》）。

麝香，辛香走窜之性甚烈，开窍通闭之强极力，为醒神回苏之要药，治疗热入心包之神昏惊厥、中风痰壅、惊痫等闭证无有不效。又能行血分之滞，用于心腹暴痛、跌打损伤、痹痛、疮疡肿毒，以达活血散结、疏通经络、消肿止痛之目的；尚可催生下胎，用于胎死腹中或胞衣不下之症。麝香入方，如安宫牛黄丸、至宝丹、苏合香丸、醒消丸、牛黄醒消丸、化癥回生丹、麝香汤、通窍活血汤、牛黄抱龙丸、六神丸、七厘散、八厘散、香桂散、堕胎丸等。

药理研究显示，本品对中枢神经系统有双向调节作用，有升高血压、增加呼吸次数的作用，对子宫有明显兴奋作用，有抗菌、消炎、治呃逆的作用等。现代临床上有用本品治疗冠心病心绞痛的，发现其有硝酸甘油样的作用，并有许多明显优点，被认为是很有前途的心脏疾患防治药物。

冰片 （《新修本草》）

冰片开窍醒神，用于痉厥意昏，
防腐以快口目，清热止痛性真。

冰片，为龙脑科植物龙脑香的树脂加工品或龙脑香树的树干、树枝切碎经蒸馏冷却而得的结晶品，称"龙脑冰片"或"梅片"。由菊科植物艾纳香叶的升华物经加工而成的称"艾片"，由松节油、樟脑等经化学合成的称"机制冰片"。名冰片者，因其色"白莹如冰"（《本草纲目》），其实，"冰"字还隐约包括有该药"性凉如冰"的功能在内。称龙脑者，"因其状加贵重之称也"（《本草纲目》）。冰片之"清香，为百药之先，万物中香无出其右者"（李绩等《新修本草》）。"凡脑皆阳气所聚，阳香而阴臭，而龙者纯阳之精尤香。其脑与涎，皆香品之最贵者"（屈大均《广东新语》）。

冰片，味辛、苦，性微寒，归心、脾、肺经，有开窍醒神之功，用于神昏、痉厥，但其力不及麝香。善于清热止痛、化腐止痒，既为眼、喉科常用药，也为清热、生肌方中所常用，用治目赤肿痛、咽喉肿痛、口疮和各种疮疡、水火烫伤。冰片入方，如安宫牛黄丸、至宝丹、苏合香丸、冰硼散、八宝眼药水、八宝丹、生肌散等。

药理研究显示，本品能提高中枢的耐缺氧能力和血脑屏障的通透性，以促进药物透过血脑屏障发挥作用。同时，还有抗菌、抗炎、镇痛等作用。

苏合香 （《名医别录》）

苏合香树之脂，开窍辟秽专司，
首攻寒闭痰厥，胸腹冷痛可食。

苏合香，是金缕梅科植物苏合香树的树干渗

出的香树脂，主产于非洲、印度及土耳其等地，我国广西、云南亦有栽培。关于其命名，历史上众说纷纭，似以晋代郭义恭的《广志》之说较妥，他说："此香出苏合国，因以名之"。苏合国者，今之伊朗及其周边地区。李时珍也赞成他的这一说法，并把它引入自己的著作《本草纲目》之中。历史上，中外医药交流一直比较活跃，西域各国的中药材相继流入中国市场，其支柱品种就是沉香、檀香、薰陆、苏合香、郁金、香附子、诃梨勒等。历代贵族阶层也非常看重香料，梁武帝萧衍"卢家兰室桂为梁，中有郁金苏合香"（《河中之水歌》）的诗句可以为证。南朝·刘文庆的《世说新语》中也有"香寄韩寿"的记载，从一个侧面反映了进口香药在当时的地位。

苏合香，温通辛散香窜，归心而开窍效优，走脾而辟秽功著，兼有良好的止痛效果。可用于中风痰厥、卒然昏倒的寒闭和胸腹冷痛满闷之证。此外，本品还有温通散寒的作用，是治疗冻疮的良药。苏合香入方，如苏合香丸、苏合丸、冠心苏合香丸、苏冰滴丸等。

药理研究显示，本品有祛痰、抗菌、抗炎和增强耐缺氧能力、减慢心率、抑制血小板聚集等作用。近年来，用其治疗冠心病心绞痛患者，已收到较好地缓解疼痛的效果。

石菖蒲 (《神农本草经》)

菖蒲开窍宁心，主治神志乱昏，

芳香化湿化浊，健脾和胃可聘。

石菖蒲，为天南星科植物石菖蒲的干燥根茎，长江流域以南各省均有分布，主产于四川、浙江、江苏等地。它别名众多，有"昌本"、"昌阳"、"阳春雪"、"望见消"、"石蜈蚣"、"九节菖蒲"等称谓，足见在历史上影响之大。古代关于菖蒲的神话传说很多，如《道藏》中有专门的《菖蒲传》，说它是"水草之精英，神仙之灵药"，服"一月消食，二月痰除；服至五年，骨髓充，颜色泽，白发黑，齿落更生"。文人墨客们常将菖蒲种于盆钵之中，摆放案头欣赏，苏东坡有诗云："碧玉碗盛红玛瑙，青盆子养石菖蒲"（《赠常州报恩长老》）。曾茶山有诗云："莫道幽人无一事，汲泉承露养菖蒲"（《石菖蒲》）。

石菖蒲，味辛、苦，性温，归心、胃经，具开窍醒神、化湿和胃、宁神益志之效，兼有豁痰辟秽之功，用于湿浊蒙蔽清窍所致的神志昏乱、健忘失眠、耳鸣耳聋和湿阻中焦的脘腹痞满、胀闷疼痛、噤口痢。此外，还可用于声音嘶哑、痈疽疮毒、风湿痹痛、跌打损伤等。《重庆堂随笔》赞之曰："石菖蒲，舒心气，畅心神，怡心情，益心志，妙药也。清解药用之，赖以祛痰秽之浊而卫宫城；滋养药用之，借以宣心思之结而通神明。"也有说反面话的，如《本草新编》认为：石菖蒲"止可为佐使，而不可为君药。开心窍必须佐以人参；通气必须佐以苍术；遗尿欲止，非加参芪不能取效；胎动欲安，非多加白术不能成功；除烦闷，治善忘，非以人参为君亦不能两有奇验也。"石菖蒲入方，如涤痰汤、菖蒲郁金汤、清心温胆汤、生铁落饮、安神定志丸、连朴饮、开噤散、不忘散、开心散、安神补心丸等。

药理研究显示，本品具有镇静、抗惊厥、解痉、平喘、抗菌和减慢心率、调节心律失常等作用。

十七、补虚药

（一）补气药

补气黄芪和人参，山药党参西洋参，
扁豆白术绞股蓝，甘草沙棘太子参，
饴糖蜂蜜大红枣，红景天配五加参。

补虚药，是以纠正人体气血阴阳虚衰的病理倾向，以治疗虚证为主要功能的药物。中医学的进补原则是"无虚不可补"，故实邪之证、身体无虚者，决不可妄投补药。在人们追求以健康长寿为主题的养生活动中，出现的过分依赖补法、夸大补法的作用和狂补、滥补的现象，是对中医理论的无知和曲解，需要进行正确的教育和引导。

根据虚证的不同性质，补虚药也相应分为补气、补阳、补血、补阴四种，本章将分类述之。补气药，以治疗气虚证，补益机体活动能力不足，改善机体抗病能力为己功的药物。本类药物性味以甘温或甘平为多，最适于对脾、肺气虚的治疗，少数药物兼有补心气之功。

人参（《神农本草经》）

人参大补元气，救脱功高无比，

补脾益肺生津，安神增智相纽。

人参，为五加科多年生草本植物人参的根，主产于吉林、辽宁、黑龙江等地，以吉林抚松的产量最大、质量最好，称"吉林参"。生长年份较长的人参，其主根肥大，形若纺锤，常有分叉，全貌颇似人的头、手、足和四肢，故而得名。古代对人参的雅称很多，如"黄精"、"地精"、"土精"、"神草"等，还被誉为"百草之王"。清帝乾隆封人参为"仙丹"，并专门写有《吟人参》诗，其中有"性温生处喜偏寒，一穗垂如天竺丹"的诗句脍炙人口。根据人参的生长环境，把自然生长在深山里的人参，称为"野山参"；把经过人工栽培而成的人参，称为"园参"或"移山参"。根据加工方法的不同，把经过干燥处理后的人参，称为"生晒参"；把经过蒸制干燥的人参，称为"红参"；把加工断下的细根，称为"参须"。

人参，为补气药中之王，大补元气，以固人之根本，用于气虚欲脱；安神增智，益气以生新血，用于心神不安；补益脾气，以助生化之源，用于脾气不足；补益肺气，以利肺之本能，用于肺气亏虚；生津止渴，益气以促水化，用于津伤口渴。人参应用广泛，仅张仲景《伤寒杂病论》中用人参的处方就达41首。人参入方，如独参汤、参附汤、生脉散、补肺汤、四君子汤、归脾汤、八珍汤、天王补心丹、白虎加人参汤、人参胡桃汤、人参蛤蚧散等。

药理研究显示，本品具有抗休克、提高应激反应能力、增强神经活动灵活性、促进造血系统功能、调节胆固醇代谢、提高免疫能力和降血脂、降血糖、抗炎、抗过敏、抗肿瘤等多种作用。长期、大量服用本品有引起不良反应的报道，应予关注。传统认为，本品不宜与藜芦同用。

西洋参 （《增订本草备要》）

洋参寒甘而苦，心肺肾脾为补，
益气养阴上品，清热生津功著。

西洋参，为五加科多年生植物西洋参的根，主产于美国、加拿大、法国，我国北京、吉林、辽宁等地也有栽培。古时我国将南洋以西的地域称为"西洋"，包括欧美各国。因西洋参"出大西洋弗兰西，形似辽东糙人参"（吴仪洛《本草从新》），故名之。

西洋参，甘养寒清，补气养阴而不腻，清火生津而护正，可用于阴虚火旺，喘咳痰血；可用于热病气阴两伤，烦倦口渴；可用于津液不足，口干舌燥；可用于肠热便血。张锡纯认为："其性凉而补，凡欲用人参而不受人参之温补者，皆可以此代之"（《医学衷中参西录》）。西洋参入方，如清暑益气汤等。

药理研究显示，本品有抗休克、抗心肌缺氧、抗心肌缺血、抗心律失常、抗疲劳、抗惊厥及镇静、止血、降血糖等作用。传统认为，本品不宜与藜芦同用。

党参 （《增订本草备要》）

党参上党为源，不燥不腻品端，
补血益气生津，扶正固本延年。

党参，为桔梗科多年生草本植物党参、素花党参或川党参的根，主产于山西、陕西、甘肃等地。因其根状近似人参，又最早在山西上党地区被发现，故而得名。

党参，甘平和缓，补中益气，而治中气不足；补益肺气，而治肺气亏虚；益气生津，而治津伤口渴；补气养血，而治头晕心慌；扶正祛邪，而能延年益寿。党参"本与人参不甚相远"

（《本草正义》），只是功力较弱，用量可稍大于人参。尤其可贵的是，它健脾运而不燥，滋胃阴而不湿，润肺而不显寒凉，养血而不偏滋腻，鼓舞清阳、振动中气而无刚燥之弊。党参入方，如补肺汤、八珍汤等。

药理研究显示，本品能调节胃肠运动，兴奋呼吸中枢和抗溃疡、抗缺氧、抗辐射、升高红细胞、升高血糖、降低血压及延缓衰老等功能。传统认为，本品不宜与藜芦同用。

太子参 （《中国药用植物志》）

太子孩儿一参，甘平文质彬彬，

益气生津润燥，清补肺脾可沁。

太子参，为石竹科多年生草本植物异叶假繁缕的块根，又名"孩儿参"、"童参"。如此之命名，皆因其地下肉质直生的纺锤形块根状如儿童之形故。其分布于华东、华中、华北、东北和西北等地，江苏、安徽、山东等省份是它的主产地。

太子参，甘平而润，为清补之品。有近似西洋参益气生津，补益脾肺的作用，但力较弱。临床用于脾虚食少、倦怠乏力、心悸自汗、肺虚咳嗽、津亏口渴等。因太子参药力平和，适用于脾肺亏虚、气阴不足、气津不足诸症，除作为治疗性药物使用之外，还被被广泛用于养生保健产品之中。目前，它已被卫生部确定列入"可用于保健食品的中药材名单"。

药理研究显示，本品对淋巴细胞有明显的刺激作用。

黄芪 (《神农本草经》)

黄芪补气升阳，益卫固表能匠，
托毒生肌活血，利水消肿称强。

黄芪，为豆科多年生草本植物蒙古黄芪或膜荚黄芪的根，主产于内蒙古、山西、黑龙江等地。黄芪，原作"黄耆"，而"耆"有"老"和"长"的意思。据此，按其根为黄色，功长于补益的含义命为此名了。张锡纯曰：黄芪"补气之功最优，故推为补药之长，而名之曰'耆'也"（《医学衷中参西录》）。

黄芪，甘温纯阳，一为补气要药，用于脾肺气虚或中气下陷之证；二有益卫之功，用于卫气虚所致的表虚自汗；三为疮治圣药，用于气血不足之痈疽不溃或溃久不敛；四能利水消肿，用于气虚失运、水湿停滞的浮肿尿少；五又除痹，治消渴，用于气虚血滞之肢体麻木、关节疼痛、半身不遂和气虚津亏之消渴。清代医家黄宫绣称赞它为"补气诸药之最"（《本草求真》）。黄芪入方，如补中益气汤、当归补血汤、归脾汤、玉液汤、牡蛎散、玉屏风散、当归六黄汤、芪术膏、参芪膏、黄芪建中汤、芪附汤、托里透脓散、十全大补汤、防己黄芪汤、黄芪桂枝五物汤、蠲痹汤、补阳还五汤等。

药理研究显示，本品能促进机体代谢、利尿、促进血清和肝脏蛋白质更新，有抗菌、抗病毒、抗缺氧、抗辐射和护肝、降血压、降血脂、调节血糖、抗疲劳、抗衰老等作用。

白术 (《神农本草经》)

白术冬季采收，补气威振中州，

燥湿利水安胎，固表止汗好述。

白术，为菊科多年生草本植物白术的根茎，主产于浙江、湖北、湖南等地。产于浙江于潜者最佳，称为"于术"。白术之名，一来自颜色，其根为白色者；二来自字形，其根、干、枝、叶的构图很像篆文的"术"字。

白术，性温，味苦而甘，归脾、胃二经。称补脾要药，以健脾运，补脾虚，治食少便溏、脘腹胀满，倦怠无力；为燥湿上品，以促运化，除水湿，治痰饮水肿；能益气固表，以敛卫阳，固肌表，治虚汗不止；有安胎之效，以补脾胃，升中气，治胎动不安。《本草通玄》赞之曰："补脾胃之药，更无出其右者。"白术入方，如四君子汤、苓桂术甘汤、玉屏风散、四苓散、理中汤、枳术丸等。

药理研究显示，本品对肠管有双向调节作用，并能提升白细胞、保肝、利胆、利尿、镇静、降血糖、抗血凝、抗菌、抗肿瘤等。

山药 (《神农本草经》)

山药优产怀庆，平补三焦驰名，

益肺补脾滋肾，养阴止带固精。

山药，为薯蓣科植物薯蓣的根茎，原名"薯蓣"。古人种植此种植物的方法是先在地下打穴造型，犹如住所（署），然后再把它种下去，其长成后与原先设计的造型（预）完全一致，形与预留住所相符，故名"薯蓣（署预）"。后为避唐代宗李豫之名，而改为"薯药"；又为避宋英宗赵曙之名，而改为"山药"了。山药出产于河南、湖南及江南各地，以河南焦作市、济源市及新乡原阳县（故称"怀庆府"）出产者最佳，故又名"怀山药"，被誉为"四大怀药"之一。按照加工的程度，把初加工和精加工的山药，分别称为"毛山药"和"光山药"。

山药，性平，味甘，平补三焦，"主伤中，补虚羸，除寒湿邪气，长肌肉，久服耳目聪明，轻身不饥、延年"（《神农本草经》）。适于肺虚喘咳；补脾益脾阴，适于脾虚气虚之食少便溏或泄泻；补肾固肾精，适于肾虚遗精、尿频、妇女白带多；养阴止消渴，适于三消中之任意一种。山药入方，如参苓白术散、六味地黄丸、完带汤、缩泉丸、玉液汤等。

药理研究显示，本品有健脾胃、助消化、降血糖、抗氧化和促进免疫功能的作用，对肠管运动有双向调节的作用。

白扁豆 *(《名医别录》)*

> 扁豆甘淡温和，健脾和中婀娜，
> 化湿以消吐泻，解暑不可多得。

白扁豆，为豆科植物扁豆的成熟种子。因其色白、外形呈扁圆形而得名，主产于江苏、河南、安徽等地。

白扁豆，甘而微温，补脾不腻，除湿不燥，为补脾和中、健脾化湿之良药。临床上多用其治疗脾虚有湿、体倦乏力、食少便溏和暑湿吐泻、妇女湿浊下注、白带过多等症。有学者认为，本药"味轻气薄，单用无功，必须同补气之药共同为佳"（《本草新编》）。白扁豆入方，如参苓白术散、香薷饮等。

扁豆衣和扁豆花亦作药用，前者与扁豆同功而力稍逊，但无壅滞之弊；后者功能消暑化湿，用于夏月伤暑湿而致的发热泄泻或下痢，亦治妇女赤白带下。

药理研究显示，本品有抑菌、抗病毒、解毒等作用。

甘草 *(《神农本草经》)*

> 甘草益气补中，缓急调和药性，
> 止痛清热解毒，祛痰止咳总统。

甘草，为豆科多年生草本植物甘草、胀果甘

草或光果甘草的根及根茎，主产于内蒙古、新疆、甘肃等地。因其根茎部有特殊的甜味，故而得名。又因其能"随气药入气，随血药入血，无往不可，故称'国老'"（张景岳《本草正》）。南宋词人辛弃疾有词专道此事，曰："最要然然可可，万事称好。滑稽坐上，更对鸱夷笑。寒与热，总随人，甘国老"（《千年调》）。

　　甘草，味甘而补，性平而缓，补脾气而治脾虚，治中气不足，气短乏力、食少便溏；润肺金而止咳喘，治寒热所致之咳喘；解百毒为众药之友，治痈疽疮毒、食物中毒、药物中毒，并缓和药性，调和百药；缓挛急而止疼痛，治脘腹或四肢挛急作痛。李时珍赞之曰："甘草协和群品，有元老之功；善治百邪，得王道之化，可谓药中之良相也"（《本草纲目》）。甘草入方，如四君子汤、炙甘草汤、小建中汤、调胃承气汤、半夏泻心汤、三拗汤、麻杏石甘汤、桔梗汤、芍药甘草汤、甘豆汤等。

　　药理研究显示，本品有抗心律失常、抗溃疡、抑制胃酸分泌、缓解胃肠平滑肌痉挛、镇痛、镇咳、祛痰、平喘和抗菌、抗病毒、抗炎、抗过敏、利尿、降脂、保肝、保护咽喉等多种作用。

大枣 （《神农本草经》）

　　大枣甘温入药，补中甘当配角，

益气养血安神，缓和峻品之倍。

大枣，为鼠李科植物落叶灌木或小乔木枣的成熟果实，主产于河北、河南、山东等地，其他地区已有栽培。

大枣，补中气之不足，以健脾益胃；治血虚之脏躁，以养血安神；缓药性之峻烈，以护卫正气；与生姜之相须，以调和营卫。《本草备要》总结出枣能"补中益气，滋脾土，润心肺，调营卫，缓阴血，生津液，悦颜色，通九窍，助十二经，和百药"的功能，差不多算是统治全身之药了。在医圣张仲景的《伤寒杂病论》一书中，全部的方剂为113个，而用枣者竟达58方之多。大枣入方，如甘麦大枣汤、葶苈大枣泻肺汤、十枣汤等。

鲜枣中抗坏血酸的含量，在水果、蔬菜类中居第一位，每千克鲜枣中含量高达5000毫克左右，故有"天然的维生素丸"之称。加之它还含有较多的铁和磷质等物质，药用之外被广泛用于居家生活和养生保健之中，是中国老百姓熟知并应用最普遍的食品之一。

药理研究显示，本品能增强肌力、增加体重、增强胃液分泌、保护肝脏，有镇静、促眠、抗变态反应、抗突变、镇痛、镇咳、祛痰等作用。现代临床有用大枣对过敏性紫癜、血小板减少症、肝炎等疾病的治疗作为辅助药物使用的，发现对保护肝脏、降低血清谷丙转氨酶和养颜益寿有确切效果。

刺五加 (《全国中草药汇编》)

> 五加功如人参，擅长益气安神，
> 健脾补肾得法，增智健体强筋。

刺五加，为五加科植物落叶灌木刺五加的根茎或茎，主产于东北地区及河北、北京、山西、河南等地。商品名为"五加参"，黑龙江人习称为"老虎潦"，日本则称为"虾夷五加"，前苏联又称为"西伯利亚人参"。名"刺五加"者，盖因其植物形态以五叶交加者为良，且其茎密生细长倒刺也。

刺五加，味甘微苦，性温，有益气健脾、补肾安神之功，可用于肺脾气虚之体倦乏力、食欲不振、久咳虚喘和肾虚腰酸腿痛、筋骨痿弱、阳痿性怯、小儿行迟及心神不宁、失眠健忘等症。宋代本草学家寇宗奭盛赞其功，说它为"天之五车之星精也"："青精入茎，则有东方之液；白气入节，则有西方之津；赤气入花，则有南方之光；玄精入根，则有戊己之灵。五神镇主，相转育成。用之者真仙，服之者返婴也"。古人常以之为酒，并形容说："世世有得服五加酒散，而获延年不死者，不可胜记"(《图经衍义本草》)。"宁得一把五加，不愿黄金满车"(王象晋《群芳谱》)。除入药外，春天可采摘其嫩芽食用，味美可口，是优质的山野菜。

药理研究显示，本品有与人参基本相同的特性和功能，具有抗疲劳、抗辐射、抗应激、耐缺氧、解毒、抗炎、抗菌、抗病毒、抗癌和止咳、祛痰等作用，能有效提高机体的免疫功能。

绞股蓝 (《救荒本草》)

绞股蓝根全草，益气健脾热炒，

化痰止咳佳品，清热解毒支招。

绞股蓝，为葫芦科多年生草质藤本宿根植物绞股蓝的根茎或全草，主产于广东、云南、四川、福建等地。民间称其为"神奇不老长寿药草"。它始载于《救荒本草》，书中云："绞股蓝，生田野中，延蔓而生，叶似小蓝叶，短小较薄，边有锯齿，又似痢见草，叶亦软，淡绿，五叶攒生一处，开小花，黄色，亦有开白花者，结子如豌豆大，生则青色，熟则紫黑色，叶味甜"。1986 年，国家科委（现为科技部）在"星火计划"中将其列为待开发的"名贵中药材"之一；2002 年 3 月，国家卫生部将其列入保健品可用药名单。

绞股蓝，味甘、苦，性寒，归脾、肺经。其功益气健脾、化痰止咳、清热解毒，用于脾胃虚弱之体倦乏力、纳差少食和气阴两虚之燥热咳嗽、痰黏难咯，以及热毒所及之癥瘕患者。

药理研究显示，本品有较好的抗应激作用、增强特异和非特异免疫的作用、促进学习记忆和抗衰老的作用等；同时有降血糖、降血脂、保肝、抗血小板聚集、扩张血管、增加冠脉流量，以及镇静、促眠、镇痛、抗溃疡、抗肿瘤等作用。现代临床广泛将其应用于高血脂、脂肪肝、肥胖、便秘、失眠、乙肝、慢性呼吸道炎症等的治疗与保健上，已取得多项成果。

红景天 （《四部医典》）

> 景天载于藏典，健脾益气凯旋，
> 养阴清肺止咳，活血化瘀功兼。

红景天，为景天科多年生草木或灌木植物红景天或大花红景天的根茎，主产于西藏、四川、吉林等地，历代藏医将其视为"吉祥三宝"。它的生长环境一般都在海拔 800~2500 米，是高寒无污染地带的珍稀野生植物。其生长环境恶劣，受紫外线照射和昼夜温差大等自然因素影响，具有很强的生命力和特殊的适应性。其生长高位，花呈聚伞状顶生，色红鲜艳，远处望去，犹如天之胜景，故而得名。

红景天，味甘，性寒，归脾、肺经，具健脾益气、清肺止咳、活血化瘀之功，用于脾虚之倦怠乏力、妇科带下和肺阴不足之咳嗽痰黏及跌打损伤的治疗。李时珍在《本草纲目》中说它有"祛邪恶气，补诸不足"之功，是"已知补益药中所罕见"的。

药理研究显示，本品具有抗疲劳、抗氧化、

抗寒冷、抗辐射之功，对提高脑力活动、提升工作效率和机体抵抗力有较好作用。《现代实用本草》将其作用总结为 7 个方面，即中枢抑制作用、抗疲劳作用、强心作用、抗炎作用、抑制血糖升高作用、抗过氧化作用和抗微波辐射作用。

沙棘 (《晶珠本草》)

> 沙棘健脾消食，止咳祛痰信使，
> 活血化瘀通脉，强体保肝降脂。

沙棘，为胡颓子科落叶灌木沙棘的成熟果实，主产于西南、华北、西北地区。它可以在盐碱化土地上生存，有良好的耐旱、抗风沙作用，被广泛用于水土保持。沙棘的根、茎、叶、花、果，特别是果实含有丰富的营养物质和生物活性物质，被卫生部确认为药食两用的植物。除药用外，被广泛用于食品、轻工、航天、农牧、渔业等国民经济的众多领域。

沙棘，味甘、酸，性温，归胃、肺、心经。具有健胃消食、止咳化痰、活血祛瘀之功效，主要用于脾气虚弱或脾胃气阴两伤之食少纳差、消化不良、腹胀腹痛、体倦乏力和肺气虚弱之呼吸不畅、咳嗽痰多之症，同时用于胸痹疼痛、妇女闭经、跌打瘀肿等。沙棘入方，如五味沙棘散等。

药理研究显示，本品可降低胆固醇，缓解心绞痛发作，有防治冠状动脉粥样硬化性心脏病的作用；有祛痰、止咳、平喘，治疗慢性气管炎和胃及十二指肠溃疡、慢性浅表性胃炎、萎缩性胃炎、结肠炎等；对烧伤、烫伤、刀烧、冻伤，以及妇女宫颈糜烂等，也有良好的治疗效果。同时，本品还有抗疲劳、抗癌、降低胆固醇、促进伤口愈合等作用。有临床报道称，用本品治疗心绞痛有效率可达94%的。

饴糖 （《名医别录》）

> 饴糖补中益气，甘温老幼皆宜，
> 润肺止咳消痰，止痛又能缓急。

饴糖，为米、麦、粟或玉蜀黍等粮食经过发酵糖化制成的糖类，全国各地均产。根据其软硬程度，可分为"胶饴"和"白饴糖"两种，入药以胶饴为主。饴，在古汉语中有"软"、"濡"、"弱"等含义，刘熙《释名》曰："糖之清者曰饴，形怡怡然也；稠者曰饧，强硬如锡也"。在传统节俗中，饴糖是农历腊月二十三"祭灶"活动的主要祭品之一，俗语有"糖瓜祭灶，新年来到，闺女要花，小儿要爆"（李光庭《乡言解颐》）之说，民众中也有许多将饴糖用于防治疾病和养生保健的小验方。

饴糖，味甘，性温。走脾经而补脾益气，用于劳倦伤脾，气短乏力、纳食减少；走胃经而缓急止痛，用于虚寒腹痛，喜温喜按、得食则减；入肺经而润肺止咳，用于肺虚咳嗽、干咳无痰、气短作喘。饴糖入方，如小建中汤、大建中汤等。

本品为黏腻之物，有助湿壅中之弊，湿阻中满者不宜服。

蜂蜜 （《神农本草经》）

蜂蜜甘平诱人，止咳滋润肺全，

补中缓急止痛，滑肠通便热忱。

蜂蜜，为蜜蜂科昆虫中华蜜蜂所酿成的蜜，全国大部分地区有产。在我国一些少数民族地区，蜜蜂被认为是人类的祖先而受到特别的尊重。如傈僳族中的"英以查氏族"和怒族中的"别阿起人"，在汉语中都是"蜂氏族"的意思。

蜂蜜，甘平入脾，补中缓急止痛，以疗脾胃虚弱诸症；入肺，补肺润肺止咳，以疗肺虚及肺燥之咳；入大肠，润燥滑肠通便，以疗肠燥便秘；尚有解热毒之效，以治疮疡、烫伤。明代药物学家李时珍从6个方面总结出它"生则性凉，故能清热；熟则性温，故能补中；甘而平和，故能解毒；柔而濡泽，故能润燥；缓可去急，故能止心腹、肌肉、疮疡之痛；和可致中，故能调和百药而与甘草同功"（《本草纲目》）的药用机制。蜂蜜入方，如大乌头煎、琼玉膏、蜜煎导等。

药理研究显示，本品具有营养心肌、保护肝脏、降低血压、防止动脉硬化和抑菌、解毒、抗肿瘤、增进免疫功能等作用。除直接作为药物使用外，还是上好的养生保健食品，被称为是集滋阴补血、健脑益智、强筋壮骨、养颜美容、延年益寿之大全的"最完美的食品"，特别适用于成长发育中的婴幼儿、孕产妇、消耗智能较大的脑力劳动者、长期患病或身体虚弱的病人和老人们的保健需要。

（二）补阳药

补阳虫草与鹿茸，蛤蚧核桃紫石英，
巴戟仙茅胡芦巴，淫羊藿与肉苁蓉，
韭子菟丝沙苑子，胎盘海马狗肾功，
锁阳续断阳起石，蛤蟆之油配杜仲，
补骨脂与羊红膻，智仁暖肾又固精。

补阳药，有补益心、脾、肾等人体各部阳气不足的作用，尤以补肾阳为要，对于肾阳虚而见的畏寒肢冷、腰膝酸软冷痛、阳痿早泄、宫冷不孕、白带清稀、夜尿增多、脉沉苔白等，均可选用本类药物治之。

本类药物性温而燥，易伤阴助火，阴虚火旺者忌用。

鹿茸 （《神农本草经》）

鹿茸雄鹿幼角，补阳益精英豪，
强壮筋骨举陷，固阴补血多劳。

【附】鹿角、鹿角霜、鹿角胶
鹿角衍生霜胶，常作鹿茸代庖，

收敛固涩取霜，益阴止血兑膏。

鹿茸，为脊椎动物鹿科梅花鹿或马鹿等雄性鹿头上尚未骨化而带有茸毛的幼角，主产于吉林、黑龙江、辽宁、内蒙古、新疆、青海等地。吉林是产量最高、品质最佳的省份，有"鹿乡"的美誉。除上述省份外，其他地区亦有人工饲养。

鹿茸，味甘、咸，性温，为血肉有情之品，能补肾阳、益精血、强筋骨、固冲任，为肝、肾经之要药。临床用于肾阳不足、精血亏虚之畏寒肢冷、阳痿早泄、宫冷不孕、小便频数、腰膝酸痛、头晕耳聋、精神疲乏和精血不足、筋骨无力；小儿发育不良、骨软行迟、囟门不合；妇女冲任虚寒，带脉不固、崩漏不止、带下过多，以及疮疡久溃不敛、阴疽内陷诸症。鹿茸入方，如参茸固本丸、加味地黄丸、鹿茸散、白蔹丸、阳和汤等。

鹿角，是梅花鹿和各种雄性鹿已骨化的角；鹿角胶和鹿角霜均是由鹿角煎熬而成的衍生物。鹿角，常被作为鹿茸的代用品，但作用较弱，兼有散瘀消肿之用；鹿角胶，除补肝肾、益精血外，尚有良好的止血作用，以治各种出血证之偏寒者；鹿角霜，有弱缓的益肾助阳之功，兼有收敛之效，以治便溏、崩漏、带下、疮疡等。

药理研究显示，鹿茸有调整心率、扩张外周血管、降低血压和抗脂质过氧化、抗应激等作用。

紫河车 (《本草拾遗》)

> 紫河车即胎盘，经归肺与肾肝，
>
> 补肾益精起痿，养血益气速捐。

【附】 脐带

> 脐带与药同煮，甘咸辛温而补，
>
> 补肾纳气敛汗，喘咳盗汗认输。

紫河车，亦名"人胞"，为健康产妇的胎盘。人胞如车载物，浮于水中，故曰"河车"；其色紫，故曰"紫河车"。明代医家吴球曰："紫河车即胞衣也，儿孕胎中，脐系于胞，胞系母脊，受母之荫，父精母血，相合生成，真元所钟，故曰'河车'"(《慎斋遗书》)。

紫河车，味甘、咸，性温。功能补肝肾、益精血、益肺气、纳肾气，可用于肺、肝、肾之不足所引起的不孕、阳痿、遗精、腰酸、头晕、耳鸣、气喘、乏力、面萎等，还有抗痨和收缩子宫的作用。《本草经疏》评曰："人胞乃补阴阳两虚之药，有返本还原之功。"紫河车入方，如大造丸等。

脐带，是将新鲜脐带用金银花、甘草、黄酒同煮，烘干入药的。本品有补肾、纳气、敛汗之效，可治肾虚喘咳、盗汗等。

药理研究显示，紫河车有促进乳腺和女性生殖器发育之功，同时具有抗过敏和增强机体抵抗力的作用。

淫羊藿 （《神农本草经》）

淫羊藿主乙癸，补肾壮阳为贵，
祛风除湿强筋，风寒湿痹告吹。

淫羊藿，别名"仙灵脾"，为小檗科多年生
草本植物淫羊藿、箭叶淫羊藿或柔毛淫羊藿等的
全草，主产于陕西、辽宁、山西、湖北、四川等
地。淫，雌雄交配也；藿，豆叶也；淫羊藿者，
"西川北部有淫羊，一日百遍合，盖食藿所致，
故名'淫羊藿'"（陶弘景《神农本草经集注》）。
对于其壮阳功能，唐代文人柳宗元有颇深认识，
他不仅亲自采集、种植淫羊藿，还写下了专门的
诗篇记述此事："痿者不忘起，穷者宁复言。神
载辅吾足，幸及儿女奔"（《种仙灵脾》）。

淫羊藿，味辛、甘，性温，有补肾壮阳之
力，用于阳痿、尿频、腰膝无力；具祛风除湿之
效，用于风寒湿痹或肢体麻木。淫羊藿入方，如
淫羊藿酒、填精补髓丹、仙灵脾散、赞育丸等。

药理研究显示，本品有促进脑部分泌系统分
泌的功能，能促进蛋白的合成，有抗寒冷、起阳
痿、降血压的作用。

巴戟天 （《神农本草经》）

巴戟助阳补虚，阳痿宫冷屈膝，
祛风除湿强筋，五劳七伤安逸。

巴戟天，为茜草科植物藤状灌木巴戟天的

根，主产于广东、广西、福建、江西、四川等
地。戟，兵器，引申为刺、刺激；天，天宦，为
男子不育症之一；该药刺激男性而兴阳事、得子
嗣，壮阳之功尽显也。以巴蜀地区（古时对四川
的称谓，东部为巴，西部为蜀）出产者效果最
佳，故曰"巴戟天"。

巴戟天，味辛、甘，性柔润微温，补肾助
阳，以用于阳痿、尿频、宫冷不孕、月经不调，
少腹冷痛；兼除风湿，以治疗腰膝疼痛或软弱无
力。巴戟天入方，如赞育丸、金刚丸、巴戟
丸等。

药理研究显示，本品有增加实验动物体重、
延长其运动时间和促肾上腺皮质激素样作用。近
年来有人用它治疗高血压病，据称有确切的降压
效果。

仙茅 （《海药本草》）

> 仙茅辛热性猛，温肾壮阳为宗，
>
> 祛寒除湿强筋，主治阳痿精冷。

仙茅，为石蒜科植物仙茅的根茎，出产于西
南及长江以南各省，以四川的产量较大。称仙茅
者，言其叶似兵器矛的形状，其功可以使人长寿
成仙。此药在唐代为宫廷帝王养生之药，后逐渐
流向社会，倍受推崇，俗言有"十斤乳石，不及
一斤仙茅"之说。

仙茅，药性燥热，有毒性。以壮肾阳、祛寒

湿、强筋骨为主功，适用于肾阳不足、命门火衰、阳痿精冷、小便频数和心腹冷痛、筋骨痿软、腰膝冷痛等症。李时珍说它是"补三焦、命门之药也。惟阳虚精寒、禀赋素怯者宜之；若体壮阳火炽盛者，服之反能动火"（《本草纲目》）。仙茅入方，如仙茅酒、仙茅丸等。

药理研究显示，本品具有镇静、抗惊厥和增加实验动物免疫力及平均存活时间的作用。

杜仲 （《神农本草经》）

杜仲滋补镇痛，肝肾任其驰骋，
固本强筋健骨，止遗安胎暖宫。

杜仲，又名"思仲"、"思仙"，为杜仲科植物高大落叶乔木杜仲的树皮，主产于四川、云南、贵州、湖北等地。李时珍曰："昔有杜仲服此得道，因以名之。思仲、思仙，皆有此义"（《本草纲目》）。看来，杜仲是传说中热心为民众治病的医家。

杜仲，为温补之品，是补肝肾、强筋骨、固胎元的要药。每用于肝肾不足、腰膝酸痛或萎软无力，也用于肝肾虚寒、阳痿、尿频，还用于胎动不安或习惯性堕胎。清代医家徐洄溪以为："杜仲，木之皮。木皮之韧且厚者此为最，故能补人之皮；又其中有丝，连属不断，有筋之象也，故又能续筋骨。因形以求理，则其效可知也"（《洄溪医案》）。杜仲入方，如青娥丸、杜仲寄生汤、杜仲散、十补丸、杜仲丸等。

药理研究显示，本品具有镇静、减压和收缩子宫、调节细胞免疫平衡的作用。近年来有用本品治疗肝阳上亢型高血压病的报道，据称效果可靠；并称，炒杜仲的降压效果明显高于生杜仲。

续断 （《神农本草经》）

续断名驰川鄂，补养肝肾选择，
强筋安胎止血，疗伤续断有误。

续断，为续断科多年生草本植物川续断的干燥根，主产于于四川、湖北、湖南、贵州等地，云南、陕西等地亦有出产，以四川、湖北产的质量较佳。因其"善理血脉伤损，接续筋骨断折，故名续断"（贾九茹《辨药指南》）。

续断，味苦、辛，性微温，走足厥阴、少阴二经。它为理肝肾之要药，补肝肾且行经脉，使补而不滞，续筋骨且消肿痛，使瘀祛肌生。临床用其治疗腰痛脚弱、遗精、崩漏、胎漏下血、胎动欲坠、跌打损伤、金疮、痈疽溃疡等。续断入方，如续断散、远志丸、锁精丸、续断丹、续断丸、寿胎丸、邱祖伸筋丹等。

药理研究显示，本品有抗维生素 E 缺乏症和对疮疡的排脓、止血、镇痛、促进组织再生及促进子宫生长发育等作用。

肉苁蓉 (《神农本草经》)

> 苁蓉味甘而咸，其性温良恭俭，
> 补肾助阳益精，养血润肠通便。

肉苁蓉，又名"淡大芸"、"甜大芸"，为列当科一年或多年生寄生草本植物肉苁蓉带鳞叶的肉质茎，主产于内蒙古、甘肃、新疆、青海等地。其茎呈肉质，面对沙漠的恶劣环境从容不拘，故而得名，又有"沙漠人参"之美誉。李时珍则从其药性上解释说："此物补而不峻，固有'从容'之号。从容，和缓之貌"（《本草纲目》）。

肉苁蓉，味甘、咸，性温。药力和缓，补阳而不燥，用量宜大。用于阳痿、不孕、腰膝冷痛、筋骨无力的治疗，取其补肾阳、益精血之功；用于肠燥津枯之大便秘结之症，取其润肠通便之效。《日华子本草》总结说："治男绝阳不兴，女绝阴不产，润五脏，长肌肉，暖腰膝，男子泄精，尿血，遗沥，带下阴痛。"肉苁蓉入方，如肉苁蓉丸、金刚丸、济川煎、润肠丸等。

药理研究显示，本品对实验动物的免疫功能具有显著调节作用。

锁阳 (《本草衍义补遗》)

> 锁阳春采上等，肝肾补而得充，
> 助阳养筋起痿，润肠大便通融。

锁阳，为锁阳科肉质寄生草本植物锁阳的肉质茎，主产于内蒙古、甘肃、青海、新疆等地。锁者，封闭之谓；阳者，男性之阳具。锁阳，长圆柱状，暗紫红色，"上丰下俭，鳞甲栉比，筋脉连络，绝类男阳"（陶宗仪《南村辍耕录》），因此得名。

锁阳，味甘，性温，入肝补血，入肾壮阳，入大肠通便，与肉苁蓉功近，为治疗阳痿、不孕、腰膝痿弱、筋骨无力、肠燥便秘常用之药。《本草衍义补遗》说它："大补阴气，益精血，利大便。虚人大便燥结者，啖之可代苁蓉，煮粥弥佳；不燥结者，勿用。"锁阳入方，如虎潜丸等。

药理研究显示，本品有促进实验动物性成熟、降低血压、促进唾液分泌等作用。

补骨脂 （《药性论》）

> 补骨脂辛大温，补肾壮阳驾临，
> 温脾止泻止咳，固精缩泉功深。

补骨脂，为豆科多年生草本植物补骨脂的成熟果实，旧时靠从国外进口，"婆固脂"、"补骨鸱"、"破故纸"等是不同地域、不同时期对它的称谓，都是从外来语音译过来的。现主产于陕西、河南、山西、江西、安徽、广东、四川、云南等地。

补骨脂，苦辛而温，归肾、脾二经。补肾壮阳，以治阳痿不起、腰膝冷痛；固精缩尿，以治滑精、遗尿、尿频；温脾阳、壮肾阳而止五更泄泻；纳气平喘，以治虚寒喘咳。补骨脂入方，如补骨脂丸、青娥丸、破故纸散、破故纸丸、二神丸、四神丸、治喘方、劳嗽方等。

药理研究显示，本品有扩张气管、保护心肌缺血、促进骨髓造血、增强免疫功能、延缓衰老等作用。

益智仁 (《本草拾遗》)

> 益智仁辛固精，温脾暖肾力弘，
>
> 止泻开胃摄唾，缩尿也不放空。

益智仁，为姜科多年生草本植物益智的成熟果实，主产于广东、广西、云南、福建等地。关于其名称的由来，苏轼的解释是："益智，花实皆作长穗分三节，其实熟否，以候岁之丰歉。其为药，治气止水，而无益于智，智岂求之于药。其得此名者，岂以知岁也"（《东坡杂记》）。很明确，它体现的是南方劳动人民通过观察稻的花穗生长情况来判断年景丰歉的经验，是智慧的结晶。

益智仁，辛温燥热，能温脾散寒，开胃摄唾，以治脾肾受寒，腹痛吐泻和中气虚寒，食少多唾；暖肾助阳，固精缩尿，以治肾气虚寒、遗精、遗尿、尿有余沥、夜尿多等。益智仁入方，如三仙丸、缩泉丸、益智散等。

药理研究显示，本品对实验动物有增强左心

房收缩力、抑制腹水型肉瘤细胞的作用。

菟丝子 （《神农本草经》）

> 菟丝平补阴阳，补肾益精褒奖，
>
> 养肝明目固精，止泻安胎依傍。

菟丝子，为旋花科寄生性蔓草菟丝子的成熟种子。其初生之根，形如伏兔，植物茎细柔如丝，色黄如金，故而得名，并有"金丝草"、"黄丝草"的俗称。我国大部分地区均有分布，于秋季采收。

菟丝子，辛、甘而平，走肝、肾二经，对肾阴、肾阳有双补之功，又能固精缩泉、明目止泻。凡肾虚腰痛、阳痿遗精、尿频及宫冷不孕，肝肾不足之目昏不明，脾肾阳虚之便溏泄泻，肾虚之胎动不安等均可用之，中医学视之为"补脾、肾、肝三经要药"（缪希雍《本草经疏》）。关于其"辛"，《本草经疏》中也有专门解释："五味之中，惟辛通四气，复兼四味。经曰：肾苦燥，急食辛以润之。菟丝子之属是也，与辛香燥热之辛迥乎不同矣，学者不以辞害意可也"。菟丝子入方，如五子衍宗丸、菟丝子丸、茯菟丸、驻景丸、寿胎丸等。

药理研究显示，本品对实验动物性冷漠的改善、白内障的治疗及心脑组织活性的增强均有一定作用。

沙苑子 (《本草衍义》)

沙苑肝肾运筹，不烈不燥温柔，
补肾固精为本，养肝明目多谋。

沙苑子，古称"白蒺藜"，为豆科一年生草本植物扁茎黄芪的成熟种子，主产于内蒙古和东北、西北地区。因其主产地为同州沙苑一带（今渭南市大荔县），故名之。

沙苑子，为温补固涩之品，能补肾固精、养肝明目。临床用于肾虚腰痛、阳痿遗精、遗尿尿频、白带过多和头昏目眩、目暗不明等的治疗。关于它与刺蒺藜功能上的区别，李时珍说："古方补肾祛风，皆用刺蒺藜；后世补肾，多用沙苑蒺藜"（《本草纲目》）。沙苑子入方，如金锁固精丸等。

药理研究显示，本品对实验动物有显著延长运动时间和抗疲劳的作用，有降低血清胆固醇、甘油三酯和增加脑血流量的作用等。

蛤蚧 (《雷公炮炙论》)

蛤蚧助肾补肺，去头存身留尾。
纳气定喘止嗽，又益精血之亏。

蛤蚧，为壁虎科陆栖动物蛤蚧除去内脏的干燥体，主产于广西，广东、云南亦产。其雄雌常栖居一处，雄性"蛤蛤"而鸣，雌性"蚧蚧"而鸣，故总称"蛤蚧"。习惯认为，蛤蚧头、足、

357

鳞片有小毒，入药应去掉。其尾力大，故入药以全体有尾者为好，也有单用其尾的。《开宝本草》谓，蛤蚧"最护惜其尾，或见人欲取之，多啮断其尾，人即不取之。凡采之者，须存其尾，则用之力全故也"。

蛤蚧，为血肉有情之品，咸收平补，归肺、肾二经。其主要功能为补肺气、助肾阳、定喘咳、益精血，以治疗肺虚咳嗽、肾虚喘息、虚劳咳喘和肾虚阳痿等。蛤蚧入方，如蛤蚧丸、人参蛤蚧散、养真丹等。

药理研究显示，本品对实验动物具有双向性激素作用、免疫增强作用和温度调节作用等。

核桃仁 （《开宝本草》）

> 核桃核仁功重，补肾助阳相从，
>
> 温肺敛肺止咳，润肠通便惠赠。

核桃仁，为胡桃科植物落叶乔木胡桃的核仁，我国各地均有栽培，以华北、西北、东北地区为多。它原产西域地区，故以"胡桃"冠之；公元前139年传入我国后，国人以其形实特征名之，即"核桃"。

核桃仁，味甘，性温，归肾、肺、大肠经。功能补肾温肺、润肠通便，用于肾阳虚衰之腰痛脚弱、小便频数，肺肾不足之虚寒喘咳、久咳不愈和肠燥便秘诸症。核桃入方，如胡桃汤、人参胡桃汤、青娥丸等。

药用之外，核桃仁属于高营养食品。有报道称，核桃仁中脂肪、蛋白质的化学结构比较特殊，容易被人体吸收；氨基酸和赖氨酸的含量比蛋黄还高，是构成人生命的重要物质；油脂中丰富的叶红素，不仅是价值很高的营养品，而且可以减少肠道对胆固醇的吸收，有利于对动脉硬化、高血压、冠心病的防治。民谚有"仁核桃俩枣，常吃长好"之说，坚持经常、少量食用胡桃，确实有使人体重增加、血清蛋白增高，机体抗病能力增强的作用。

药理研究显示，本品可能影响胆固醇在体内合成及氧化排泄机制，同时具有镇咳作用。

冬虫夏草 《本草从新》

冬虫夏草温补，肾阳阴精充足，

补肺止血化痰，体弱神疲可扶。

冬虫夏草，为麦角菌科植物冬虫夏草菌寄生于蝙蝠蛾科昆虫上的子座及幼虫尸体的复合体，主产于四川、青海、云南、贵州，西藏、甘肃等地亦产。

冬虫夏草，味甘，性温，归肾、肺二经。它补肾益肺、止血化痰。临床用于阳痿遗精、腰膝酸痛和久咳虚喘、劳嗽痰血之症的治疗；也有用作补虚保养之品之用，与鸡、鸭、猪肉等炖服，以促进病后体虚、自汗畏寒康复的。近年来养生市场上出现的过分、脱离实际地对本品功能的夸大性宣传，值得引起理性思考。

药理研究显示，本品有镇静、抗惊厥、降温、抗肿瘤和扶助正气、增强机体免疫功能的作用，对心梗、急性肾衰也有一定保护作用。

胡芦巴 （《嘉佑本草》）

> 胡芦巴苦性温，主治元脏冷甚，
> 壮阳散寒止痛，寒疝脚气服驯。

胡芦巴，为豆科一年生草本植物胡芦巴的成熟种子，全株有香气。主产于河南、四川、安徽等地，均为栽培品种。

胡芦巴，味苦而性温，走肾经。功能温肾助阳，散寒止痛，以用于肾阳不足的寒疝腹痛、腹部胀痛、足膝冷痛、寒湿脚气、阳痿遗精、精冷囊湿等症。李时珍认为："胡芦巴，右肾命门药也，元阳不足，冷气潜伏，不能归元者宜之"（《本草纲目》）。胡芦巴入方，如胡芦巴丸、沉香磁石丸等。

药理研究显示，本品有降低血糖、利尿、降压、抗炎等活性，其提取物有刺激毛发生长的作用。

韭菜子 （《名医别录》）

> 韭子或生或炒，补肝益肾暖腰，
> 壮阳固精涩带，缩尿又止血尿。

韭菜籽，为百合科多年生草本植物韭菜的成

熟种子，全国各地均产，以河北、山西、吉林、河南、山东、安徽等地的产量较大。关于其命名，《说文》云："一种而久者，故谓之韭。象形在一之上，一，地也"。《图经本草》也说，韭菜"一岁而三四割之，其根不伤，至冬壅培之，先春而复生。信乎？一种而久之也"。

韭菜子，辛温而暖，味甘而补，能补肝肾，起阳痿，暖腰膝，治遗精、尿频、血尿、白带多诸功。入药生用或炒用，其原则是"生则辛而行血，熟则甘而补中，益肝、散滞、导瘀是其性也"（缪希雍《本草经疏》）。韭菜子入方，如尿精梦泄露方等。

药理研究显示，本品有祛痰、抗菌作用。《本草衍义》说："韭，春食则香，夏食则臭，多食则神昏。"俗语也有"五黄六月烂韭菜"的说法，是说韭菜的最佳使用季节是春季，夏季其容易腐烂变质，味道又不及冬春新鲜，应注意防腐、合理食用。

阳起石 （《神农本草经》）

阳起石咸煅用，温肾阳气以兴，

主治虚寒冷痹，还疗阳痿冷宫。

阳起石，为硅酸盐类矿物阳起石或阳起石石棉的矿石，主产于河北、河南、山东、湖北、山西等地，入药时煅用。关于其名称的来源，《本草图经》认为，与其产地有关："齐州（今山东省济南市）城西惟一土山，石出其中，彼人谓之阳起山。其山常有温暖气，虽盛冬大雪遍境，独此山无积白，盖石气熏蒸使然也"。

阳起石，咸而微温，专走肾经，有温肾壮阳之举，以治疗肾阳虚衰之男子阳痿、女子宫冷，以及下焦有寒、腰膝冷痹等。阳起石入方，如阳起石丸、加减赞育丹等。

本品毕竟为重镇之品，不宜连续久服，阴虚火旺者禁用。

紫石英 （《神农本草经》）

> 紫石英矿温肾，助阳暖胞促孕，
> 镇心安神催眠，温肺平喘宜人。

紫石英，为卤化物类矿石紫石英的矿石，主产于浙江、辽宁、河北、甘肃等地。因其为块状或粒状集合体，具半透明至透明的紫色玻璃样光泽，故而得名。

紫石英，味甘，性温，归心、肺、肾三经。功能温肾助阳，以治肾阳亏虚之宫冷不孕、崩漏带下；镇心安神，以治心悸怔忡、虚烦不眠；温肺平喘，以治肺寒气逆之痰多咳喘等。本品虽为矿石，但性情温润，李时珍说它"上能镇心，重以去怯也；下能益肝，湿以去枯也"（《本草纲目》）。紫石英入方，如风引汤、钟乳补肺汤等。

药理研究显示，本品有兴奋中枢神经，促进卵巢分泌的作用。但其主要成分为氟化钙，如过量服用可能对牙齿、骨骼、神经系统及肾、心和甲状腺造成损害。

海狗肾（含黄狗肾）《神农本草经》

> 海狗阴茎睾丸，壮阳主用于男，
> 益精补髓强腰，暖肾以安先天。

海狗肾，为海狗科动物海狗或海豹的雄性生殖器，又称"温肭脐"，多分布于太平洋沿岸国家，我国主产于渤海、黄海沿岸地区。

海狗肾，味咸，性热，走肾经。补肾壮阳，主治肾虚阳衰之男子阳痿、精少不育，益精添髓，主治肾阳衰微之心腹冷痛、腰酸尿频等。多研为粉末，泡酒服用或加入丸、散剂中使用。海狗肾入方，如腽肭脐丸、腽肭脐散等。

黄狗肾，是哺乳动物犬科黄狗的阴茎和睾丸，又名"狗鞭"。功与海狗肾相似而力较弱。但药源及价格较海狗肾均有优势，故常作其代用品使用。

药理研究显示，海狗肾具有雄性激素样作用。

海马《神农本草经》

> 海马干燥之体，主产沿海地区，
> 补肾壮阳调气，活血散瘀不疑。

海马，为海龙科动物线纹海马、刺海马、大海马、三斑海马或小海马的干燥体。主产广东沿海的阳江、潮汕一带，山东烟台、青岛和辽宁、福建沿海地区亦产。"海马"之名，是因为该动物头部像马而来。其实，海马的形体还具有尾巴像猴、眼睛像变色龙、鼻子像大象、身体像有棱有角的木雕等特征，被比喻为"海中的四不像"。

海马，味甘、咸，性温补，归肝、肾二经。功能补肾壮阳，用于肾阳虚衰之腰膝酸软、阳痿遗精、遗尿尿频及肾虚作喘；调气活血，用于癥瘕痞块、跌打损伤、瘰疬瘿瘤、阴疽疮肿。海马入方，如海马保肾丸、海马汤、木香汤、海马拔毒散等。

药理研究显示，本品提取物对实验动物具有延长发情期的作用，并具有较好的抗应激能力。

蛤蟆油 （《神农本草经》）

蛙油老药新宠，甘咸补肾益精，
养阴润肺止嗽，强体抗衰多能。

蛤蟆油，为脊索动物门两栖纲蛙科动物中国林蛙的干燥输卵管，又名"哈士蟆油"、"雪蛤油"、"林蛙油"。主产东北各地，以吉林产者最佳。明清时期，本品开始受到推崇，清代还被列为"八珍之首"，进贡朝廷；在近年来出现的养生热中，本品更被热炒，有说其作用不亚于人参、冬虫夏草的。

蛤蟆油，味甘、咸，性平，归肺、肾二经。补肾益精，而治病后体虚、虚弱羸瘦、神衰盗汗；养阴润肺，而治咳喘无力、劳嗽咯血等。

药理研究显示，本品有较好的强壮作用，有促进实验动物性成熟、增强机体免疫力及应急能力和抗疲劳、抗衰老等作用。

羊红膻 （《陕北草药》）

羊红膻可温肾，助阳安神养心，

通脉活血化瘀，温肺散寒亲亲。

羊红膻，为伞形科植物缺刻叶茴芹的根或带根全草，主产于陕西、甘肃、山西、内蒙古、河北及东北各省，均为野生。

羊红膻，味辛、甘，性温，归心、肾、肺、脾经。有温肾壮阳之功，而治肾阳不足，命门火衰，阳痿精冷，精少不育；有通脉活血之能，而治心阳不振，心脉痹阻，胸痹心痛；有养心安神之妙，而治心气不足，心悸怔忡，虚烦不眠，气短乏力；有温肺散寒之用，而治外感风寒，咳嗽气喘等症。

药理研究显示，本品有增强心肌及脑组织呼吸酶活性、降压和强壮的作用。近年来有临床报道以本品为主药治疗慢性克山病、气管炎的，据称已取得可喜收获。

（三）补血药

当归首乌治血虚，白芍阿胶并熟地，

龙眼肉与楮实子，补血且有滋阴力。

补血药，是以治疗血虚之证而见面色萎黄、唇甲苍白、头晕眼花、心慌心悸及妇女月经后期、量少、色淡、乃至闭经者为基本功能的药物。

本类药物常与补阴、补气药配伍使用。因本类药物性多黏腻，故凡脾胃功能不正常者当慎用之或配以健脾、助消化之品。

当归 （《神农本草经》）

当归名盛妇科，补血调经施舍，

活血柔肝止痛，润肠通便有措。

当归，为伞形科三年生草本植物当归的根，主产于甘肃、陕西、四川、云南、湖北等地，甘肃岷县的产量、质量俱为上乘。一般认为，当归之名是从功能上认定的：因它善于调理气血，使之各归其所，故而名之。《神农本草经》中称当归为"子规"，来自它能治疗女性"漏下绝子"，以恢复生育功能的含义。

当归，味甘、辛，性温，归肝、心、脾经。补血作用良好，并有活血止痛之功，"调血，为女人要药"（李时珍《本草纲目》）。其上方率极高，俗有"十方九归"之说。临床上，常用当归治疗血虚诸症、妇女月经不调、跌打伤痛、痈疽疮疡等；还能补血润肠，以疗血虚肠燥便秘等。当归入方，如当归补血汤、人参养营汤、四物汤、当归建中汤、当归生姜羊肉汤、活络效灵丹、复元活血汤、仙方活命饮、观音救苦散、十全大补汤、四妙勇安汤、蠲痹汤、济川煎等。

药理研究显示，本品有兴奋子宫、增加冠脉血流量、降低心肌耗氧量和抗血栓、保护心肌缺血、促进血红蛋白及红细胞生成等作用。

熟地黄 (《本草拾遗》)

熟地九蒸九晒，补血数其巧乖，

滋阴补精益髓，炒炭阻血外来。

熟地黄，为玄参科植物地黄之块根，经与酒、砂仁、陈皮等辅料一起反复蒸晒，至内外色黑、油润、质地柔软黏腻为度。

熟地黄，味甘、性微温，归肝、肾二经。其补血功显，滋阴效卓，为治疗血虚萎黄、眩晕、心悸、失眠、月经不调、崩漏和肾阴不足之潮热、盗汗、遗精、消渴的要药；亦能补精益髓，以疗腰酸脚软、头晕眼花、耳鸣耳聋、须发早白等；还可炒炭止血，用于血虚出血、崩漏等。熟地黄是药中的热闹药，明代医家张景岳善用地黄，在他创制的"新方八阵·补阵"的29个处方中，有24方用地黄（其中22方用熟、2方用生），故送号为"张熟地"。他把熟地黄、人参、附子、大黄称为"药之四雄"。庞大的"六味地黄丸"系列（桂附地黄丸、杞菊地黄丸、归芍地黄丸、知柏地黄丸、济生肾气丸、七味都气丸、麦味地黄丸等），都离不开熟地黄的主导作用。

熟地黄入方，如四物汤、胶艾汤、六味地黄丸、大补阴丸、七宝美髯丹、虎潜丸等。

药理研究显示，本品对实验动物有促进肾上腺皮质激素合成、改善肾功能、降低血压、抗癌和降低病死率等作用。

白芍 （《神农本草经》）

白芍养血敛阴，平肝柔肝主君，

止痛止汗止眩，调经活血可寻。

白芍，为毛茛科植物芍药的根，主产于浙江、安徽、四川等地。以浙江杭州出产的质量最佳，入药称"杭芍药"；安徽亳州产量最大，入药称"亳芍药"；四川产量亦较大，入药称"川芍药"。赤芍药，全国都有出产，以内蒙古多伦所产的质量最佳，入药称"多伦赤芍"。关于芍药之名的来历，李时珍的解释是："芍药，犹婥约也。婥约，美好貌。此草花容婥约，故为名"（《本草纲目》）。

赤、白芍药在功用上基本相同，略有差异。按照《本草纲目》的说法："白芍药益脾，能于土中泻木；赤芍药散邪，能行血中之滞。"《本草经疏》则认为："赤者利小便散血，白者止痛下气；赤行血，白补血；白补而赤泻，白收而赤散。"

白芍，养血调经，妇科常用；敛阴止汗，营卫以和；柔肝止痛，肝病益友；平仰肝阳，眩晕得平。临床对于月经不调、自汗盗汗、肝气不和、胁肋脘痛、腹痛泄泻、四肢拘挛、头痛晕眩等症多有治疗效果。白芍入方，如四物汤、保阴煎、桂枝汤、逍遥散、芍药汤、芍药甘草汤、痛泻要方、镇肝熄风汤、建瓴汤等。

药理研究显示，本品的主要成分是芍药苷，有解痉、降压、扩管、镇静、抗炎、抑菌、解热等作用。

阿胶 （《神农本草经》）

阿胶驴皮制成，东阿是其祖庭，

滋阴补血止血，润肺惊人一鸣。

阿胶，为马科动物驴的皮经熬制而成的胶块，古时以产于山东省东阿县阿城镇，以阿井水制成的产品名声最大，因而得名。北魏学者郦道元考证后认为：东阿"大城北门内西侧有大井，其巨若轮，深六七丈，岁尝煮胶，以贡天府。《本草》所谓阿胶也，故世有阿胶之称"（《水经注》）。当年慈禧太后曾用它治愈多年缠身的妇科病，因而赐予它"福"字的招牌。现以山东、浙江、江苏等地为主产地，其他地区也有生产。本品为我国名贵中药之一，1915年就获得过巴拿马博览会的奖牌。药用之外，它还被作为保养品使用。

阿胶，味甘，性平，归肺、肝、肾经。其功一可补血，应用于血虚诸症；二可止血，应用于吐衄便崩；三可滋阴，能治疗心烦失眠；四可润肺，多用于虚劳、阴虚咳喘。阿胶入方，如阿胶四物汤、炙甘草汤、黄土汤、阿胶散、胶艾汤、补肺阿胶汤、清燥救肺汤、黄连阿胶汤、大定风珠、小定风珠、阿胶芍药汤、阿胶丸等。

药理研究显示，本品有显著的补血作用，疗效优于铁剂。现代临床有用其治疗贫血、平衡体内钙代谢、升高血压、防治进行性肌营养障碍等多种疾病治疗和康复的，其可靠功能又得到了进一步的证实。

何首乌 (《日华子本草》)

> 首乌有制有生，平补肝肾可恭，
> 养血益精解毒，截疟通便是听。

何首乌，为蓼科多年生缠绕草本植物何首乌的块根，我国大部分地区有产。自然入药者，称为"生首乌"；经过与辅料蒸晒的，称为"制首乌"。关于何首乌之名，宋人高承有论："昔有姓何人，见其藤（夜交藤）夜合，异于余草，意其有灵，采服其根，老而不衰，头发愈黑，即因之名曰'何首乌'也"（《事物纪原》）。历代关于何首乌的传说、故事很多，著名的如唐代李翱、宋代苏颂、明代李时珍的《何首乌传》等。

何首乌，味苦、甘、涩，性微温，归肝、肾经。生首乌，补虚力弱，且不收敛，主要用于截疟、解毒和润肠通便；制首乌能补肝肾、益精血，兼能收敛，且不寒、不燥、不腻，为滋补良药，以治疗精血亏虚之头晕眼花、须发早白、腰酸脚弱、遗精、崩带等。李时珍以为，本品"为滋补良药，不寒不燥，功在地黄、天门冬之上"（《本草纲目》）。何首乌入方，如何人饮、何首乌散、何首乌汤、七宝美髯丹、首乌延寿丹等。

药理研究显示，本品对实验动物有降低胆固醇、促进肠管运动、增强免疫功能、延长生存时间等作用。

龙眼肉 （《神农本草经》）

龙眼成熟果肉，补心益脾增寿，

养血安神定志，有助体虚产后。

龙眼肉，为无患子科常绿乔木龙眼树的成熟果肉，主产于广东、福建、台湾、广西等地。因龙眼果实形如弹丸，相似龙之眼目，故而得名。其果实之肉，自然就是"龙眼肉"了。俗有"桂圆"之称者，是因为"桂"为广西的代称，"圆"指其形浑圆也。龙眼树，有长达百年乃至数百年的寿命而挂果不衰，还是四季布绿、观赏乘凉的好树种，是适宜热带、亚热带地区种植的优质经济树。

龙眼肉，甘温而补，不腻不壅，补心脾而益气血，有延年益寿之妙，为习用之滋补良药。常用之治疗心脾两虚和气血不足而致的怔忡、惊悸、失眠、健忘等，以体虚、产后虚弱者最宜。

《本草求真》赞曰："气味甘温，多有似于大枣，但此甘味更浓，润气尤多，于补气之中，又更存有补血之力。故书载能益脾长智，养心保血，为心脾要药。"龙眼肉还是上好的补品，鲜食之外，可把它加工成龙眼干、龙眼膏、龙眼酒、龙眼酱、龙眼罐头等或作为烹调原料，通过拌、烩、蒸、炖、煮等形式的加工，使人得到味道独特的佳肴。有人把"东北的人参，岭南的龙眼"相提并论，清代诗人王士祯说它是"果中神品"（《池北偶谈》）。龙眼肉入方，如归脾汤、玉灵膏等。

药理研究显示，本品有促进生长、增强体质等作用。

楮实子 （《名医别录》）

楮实子出构树，肝肾二经之福，

滋阴清肝助阳，明目利尿传呼。

楮实子，为桑科植物高大乔木构树的干燥成熟果实，主产于河南、湖北、湖南、山西、甘肃等地，浙江、四川、山东、安徽、江西等地亦产。

楮实子，味甘而性微寒。功能滋肾、清肝、明目、利尿，可用于肝肾虚损之腰膝酸软、骨蒸痨热、头昏目眩、遗精盗汗和目生翳障、视物昏花及水肿胀满、小便不利等症。此外，本品还有清热解毒、去腐生肌之功，外用对痈疽金疮有较好效果。《药性通考》云："楮实子，阳痿能强，水肿可退，充肌肤，助腰膝，益气力，补虚劳，悦颜色，壮筋骨，明目。久服滑肠。补阴妙品，益髓神膏。世人弃而不用者，因久服滑肠之语也，楮实滑肠者，因其润泽之故，非嫌其下行之速也，防其滑而以茯苓、薏仁、山药同施，何惧其滑乎？"楮实子入方，如楮实散、楮实子丸等。

药理研究显示，本品对毛发癣菌有抑制作用。

（四）补阴药

补阴天冬麦门冬，玉竹石斛加黄精，
南北沙参枸杞子，百合旱莲女贞通，
桑椹芝麻明党参，龟甲鳖甲也动情。

补阴药，有滋养阴液、生津润燥的功效，以用于热病后期及多种慢性病中肺、胃、肝、肾阴虚的治疗。运用时，要根据药物专长，针对病变脏腑合理选择；还要根据病情发展的不同阶段，分别配以清热、清虚热、潜阳、补血、补气诸药，以收到更好效果。

本类药物多具一定的滋腻性，凡脾胃虚弱、痰湿内阻、腹满便溏者应慎用。

北沙参 《本草汇言》

北沙养阴清肺，益胃生津首推，
主治肺热燥咳，又医津伤肺痿。

373

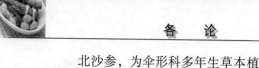

　　北沙参，为伞形科多年生草本植物珊瑚菜的根，主产于山东、江苏、福建等地。李时珍曰："沙参，白色，宜于沙地，故名"（《本草纲目》）。

　　北沙参，味甘、微苦，性微寒，归肺、胃经。功能养阴清肺，益胃生津，故凡阴虚燥咳、咽干音哑、嘈杂干呕、胃脘隐痛等因于肺胃阴虚者皆可用之。临床常与麦冬、玉竹、石斛、天花粉、川贝母等协同作用，效果更好。

　　药理研究显示，本品乙醇提取物有降低体温和镇痛的作用；有对实验动物血压升高、呼吸加快的作用。传统认为，本品不宜与藜芦同用。

南沙参 （《神农本草经》）

> 南北沙参功近，化痰本药为珍，
>
> 益气养阴清肺，抗菌并能强心。

　　南沙参，为桔梗科多年生草本植物轮叶沙参或沙参的根，主产于安徽、江西、浙江等地。春秋二季采挖，生用入药。

　　南沙参，味甘、性微寒，归肺、胃二经。与北沙参功能相近，有养阴清肺、益胃生津、补气化痰之效，用于肺阴虚燥咳、胃阴不足、脾胃虚弱诸证的治疗。南沙参入方，如益胃汤等。

　　南、北沙参，原无分别，"石顽《逢原》始言沙参有南、北二种。北者质坚性寒，南者质虚力微"（《本草正义》）。临床证实，北沙参滋阴作用较强，南沙参祛痰效果较好。

药理研究显示，本品有祛痰、强心和抗真菌的作用。

百合 (《神农本草经》)

> 百合安抚上焦，养阴润肺不燥，
> 清心安神益胃，百合病友欢笑。

百合，为百合科多年生草本植物百合或细叶百合的肉质鳞茎。全国各地均产，以湖南、浙江产者为多。百，有众多之意；合，有聚合之说。"百合之根，以众瓣合成也"（李时珍《本草纲目》），故名之。

百合，味甘、性微寒。甘寒清润，主上焦心、肺，及于中焦胃，治疗肺热咳嗽、劳嗽咯血，清肺润肺止咳；治疗虚烦惊悸，失眠多梦，清心定胆安神，如《金匮要略》所指之"百合病"者。另能养胃阴、清胃热，治疗胃阴虚热之胃脘疼痛。百合入方，如百花膏、百合固金汤、百合知母汤、百合地黄汤等。

百合具有良好的营养滋补作用，对秋季气候干燥引起的多种季节性疾病有一定的防治作用，故被广泛用于食疗，成为南、北餐桌上常见的食品。西芹炒百合、百合炒肉片、百合炒芦笋山药、百合绿豆汤、百合八宝粥、百合红枣粥、龙眼百合、冰糖百合等，已成为老百姓熟知的家常菜谱。

药理研究显示，本品有止咳、祛痰、镇静、抗过敏和耐缺氧等作用。

麦冬 《神农本草经》

麦冬甘苦微寒，养阴润肺利咽，
益胃生津止渴，清心安神促眠。

麦冬，为百合科多年生草本植物麦冬的块根，别名"麦门冬"、"寸冬"，主产于四川、浙江、江苏等地。因其能越冬生存，根须如麦，故而得名。

麦冬，味甘、微苦，性微寒。功能有四：一曰益胃生津，用于胃阴不足之舌干口渴、胃脘疼痛、大便干结；二曰清肺养阴，治疗肺热阴虚之咽痛喑哑、燥咳痰黏、劳嗽咯血；三曰清心除烦，适于心阴不足之心烦失眠、多梦健忘、心悸怔忡；四曰润肠通便，可治津液亏损之肠燥便秘。麦冬入方，如麦门冬汤、增液汤、益胃汤、清燥救肺汤、天王补心丹、清营汤、二冬膏等。

药理研究显示，本品对实验动物有调整血糖、保护心肌缺血、提高耐缺氧能力和免疫功能，以及镇静、抗菌、抗休克等作用。

天冬 《神农本草经》

天冬润燥养阴，苦寒清肺生津，
滋肾以降虚火，消渴便秘灭痕。

天冬，为百合科植物天冬的块根，别名"天

门冬"、"明天冬"，主产于贵州、四川、广西等地。天者，"天一生水"，本品功能生津化水，形态又似麦冬，故而名之。

天冬，味甘、苦，性寒。其功能养阴润燥，清肺生津，以治燥咳痰黏、劳嗽咯血；滋阴润燥，以救热病伤阴，舌干口渴或津亏消渴；亦有润肠通便之功，用于肠燥便秘。天冬入方，如二冬膏、三才汤等。

天冬，常与麦冬相须为用，习惯称"二冬"。二者的不同在于天冬长于清火润燥，且入肾滋补；麦冬滋腻性较小，偏重清心安神。

药理研究显示，本品具有平喘、止咳、祛痰、降压、利尿、抑菌、抗肿瘤和增强机体免疫的作用。

石斛 (《神农本草经》)

石斛益胃生津，养阴独挡一阵，

虚热虚火虚烦，本药有法可循。

石斛，为兰科多年生附生草本植物环草石斛、马鞭石斛、黄草石斛、铁皮石斛或金钗石斛的茎，主产于四川、贵州、云南等地。产于安徽六安霍山的石斛，为最早入药的正品，有干之不枯、嚼之无渣、含之味浓的特点。《说文》云："斛，十斗。"石斛者，音同"十斛"，义取"十斛"，可见其获得之难、价值之高，皆因其生长于崇山峻岭之间、峭崖陡壁之上，采之困难也。

石斛，味甘，性微寒，归胃、肾二经。善养胃阴而生津液，用于热病伤津或胃阴不足，舌干口苦最好；又能滋肾阴而清虚热，用于阴虚津亏，虚热不退效良；还有明目、强腰膝的作用。其清热生津作用倍受演艺界青睐，常被作为护嗓之品，入茶泡汤作为健康养生之用。石斛入方，如祛烦养胃汤、石斛夜光丸等。

药理研究显示，本品有促进胃液分泌而助消化、促进肠蠕动而通便的功能；还有镇痛解热和增强免疫功能的作用等。

玉竹 (《神农本草经》)

玉竹甘平润养，滋阴可谓内行，
生津益利肺胃，补益五劳七伤。

玉竹，为百合科多年生草本植物玉竹的根茎，别名"葳蕤"，主产于湖南、河南、江苏等地。因其光洁似竹、叶背色白似玉，根又多节而得名。"葳蕤"者，草木茂盛、枝叶轻垂貌也。玉竹其根茎横行，须根繁密，犹如羽盖旌旗之扬蕤垂缨也。李时珍云："凡羽盖旌旗之缨缕，皆像葳蕤是也"（《本草纲目》）。

玉竹，性质和平，甘美柔润，有滋阴润肺、生津养胃之作用。凡肺胃阴伤、燥热咳嗽、声音嘶哑、舌干口渴、食欲不振、烦热多汗之症均可用之。玉竹入方，如沙参麦冬汤、加减葳蕤汤、益胃汤、玉竹麦门冬汤等。

药理研究显示，本品有促进实验动物抗体生成、促进干扰素合成、抑制细菌生长、降血糖、降血脂、缓解动脉粥样斑块形成、延长耐缺氧时间和强心、抗氧化、抗衰老等作用。

黄精 （《名医别录》）

> 黄精滋养阴血，补气功具一页，
> 健脾润肺益肾，性腻也须防戒。

黄精，为百合科多年生草本植物黄精、滇黄精或多花黄精的根茎。前者主产于河北、内蒙古、陕西等地，"滇黄精"主产于云南、贵州、广西等地，后者主产于贵州、湖南、云南等地。因其根茎色黄，功能益寿，犹如植物之精，故得名。唐代诗人杜甫赞之曰："扫除白发黄精在，君看他时冰雪容"（《丈人山》）。

黄精，味甘，性平，滋而不燥，补气养阴之功著，健脾益肾之能赫，滋阴润肺之用显。每用于肺虚燥咳、久嗽不愈、脾胃虚弱、食少纳差、肾虚腰足弱、须发早白诸症而收功，可单用熬膏，亦可配入复方。李时珍赞之说，服用本品能"木金交合，而诸邪自去，百病不生矣"（《本草纲目》）。本品性质终属滋腻，易助温邪，故凡脾虚痰盛、中满便溏者用之宜慎。黄精入方，如黄精膏方等。

药理研究显示，本品能促进蛋白合成、提高

免疫功能，具有抗菌、抗真菌、降压、降脂、降糖和抗衰老等作用。

明党参 (《本草从新》)

明党粉沙同参，润肺化痰生津，
养阴和胃平肝，解毒疗疮陪衬。

明党参，又称"粉沙参"，为伞形科多年生草本植物明党参的根。因其表面光滑明亮，形态、功能又与党参有诸多雷同之处而名之。其主产于江苏、浙江、四川、安徽等地，是我国东部特产的单种属植物，又是名贵的药材，经济价值较大。

明党参，味甘，性微苦，归肺、脾、肝经。其功一是润肺化痰，以治肺阴亏虚之干咳少痰、黏稠咯之不出；二是养阴和胃，以治胃热津亏之咽干口燥、呃逆呕哕；三是滋阴平肝，以治阴虚阳亢之头晕目眩、目赤头痛；同时具有清热解毒之功，以用于疮疡疔毒的治疗。

药理研究显示，本品能降低实验动物之血清胆固醇，抑制过敏反应发生和耐缺氧、抗高温、抗疲劳等作用。

枸杞子 (《神农本草经》)

枸杞之子养阴，明目言而有信，
滋肝补肾润肺，强体益精安神。

枸杞子，又名"地仙"、"却老子"，为茄科植物灌木或小乔木宁夏枸杞的成熟果实，主产于宁夏、甘肃、新疆等地。枸杞，"一物有三用，其皮寒，根大寒，子微寒"（寇宗奭《本草衍义》）。古人认为，季节也与食用的部位有关，"春食叶，夏食子，秋冬食根并子也"（许洪《图经衍义本草》）。枸杞子古今都是食疗养生的佳品，广泛受到人们的钟爱。唐代诗人刘禹锡赞之曰："枝繁本是仙人杖，根老能成瑞犬形，上品功能甘露味，还知一勺可延龄"（《枸杞井》）。宋代文人陆游赞之曰："根茎与花实，收拾无废物。大将玄吾鬓，小则饷我客"（《小圃枸杞》）。

枸杞子，味甘，性平，归肝、肾经。功能滋肝补肾，益精明目，治疗肝肾阴虚、头晕目眩、视力减退、腰膝酸软、遗精消渴及阴虚劳嗽等症。明代医药学家倪朱谟称赞它"能使气可充，血可补，阳可生，阴可长，火可降，风湿可去，有十全之妙用也"（《本草汇言》）。另有"俗谚云：'去家千里，勿食萝摩枸杞。'此言其补益精气，强盛阴道也"（陶弘景《本草经集注》）。枸杞子入方，如七宝美髯丹、杞菊地黄丸等。

药理研究显示，本品促进免疫功能，增强免疫调节、改善造血功能，有升高白细胞和降血压、降血糖、降胆固醇、抗突变、抗肿瘤、抗脂肪肝、抗衰老等作用。

墨旱莲 （《新修本草》）

旱莲植物全草，养肝益肾可靠，

溺血痫血出血，凉止皆可担保。

墨旱莲，又名"旱莲草"、"鳢肠"，为菊科一年生草本植物鳢肠的地上部分，主产于江苏、江西、浙江等地。称"墨旱莲"者，缘于其虽有水莲之姿而生于旱地，茎叶中又能揉出墨汁样液体；称"鳢肠"者，因其茎叶中所含之黑色液体与黑鱼的肠子相似。

墨旱莲，甘养、酸收、寒凉，滋阴益肾养肝，以治肝肾阴虚之头晕目眩、须发早白、失眠多梦、腰膝酸软、遗精耳鸣；凉血止血，以治阴虚血热之吐衄、尿血、便血、崩漏。《新修本草》说："洪血不可止者，敷之立已；汁涂发眉，生速而繁。"墨旱莲入方，如旱莲膏、二至丸等。

药理研究显示，本品有保护染色体、促进肝细胞再生、增加冠状动脉流量和镇静、镇痛、止血、抗菌、抗癌及促进毛发增长，使头发变黑等作用。

女贞子 （《神农本草经》）

女贞甘苦清凉，水木之阴涵养，
乌须明目强心，健身再谱新章。

女贞子，为木犀科常绿乔木女贞的成熟果实，主产于浙江、江苏、湖南等地。该植物在严寒季节仍能保持青翠本色不变，如同女子守一而终的节操，故而得名。南朝谢惠连用诗释之曰："春颖其苗，夏秀其英，秋有贞实，冬无凋色，可谓贯四时而不改也"（《仙人草诗》）。

女贞子，味甘、苦，性凉。补而不腻，善益肝肾而清虚热，以达治疗肝肾阴虚之目暗不明、视力减退、眩晕耳鸣、须发早白、腰膝酸软、遗精诸症之目的。《本草备要》一口气说出它七项功能，即"益肝肾，安五脏，强腰膝，明耳目，乌须发，补风虚，除百病"。女贞子入方，如二至丸等。

药理研究显示，本品对免疫功能具有双向调节性，并有升高白细胞、降低胆固醇、预防动脉粥样硬化斑块形成和保肝、强心、利尿、降糖、止咳、缓泻、抗菌、抗肿瘤和抗衰老等作用。

桑椹 （《新修本草》）

桑椹能治消渴，滋阴补血合格，

除热生津润燥，送你须发如墨。

桑椹，为桑科植物落叶乔木桑的果穗。其为聚花果，每个果穗约由 30～60 个瘦果聚合而成。主产于江苏、浙江、湖南等地，中南、华北地区已有栽培。中医学要求干品入药，关于其加工方法，清代医药学家陈士铎认为："桑椹不蒸熟断不肯干，既干而味已尽散无用"（《本草新编》）。

桑椹，味甘、酸，性寒，归肝、肾二经，有滋阴补血、生津止渴、养血润肠之能；治阴亏血虚之眩晕、目暗、耳鸣、失眠、须发早白，津伤口渴或消渴，阴亏血虚的肠燥便秘等症。桑椹入方，如首乌延寿丹等。药用之外，桑椹亦可供食用，特别是其成熟的鲜果，味甜汁多，是人们常食的水果之一。

药理研究显示，本品对实验动物有促进淋巴细胞转化、增强免疫功能和防治白细胞减少等作用。

黑芝麻 (《神农本草经》)

芝麻成熟之种，炒熟补血益精，

润燥滑肠通便，发乌目明耳聪。

黑芝麻，别名"巨胜子"，为胡麻科植物脂麻的成熟种子，我国各地均有栽培。陶弘景曰："胡麻，八谷之中，惟此为良，纯黑者为'巨胜'。巨者，大也。本生大宛，故名'胡麻'"（《神农本草经集注》）。

黑芝麻，味道甘美，不寒不燥。补益肝肾，以治精血亏虚之须发早白、头晕眼花；润燥滑肠，以治肠燥便秘、大便困难。《本草纲目》称："服黑芝麻百日能除一切痼疾。一年身面光泽不饥，二年白发返黑，三年齿落更出。"因本品含有大量对身体有益的营养素，自古至今都是美味的养生保健食品，一般人均可食用。黑芝麻入方，如桑麻丸等。

药理研究显示，本品有防治动脉硬化、降低胆固醇、降低血糖、润肠通便和健脑益智、抗衰老、延年益寿的作用。现代临床有用本品防治胆结石的，证实有确切的预防和治疗效果。

龟甲 （《神农本草经》）

> 龟甲乌龟硬甲，滋阴潜阳奇葩，
> 益肾健骨补心，固经止血筹划。

龟甲，又称"龟板"，为水栖爬行动物乌龟的腹甲及背甲，主产于浙江、湖北、湖南等地。古人认为，龟特性趴伏，精华在腹部，故以腹甲入药为佳。

龟甲，味甘、性寒，走肝、肾、心经，具滋阴潜阳双功，用于阴虚阳亢或热病伤阴之虚风内动；滋阴清热并行，用于阴虚发热之症；又能益肾健骨，以治肾虚之腰脚痿弱、筋骨不健、小儿囟门不合；还能养血补心，而疗心虚惊悸、失眠、健忘；尚有养血止血之效，用于阴虚血热的月经过多、崩漏。一句话，"龟甲所主诸病，皆属阴虚、血虚"（李时珍《本草纲目》），故"大有补水制水之功"（李中梓《本草通玄》）。龟甲入方，如镇肝熄风汤、大补阴丸、大定风珠、虎潜丸、孔圣枕中丹等。

药理研究显示，本品有解热、补血、镇静、增加冠脉流量、抗凝血和提高耐缺氧能力、升高白细胞计数、增强免疫功能等作用。

鳖甲 （《神农本草经》）

> 鳖甲鳖上之背，滋阴潜阳充髓，

退热除蒸散结，癥瘕患者扬眉。

鳖甲，又称"上甲"，为水栖爬行动物鳖的背甲，主产于湖北、湖南、安徽等地。鳖者，跛足，引申为行动迟缓也；甲者，护甲，原指具有防御作用的物品。该动物行动迟缓而又有甲壳相护，故而得名。

鳖甲，味甘、咸，性寒，归肝、肾二经。其功滋阴潜阳、退热除蒸、软坚散结，用于肝肾阴虚或热病伤阴，虚风内动，阴虚发热者，同时对肝脾肿大、癥瘕积聚等有消除之功。鳖甲入方，如二甲复脉汤、青蒿鳖甲汤、秦艽鳖甲散、清骨散、鳖甲煎丸、鳖甲丸等。

本品与龟板同为滋阴潜阳之药，区别在于龟甲长于滋肾和健骨、养心，鳖甲长于退虚热和软坚散结。

药理研究显示，本品有保护肾上腺皮质功能、促进造血功能、提高血红蛋白含量和抑制结缔组织增生、防治癌细胞突变等作用。

十八、收涩药

收涩莲子覆盆子，诃子五味五倍子，
石榴椿皮刺猬皮，桑海螵蛸金樱子，
糯稻根须麻黄根，禹粮豆蔻赤石脂，
乌梅罂粟鸡冠花，小麦山萸和芡实。

收涩药，也称"固涩药"，味多酸涩，性温或平，主入肺、脾、肾、大肠经，分别具有敛汗、止泻、固精、缩尿、止带、止血、止嗽的作用，而收固敛涩滞之功。

本类药物重在治标，以迅速敛其耗散，预防变证发生，故需与扶正药物相配合，以达标本兼治之目的。

收涩药，分为固表止汗、敛肺涩肠、固精缩尿止带三类。它们虽然在功能上各有侧重，但也多有交叉，临床应用时须全面考虑。

（一）固表止汗药

麻黄根 *（《本草经集注》）*

麻黄之根平甘，止汗头戴桂冠，

身有表邪勿用，诸般汗证包揽。

麻黄根，为麻黄科植物草本状小灌木草麻黄或中麻黄的根及根茎，主产于河北、山西、内蒙古、甘肃、四川等地。

麻黄根，味甘、微涩，性平，专走肺经。凡自汗、盗汗、产后虚汗不止者用之均效。有表邪者忌用本品。麻黄根入方，如牡蛎散、麻黄根散等。

本品与麻黄同出一物，均可治汗。但麻黄是其地上部分的草质茎，主发汗；麻黄根是其地下部分的根茎，主敛汗。正如唐容川所云："麻黄必用苗，以其苗细长中空，像人毛孔，而气又轻扬，故发汗直走毛孔；亦有麻黄根者，则以其根茎坚实而味涩，故能止汗。苗空则通，根实则塞，亦阴阳通塞互换之理"（《本草问答》）。

药理研究显示，本品的提取物有降低血压、扩张末梢血管、收缩肠管和子宫肌、抑制低热和烟碱所致的发汗等作用。

浮小麦 (含小麦)（《本草蒙荃》）

浮小麦归君主，止汗请出茅庐，
益气固表除热，养心除烦去"浮"。

浮小麦，为禾本科植物小麦之未成熟的颖果，各地均产，以长江以北地区为多。小麦收获后以水淘之，浮起者入药为佳。

浮小麦，味甘、性品，归心经。功能固表止汗、益气、除热，以治自汗、盗汗及阴虚发热、骨蒸劳热者。浮小麦入方，如牡蛎散等。

小麦，为小麦的成熟颖果，性微寒。功能养心除烦，适于心神不宁、烦躁失眠及妇女悲伤欲哭的脏躁证。小麦入方，如甘麦大枣汤。

本品是人类生活中的主要食粮之一，应用最普遍、最广泛的的是它对生命、生存、生活有益的营养素，药用所体现出的基本原则是中华民族"药食两用"思想智慧的反映。

糯稻根须 《本草再新》

糯稻根须平甘，功能固表止汗，
益胃生津退热，阴虚气虚派遣。

糯稻根须，为禾本科植物糯稻的根茎及根，亦有"稻根须"、"糯稻根"之称。全国各地均有栽培，以长江以南地区为多。糯稻收割后采收，晒干生用。

糯稻根须，味甘而性平，归心、肝经，主治自汗、盗汗和虚热不退、骨蒸潮热之症，取其养胃生津、止汗退热之功。《本草再新》以为，它具有"补气化痰，滋阴壮胃，除风湿，治阴寒，安胎和血，疗冻疮、金疮"等多重功效。因其功力较弱，一般都需要配伍相应药物协同完成目标。

现代临床报道，有用本品防治肝炎、治疗乳糜尿和马来丝虫病，据称已取得一定疗效。

(二) 敛肺涩肠药

五味子 《神农本草经》

五味北正南偏，益气生津收敛，
补肾养心安神，止泻固精涩汗。

五味子，为木兰科植物落叶木质藤本五味子或华中五味子的成熟果实。前者称"北五味子"，主产于东北各地，为传统使用的正品；后者称

"南五味子"，主产于西南地区及长江流域以南各省，亦作药用。名"五味子"者，因其以酸为主，五味俱全也。正如苏敬所言："五味，皮肉甘、酸，核中辛、苦，都有咸味，此则五味具也"（《新修本草》）。

五味子，味酸善敛，性温而润，或上敛肺气，下滋肾阳，以治久咳虚喘；或生津敛汗，以治津伤口渴、自汗盗汗；或涩精止泻，以治遗精、滑精、久泻不止；或宁心安神，以治心悸、失眠、多梦。五味子入方，如五味子丸、都气丸、小青龙汤、桑螵蛸丸、五味子散、五味细辛汤、生脉散、玉液汤、柏子仁丸、黄芪汤、五味子膏、四神丸、天王补心丹等。

药理研究显示，本品有兴奋神经中枢、保护肝脏、增强细胞免疫能力和祛痰、降压、抑菌、抗氧化、抗衰老等作用。

乌梅 （《神农本草经》）

乌梅近熟之果，敛肺生津止渴，

涩肠止泻止痛，和胃安蛔有说。

乌梅，为蔷薇科植物落叶乔木梅的近成熟果实，主产于浙江、福建、云南等地。乌者，黑色也；乌梅经过炮制成黑色者方可入药，故而名之。

乌梅，味酸、涩，性平，归肝、脾、肺、大肠经。其功或敛肺，治肺虚久咳、干咳无痰；或涩肠，止久痢久泻、便脓便血；或生津，治虚热发渴；或安蛔，治蛔厥、腹痛呕吐；或止血，治妇女崩漏下血；或消疮，治疮疖胬肉、头疮。《本草求真》说它"入肺则收，入肠则涩，入筋与骨则软，入虫则伏，入于死肌、恶肉、恶痣则除，刺入肉中则拔"。乌梅入方，如一服散、固肠丸、乌梅丸、玉泉丸等。

生活中亦有将乌梅糖渍、盐渍或加入陈皮等辅料后做成果脯或将其加工成露、酒、汤等饮用的，对不思饮食、食少纳差者有促进作用。

药理研究显示，本品对多种致病细菌和皮肤真菌有抑制作用，有促进胆汁分泌、抑制蛔虫活动和抗哮喘、抗休克、增强机体免疫功能的作用。临床报道，有人用其水煎浓缩剂治疗细菌性痢疾，服药后时间最短的 1 天、最长的 5 天，大便就恢复了正常，其余症状也多在 1～3 天内消失。治疗钩虫病，最短的 5 天、最长的 23 天，大便检查钩虫卵阴性。

五倍子 (《本草拾遗》)

> 五倍子为虫瘿，敛肺降火固精，
> 止汗止泻止遗，止血消疮从容。

五倍子，为漆树科植物盐肤木、青麸杨或红麸杨叶上的虫瘿，主要由五倍子蚜寄生而成。我国大部分地区均有，以四川为主。"五"为概数，表示较多的意思。五倍子的外形或小如粟子，或大如菱角，之间相差有数倍之多，故而得名。亦有说其名与寄主有关的，盐肤木在四川一些地方有"倍木"的称谓。

五倍子，酸、涩收敛，寒凉降火。一治肺虚久咳，以敛肺降火；二止久泻久痢，以涩肠止泻；三治遗精滑精，以收敛固精；四治自汗盗汗，以收敛止汗；五治崩漏下血，以收敛止血；六治疮疖肿毒，以解毒敛疮。五倍子入方，如玉关丸、玉锁丹等。

药理研究显示，本品具有收敛、解毒、止泻、消炎和广谱抗菌作用。

罂粟壳 (《本草发挥》)

> 罂粟蒴果外壳，止咳功比利戈，
> 涩肠止泻敛肺，止痛亦有效果。

罂粟壳，为罂粟科草本植物罂粟成熟蒴果的外壳，别名"米壳"、"御米壳"等。它原产于国外，后引入我国部分地区，作为观赏植物和药物专用。罂，腹大口小的容器；粟，小米也；壳，指果实的外壳。罂粟果实如瓶，内含无数米粒大小的种子，用其壳入药，故而名之。

罂粟壳，味酸、涩，性平，有毒，归肺、大肠、肾经。临床用于肺虚久咳、久泻久痢、心腹筋骨诸痛、遗精滑泄等，以敛肺止咳、涩肠止泻、缓急止痛、固肾止遗。罂粟壳入方，如罂粟散、真人养脏汤、固肠丸、小百劳散、木香散等。

药理研究显示，本品具有镇痛、镇咳、止泻作用。但本品有毒，并具成瘾性，过量或长期使用易引起不良反应，严重者也有发生死亡的，应高度警惕。

诃子 （《药性论》）

诃子平苦酸涩，厚肠止泻用它，
敛肺下气利咽，并治失音喘咳。

诃子，为使君子科植物大乔木诃子的成熟果实，又名"诃黎勒"。它原产印度，现主产于我国广东、广西等地。"诃子"之名，来源于印度梵语的音译。它入药较早，东汉时期张仲景之《伤寒杂病论》中已有用之；同时，它还被作为女性的饰品佩戴，元代散曲家刘致的"贴体衫儿淡黄，掩胸诃子金装"句（《折桂令·疏斋同赋木犀》），就是说此事的，宋代高承的《事物纪原》中也收有与此有关的故事。

诃子，味苦、酸、涩，性平，归肺与大肠经。既能涩肠止泻，又能下气消肿；既能清肺利咽开音，又能敛肺下气止咳。临床常用之治疗久泻、久痢、脱肛和肺虚喘咳、久咳失音等。诃子入方，如诃黎勒散、诃子皮散、肠风泻血丸、清音丸、诃子散、诃子汤、诃子饮等。

药理研究显示，本品具有收敛、止泻、广谱抗菌和强心、解痉作用。

石榴皮 (《名医别录》)

> 石榴成熟果皮，止泻派其出击，
> 收敛涩肠止崩，杀虫驱蛔无敌。

石榴皮，为石榴科植物石榴的果皮，我国大部分地区有栽培。李时珍曰："榴者，瘤也。丹宝垂垂如赘榴也"（《本草纲目》）。按照中国人的传统，石榴花被赋予热情、奔放的含义，石榴果实被视为繁荣、昌盛、和睦、团结的象征。许多家庭都以能种植一棵石榴树为荣，以希望吉祥如意、子孙满堂、后继有人。"天棚鱼缸石榴树"，是夏日老北京四合院的缩影，这样的风景和古老的四合院一样，都是故都北京古老历史文化的象征。

石榴皮，酸涩收敛，温暖肠胃，用于久泻、久痢、脱肛、便血、滑精、崩中、带下和虫积腹痛的治疗，外用可治牛皮癣。石榴皮入方，如石榴皮散、石榴皮汤、黄连汤等。

药理研究显示，本品对绦虫的杀灭作用极强，同时有广泛的抗菌、抗病毒作用。现代临床有用石榴皮煎液治疗细菌性痢疾、阿米巴痢疾、肠炎、胆道感染、急慢性气管炎、肺部感染、慢性阑尾炎、淋巴结炎、多发性疖肿、外伤感染、化脓性中耳炎等的报道，效果一般都令人满意，有些还相当突出。

肉豆蔻 《药性论》

肉豆蔻温脾胃，涩肠大慈大悲，
止泻行气消食，去油以削其锐。

肉豆蔻，为肉豆蔻科植物高大乔木肉豆蔻的成熟果仁，别名"肉果"、"玉果"。因本品形近草豆蔻，习惯上将祛除果菜皮之后的内瓤称"肉"，与本品入药状态符合，故而得名。它主产东南亚诸国，我国两广和云贵地区也有栽培。

肉豆蔻，味辛、性温，能温中行气开胃，涩肠止泻暖脾，用于久泻不止和虚寒之脘腹胀痛、食少呕吐等症每效。肉豆蔻入方，如养脏汤、四神丸等。

药理研究显示，本品能促进胃肠蠕动，有开胃和促进食欲、消胀止痛、麻醉、抑菌、抗炎、抗肿瘤等作用。本品含挥发油，小量治病，大量则坏病，引起胃肠道分泌抑制，甚至引起中毒，出现昏迷、瞳孔散大、惊厥等。因此，应用时应除去皮壳干燥后用面裹煨去油，以削其辛烈之性。

赤石脂 《神农本草经》

赤石脂温收敛，涩肠止泻卫冕，
固冲止血止带，敛疮生肌多管。

赤石脂，为硅酸盐类矿物多水高岭石族多水高岭石，主要成分为水硅酸铝，主产于福建、山东、河南等地。因本矿石为红色块状体，粉碎后有滑腻如脂的手感，故而得名。西晋时期，洛阳富豪王恺与石崇斗富，"崇涂屋以椒，恺用赤石脂"（房玄龄《晋书·石崇传》）。这除了反映出这类人的生活奢侈外，也从另一个侧面反映出时人对中药材认知和应用的状况。

赤石脂，涩而收敛，甘温调中，内服止泻止血，外用生肌敛疮。临床上用本品治疗下焦不固、泻痢不止、便血脱肛、崩漏带下和溃疡不敛、湿疮流水等症。赤石脂入方，如桃花汤、赤石脂禹余粮汤、滋血汤、赤石脂散、八宝丹等。

药理研究显示，本品对黏膜有吸附和被覆的双重作用，以吸收消化道内的有毒物质、细菌毒素及食物异常发酵产物，并保卫消化道黏膜，止胃肠道出血。传统认为，本品畏官桂，孕妇慎用。

禹余粮 （《神农本草经》）

禹余粮为矿粉，涩肠止泻有准，

收敛止血止带，虚弱当配补品。

禹余粮，为氢氧化物类矿物褐铁矿的粉末状矿石，主要成分为碱式氧化铁，主产于浙江、广东等地。关于其名称，晋人张华有言："今药中有禹余粮者，世传昔有禹治水，弃其所余于江中，而为药也"（《博物志》）。清代医家陈修园则曰："其质类谷粉而补脾土，所以谓之粮，而充饥也"（《神农本草经读》）。

禹余粮，味甘、涩，性平，归胃经。它质重走下，功专收涩，用于止泻、止痢、止血、止崩、止带等，皆有效应。禹余粮人方，如赤石脂禹余粮汤、治妇人漏下方等。

药理研究显示，本品对实验动物有抑制肠蠕动，缩短出、凝血时间，促进胸腺增生，提高细胞免疫功能等作用。

（三）固精缩尿止带药

山茱萸 （《神农本草经》）

山萸平补阴阳，肝肾是其封疆，
温补固精止崩，敛汗也露锋芒。

山茱萸，别名"枣肉"、"枣皮"，为山茱萸科植物山茱萸的成熟果肉，主产于浙江、安徽、河南、陕西、山西等地。关于其得名，明人卢之颐云："茱，谐朱，谓木胎火含阳于内也；萸，谐臾，谓冤屈从乙木之性也"（《本草乘雅半偈》）。即是说，这个名字是根据山茱萸树干弯弯曲曲的缘故而来的。另有吴茱萸者，应注意鉴别："山茱萸和吴茱萸甚不相类：山茱萸色红大如枸杞，吴茱萸如川椒，结子时其大小也不过椒，色正青。得知则一，治疗有不同，未审当日何缘如此命名"（寇宗奭《本草衍义》）。

山茱萸，温而不燥，补而不峻，是临床上常用的热闹药。温补酸敛，功能补益肝肾，收敛固涩，或用于肝肾亏虚之头晕目眩、腰膝酸软、阳痿，或用于遗精滑精、小便不禁，或用于妇女崩漏、月经过多，或用于虚汗不止、体虚欲脱。山茱萸入方，如六味地黄丸、肾气丸、加味四物汤、草还丹、固冲汤、来复汤等。

药理研究显示，本品有广谱抗菌、强心、抗血栓、利尿、降糖、抗氧化、收敛、护肝和增强免疫功能等作用。

覆盆子 (《名医别录》)

覆盆微温甘酸，入药水浸晒干，
滋肝益肾固精，明目又缩小便。

覆盆子，为蔷薇科植物落叶灌木华东覆盆子的未成熟果实，主产于浙江、福建等地。关于其名来历，清代医家陈修园的解释是："《别录》名覆盆，以其圆形而扁，如釜如盆，就蒂结倒垂向下，一如盆之下覆也"（《神农本草经读》）。覆盆子的果实是一种聚合果，有红色，金色和黑色，在欧美国家被普遍作为水果，名曰"树梅"、"树莓"、"野莓"、"木莓"等。

覆盆子，既补益肝肾，又收敛固涩，用于肾虚不固的遗精、滑精、遗尿、尿频等症；还有助阳、明目之效，用于肾虚阳痿和肝肾不足之目暗不明。《本草通玄》赞曰："覆盆子，甘平入肾，起阳治痿，固精摄溺，强肾而无燥热之偏，固精而无凝涩之害，金玉之品也。"覆盆子入方，如五子衍宗丸等。

药理研究显示，本品对金黄色葡萄球菌、霍乱弧菌有抑制作用，同时有激素样作用。

桑螵蛸 （《神农本草经》）

> 桑螵蛸为卵鞘，补肾固散受诰，
> 缩尿助阳起痿，尤宜小儿遗尿。

桑螵蛸，为螳螂科昆虫大刀螂、小刀螂或巨斧螳螂的卵鞘，分别称作"团螵蛸"、"长螵蛸"和"黑螵蛸"，全国大部分地区有产。因传统认为该卵鞘以缀附于桑树枝上的入药为最好，其质又轻如丝绵，文字分工从"虫"，故而得名。

桑螵蛸，甘咸而平，固精缩尿，补肾助阳，临床上多用以对肾虚阳衰引起的遗精、滑精、遗尿、尿频、白浊、阳痿等，尤以治小儿遗尿最为见效。桑螵蛸入方，如桑螵蛸丸、桑螵蛸散等。

药理研究显示，本品有抗利尿、敛汗、促进消化液分泌和降低血糖、降低血脂及抑制癌症的作用。

金樱子 （《雷公炮炙论》）

> 金樱主产南国，固精肾气得摄，
> 缩尿涩肠止泻，又救崩带肛脱。

金樱子，为蔷薇科植物常绿灌木金樱子的成

熟果实，主产于广东、四川、云南、湖北、贵州等地。因其果实表面颜色呈橙黄色，外形又似古代的容器"罂"的样子（腹大口小），罂，与"樱"通，故名。也有直接写为"金罂子"的，如宋代沈括的《梦溪笔谈》。

金樱子，酸涩收敛，不燥不寒，善统下焦肾、膀胱、大肠三经。治疗遗精滑精、遗尿尿频、白带过多，使精固尿缩带止；治疗久泻久痢、子宫脱垂、崩漏、脱肛，使肠涩泻停，中气回升。金樱子入方，如金樱子膏、水陆二仙丹、秘元煎等。

药理研究显示，本品具有收敛、止泻、广谱抗菌、抗病毒和抗动脉粥样硬化作用。

海螵蛸 （《神农本草经》）

> 海螵蛸疗金创，收敛止血独挡，
> 涩精止带制酸，疮收瘿消无恙。

海螵蛸，为乌贼科动物无针乌贼或金乌贼的内壳，也有直呼其为"乌贼骨"的。它主产我国辽宁、江苏、浙江等沿海省份，干燥生用入药。

海螵蛸，咸而入血，涩而收敛，温而生热。收敛以止崩漏下血、肺胃出血、创伤出血；固涩以止遗精、带下、湿疮湿疹、溃疡多脓；制酸止痛以治胃痛吐酸。海螵蛸入方，如固冲汤、乌及散、白芷散、乌贝散等。

本品与桑螵蛸功近，均有固肾止遗作用。本

品固涩力强于桑螵蛸，而补肾助阳作用不及桑螵蛸。

药理研究显示，本品具有抗溃疡、抗肿瘤、抗放射和接骨等作用。

莲子 (《神农本草经》)

莲子安神养心，固精主掌大印，
补脾益肾固涩，止泻止带施恩。

【附】 莲须、莲房、莲子心、荷叶、荷梗

莲须房心梗叶，涩精且能止血，
须心固肾清心，房叶瘀怕暑怯。

莲子，为睡莲科多年生宿根草本植物莲的成熟种子，主产于湖南、福建、江苏、浙江及南方各地的沼池湖塘中。南方的农历六月二十四，还要为莲花过生日：万众划船赏花，热闹非常。清人舒位《六月二十四日荷花荡泛舟作》的诗中所描述的"吴门桥外荡轻舻，流管清丝泛玉凫"的热烈场面，就是人们举行庆贺活动的真实写照。

莲子，味甘能补，性平宜人，涩而收敛。入脾以补脾止泻，使脾虚久泻、食欲不振者康复；入肾以补肾固精，使肾虚遗精、滑精者得救；入心以交通心肾，使虚烦、惊悸、失眠者安宁；并能医妇女崩漏、白带过多诸症。莲子入方，如参苓白术散、金锁固精丸等。

莲子中含量最丰富的是蛋白质和糖类，前者约占16.6%，后者约占62%。因此是生活中常用

的补品，各种丰富多彩的吃法频繁出现在古今中外的食谱中。

莲须，功能清心固肾，涩精止血，治疗梦遗滑精、遗尿尿频、吐血崩漏之症可用。莲须入方，如金锁固精丸等。

莲房，功能消瘀止血，炒炭以治崩漏下血、尿血等。

莲子心，功能清心、去热、止血、涩精，治温热病烦热神昏及吐血、遗精诸症最宜。莲子心入方，如清宫汤等。

荷叶，功能清暑利湿，升阳止血，可用于暑热之证或脾虚泄泻及多种出血证。荷叶入方，如清络饮、四生丸等。

荷梗，功能通气宽胸，和胃安胎，主治外感暑湿、胸闷不畅、妊娠呕吐、胎动不安等。

芡实 (《神农本草经》)

芡实固精益肾，补脾祛湿功臣，

收敛止泻止带，开胃亦有经云。

芡实，别名"鸡头实"，为睡莲科水生植物芡实的成熟果仁，主产于湖南、江西、安徽、山东等地。芡，通"欠"，有"歉收"之意。庄稼歉收之年，本品可以代粮充饥，故而名之。李时珍亦曰："芡，可济俭歉，故谓之芡"（《本草纲目》）。

芡实，甘、平补益脾肾，涩而固敛祛湿。可

用于脾虚泄泻日久不止及肾虚遗精、小便不禁、白带过多等症。一些本草专著中还记载本品有"开胃助气"之功。芡实入方，如金锁固精丸、水陆二仙丹、易黄汤等。

药理研究显示，本品具有收敛、滋养作用。

刺猬皮 （《神农本草经》）

> 刺猬之皮苦平，收敛止血炒用，
> 固精缩尿功具，尚可化瘀止痛。

刺猬皮，原名"猬皮"，为哺乳类动物刺猬或短刺猬的皮。主产河北、江苏、山东、河南、陕西等地；除内蒙古、新疆外，全国其他地区均有发现。因该动物之毛刺如针状之锋利，入药又用其毛皮，故而得名。

刺猬皮，药性平和，苦能降泄，炒用后治疗便血、痔漏、遗精、滑精、遗尿、尿频及气滞血瘀胃痛、呕吐等，以达收敛止血、固精缩尿、化瘀止痛之目的。刺猬皮入方，如猬皮散、猬皮丸等。

药理研究显示，本品具有收敛、止血作用。

椿皮 （《新修本草》）

> 椿皮源出臭椿，收涩名传古今，
> 清热燥湿杀虫，血带泻痢消魂。

椿皮，为苦木科落叶乔木臭椿树的根皮或树皮，主产于山东、辽宁、河南、安徽等地。椿，通"春"，一春为一年也。多春则多寿，椿树寿命较长，故从木而名之；椿树之皮入药，自然就叫"椿皮"了。

椿皮，味苦而涩，性寒，归大肠、肝经。功能清热燥湿、涩肠止泻、止血、止带、杀虫，临床可用于久泻久痢、湿热泻痢、便血痔血、崩漏经多、赤白带下、蛔虫腹痛、疮癣瘙痒的治疗。椿皮入方，如樗树根丸、诃黎勒丸、椿根散、固经丸、椿皮丸等。

药理研究显示，本品有抗菌、抗原虫、抗肿瘤的作用。

鸡冠花 （《滇南本草》）

鸡冠花序碾末，带止痢停肠涩，

崩中痔漏下血，单用配伍均妥。

鸡冠花，为苋科一年生草本植物鸡冠花的干燥花序，入药生用或焙研为末用。全国大部分地区有产，野生或栽培。因其花序穗状顶生或侧生于侧枝顶端巍峨直立，形似鸡冠，故而得名。本品有紫、白、红、粉等多种颜色，色泽艳丽，花期漫长，药用之外，常作为观赏花木美化环境。

鸡冠花，味甘、涩，性凉，归肝与大肠经。功能收敛止血，涩肠，止带，用于便血痔血、崩漏、湿热白带、赤白下痢、久痢不止等的治疗。

药理研究显示，本品提取液对实验动物有明

显中期引产作用，煎剂对人阴道毛滴虫有良好杀灭作用。

十九、涌吐药

涌吐药物作用速，毒物宿食痰涎出，

瓜蒂常山和胆矾，此类药猛皆有毒。

涌吐药，又称"催吐药"，即通过这类药物使停留在人体咽喉、胸部和胃脘等部位的毒物、宿食、痰涎吐出，以达到驱邪治病的目的。

本类药物作用强烈，多有毒性，用量要适当，切不可过量；用药对象要明确，老幼和体弱者不可妄用；用药后注意保护正气。鉴于本类药物作用峻猛而致的副作用和临床其他排毒手段的出现，这种方法如今一般已很少运用。

常山 (《神农本草经》)

常山截疟史载，其苗蜀漆前排，

涌吐胸中痰涎，灭虫退热并来。

常山，为虎耳草科植物小灌木常山的根，主产于四川、贵州等地，湖南、湖北亦产。常山者，恒山也，山名；药产于此，故而得名。清代医家张隐庵谓："恒山，北岳也。后以汉文帝讳恒，遂改名常山"（《本草崇原》）。

常山，辛开苦降，寒而有毒，上行涌吐痰

涎，下行去肋下痰饮；有截疟之功，作用强烈。常山入方，如胜金丸、常山饮、截疟饮、截疟常山饮、截疟七宝饮等。

蜀漆，为常山的嫩枝叶，性味、归经、功效、应用与常山略同，而涌吐之力强于常山。蜀漆入方，如千金汤等。

药理研究显示，本品对疟疾有显著效果，并且有降压、兴奋子宫、抗肿瘤、抗流感病毒、抗阿米巴原虫等作用。本品可以引起强烈的不良反应，严重者亦可危及生命，应高度警惕。

瓜蒂 （《神农本草经》）

> 甜瓜之蒂苦寒，内服涌吐热痰，
>
> 消食去积退黄，吹鼻除湿细研。

瓜蒂，为葫芦科植物甜瓜的果蒂，别名"瓜丁"、"苦丁香"。甜瓜在我国的种植很早，品种也很多。有瓜就有蒂，瓜蒂在全国各地都有出产。

瓜蒂，味苦、性寒，有毒，走阳明胃经。内服涌吐热痰、宿食，行水湿、退黄疸；外用研末吹鼻，可行去湿热。瓜蒂入方，如瓜蒂汤、瓜丁散等。

甜瓜，是人们夏秋喜食的水果之一。"甘瓜苦蒂，天下物无全美"（《诸子集成·墨子》）。瓜蒂的苦味，既是其毒性的表现，也是其药用作用的基础。药用要用其苦，食用需避其苦。食瓜前应先把瓜蒂削掉，以避免引起食后中毒。

药理研究显示，本品有催吐、护肝、降压、抗肿瘤和增强细胞免疫的功能。现代临床报道，有用瓜蒂治疗传染性肝炎的，据称疗效可靠。

胆矾 (《神农本草经》)

胆矾原名石胆，内食涌吐风痰，
涩敛收湿防腐，解毒平定五官。

胆矾，为天然硫酸盐类矿物胆矾的晶体，或为人工制造的含水硫酸铜，主产于云南、山西、江西、广东、陕西、甘肃等地。

胆矾，味酸、涩、辛，性寒，有毒，归肝、胆经。内服有强烈的涌吐作用，以用于风痰壅塞、喉痹、癫痫、误食毒物；外用可解毒收湿、蚀疮去腐，以用于风眼赤烂、口疮、牙疳、肿毒不破、胬肉疼痛等。李时珍以为，它"治咽喉口齿疮毒有奇功也"（《本草纲目》）。胆矾入方，如二圣散、胆矾散等。

药理研究显示，本品有催吐、促进胆汁分泌、退翳和广谱抗菌作用。服用本品容易引起不良反应，严重者甚至造成死亡，应高度警惕。

二十、解毒杀虫燥湿止痒药

解毒杀虫雄硫黄，白矾樟脑配蛇床，

蟾酥大蒜木鳖子，土荆根皮露蜂房。

解毒杀虫燥湿止痒药，具有解毒疗疮、攻毒杀虫、燥湿止痒等功能，临床主要用于对疥癣、湿疹、疮疡、麻风、梅毒、蛇毒等的治疗，入药以外用为主，兼可内服。

本类药物大都有不同程度的毒副作用，用之宜慎；尤应注意严格按国家标准进行炮制，在医生指导下合理应用。

雄黄 （《神农本草经》）

雄黄雄精腰黄，多名异质同房，

解毒杀虫辟疫，截疟灭蛔疗疮。

雄黄，为硫化物类矿物雄黄族雄黄的结晶矿石，主要成分为二硫化二砷，质佳者称"雄精"，其次者为"腰黄"，主产于广东、湖南、湖北、贵州、四川等地。古人认为，此矿石产于山之阳面，偏得阳气之滋养，色泽光亮，呈黄色，故谓之"雄黄"；反之，则称"雌黄"。

雄黄，味辛、性温，有毒，归肝、胃、大肠经，有解毒、杀虫之功，以治疗痈疽疔疮、疥癣、虫毒蛇伤及虫积腹痛；有燥湿、去痰、截疟、定惊之效，以用于哮喘、疟疾、惊痫的治疗。雄黄入方，如醒消丸、二味拔毒散、牵牛丸、雄黄丹等。

药理研究显示，本品对部分致病细菌、真菌有抑制或杀灭作用，有抗肿瘤、抗血吸虫和抗疟原虫的作用。本品毒性较大，要严格控制适应证和剂量，不入汤剂，不可久服。

硫黄 《神农本草经》

> 硫黄壮阳益火，通便水温土沃，
>
> 外用解毒杀虫，止痒燥湿守则。

　　硫磺，为自然元素类矿物硫族自然硫的结晶矿石，主产于山西、山东、陕西、河南等地。因此矿石经过高温后即溶解为黄色透明的流动性液体，故得名"流黄"；从石，而称为"硫磺"。硫磺的产地，多与温泉有关，故人们常把洗浴温泉的作用与硫磺的止痒功能联系在一起。

　　硫黄，味酸，性温、有毒，归肾与大肠经。清代医家汪昂曰："硫磺阳精极热，与大黄极寒，并号'将军'"（《本草备要》）。硫磺外用，有杀虫止痒之良效，以治疗疥癣、湿疹、皮肤瘙痒；内服，收壮阳通便之双功，以用于肾火衰微、下元虚冷诸症和虚冷便秘。硫磺入方，如硫黄散、臭灵丹、黑锡丹、半硫丸等。

　　药理研究显示，本品有溶解角质，杀疥虫、细菌、真菌，抗炎和祛痰、缓泻等作用。服用不当有引起不良反应的报道，应予注意。

白矾 《神农本草经》

> 白矾又叫明矾，解毒杀虫高参，
>
> 止血止泻止痒，燥湿清热消痰。

白矾，又叫"明矾"，煅后称"枯矾"，是由硫酸盐类矿物明矾石经加工提炼而成的结晶体，主要成分为硫酸铝钾。主产安徽、浙江、山西、湖北等地，全年均可采挖。因其具有白色透明或半透明的形态，断面有玻璃样光泽，故而得名。

白矾，寒清涩敛酸收，或解毒杀虫，燥湿止痒，而用于疮痒疥癣、湿疹瘙痒；或止血、止泻，用于吐衄下血、泻痢不止；或清热消痰，用于癫痫发作。白矾入方，如二仙散、消痔灵注射液、诃黎勒散、白金丸、硝石散、白矾散、蜡矾丸、雄矾丸、化痰丸、玉关丸等。

药理研究显示，本品具有消炎、止血、止汗、止泻和广谱抗菌作用。并能促进创口愈合，净化混浊生水。如应用不当，有引起不良反应的可能，应予关注。

蛇床子 （《神农本草经》）

蛇床子辛温肾，壮阳暖宫促孕，
祛风燥湿杀虫，还治阳痿尿频。

蛇床子，为伞形科一年生草本植物蛇床的成熟果实，全国各地均产，以河北、山东、浙江、江苏、四川等地的产量较大，均为野生。因古人发现蛇喜卧于此草之下，并喜食其种子，因而名之。

蛇床子，味辛、苦，性温，有小毒，归肾

经。能治疗男子阳痿、女子宫冷不孕，有温肾壮阳之能；治疗寒湿带下、湿痹腰痛，有散寒祛风之用；治疗阴部瘙痒、湿疹、湿疮、疥癣，有燥湿杀虫之效。蛇床子入方，如三子丸、蛇床子散、赞育丹等。

药理研究显示，本品有广谱抗菌、杀灭阴道滴虫、降低血压、祛痰平喘、抗骨质疏松和雄激素样作用。

蟾酥 (含蟾皮) (《药性论》)

蟾酥解毒止痛，开窍以醒神明，
蟾皮清热利水，有毒用之适中。

蟾酥，为蟾蜍科两栖动物中华大蟾蜍或黑框蟾蜍的耳后腺及皮肤分泌的白色液体，经加工干燥而成。因其加工后酷似酥酪，故而得名。它主产于河北、山东、四川、湖南、江苏、浙江等地，多为野生。

蟾酥，味辛、性温，有毒，归心经，有解毒消肿、止痛开窍的功效，内服、外用均可。临床用治痈疽疔疮、咽喉肿痛、龋齿作痛和痧胀腹痛吐泻、昏厥等。蟾蜍入方，如六神丸、蟾酥丸、外敷麻药方等。

蟾皮，能清热解毒、利水消胀，适用于痈疽肿毒、疳积腹胀、喘咳痰多等。

药理研究显示，蟾酥有强心、抗心肌缺血、抗凝血、抗休克、升压、抗炎、镇痛、麻醉、抗肿瘤、抗放射线、抗疲劳等多种作用。

樟脑 （《本草品汇精要》）

> 樟脑水蒸提取，开窍辟秽功疾，
> 除湿杀虫止痒，温通止痛散瘀。

樟脑，是从樟科植物常绿乔木樟树的枝、干、叶、根部用水蒸馏法提取的挥发油中进一步提取而得到的颗粒状结晶。以台湾的产量最大，质量最佳，多为栽培品。因其加工出的晶体呈白色透明状，气味芳香，形似龙脑，故而得名。

樟脑，辛香走窜，热而有毒，归心、脾二经。外可除湿杀虫、止痒止痛，治疗疥癣、牙痛、跌打损伤；内服辟秽化浊、温散止痛，用于神志昏迷或痧胀腹痛。樟脑入方，如香白散、樟脑散、雄脑散、樟脑酒等。

药理研究显示，本品对皮肤有防腐作用，有局部麻醉、镇痛、止痒和祛痰、强心、升压及兴奋呼吸等作用。服用不当，可能引发不良反应，应予注意。

木鳖子 （《开宝本草》）

> 木鳖子苦而凉，胜任攻毒疗疮，
> 消肿散结止痛，筋脉拘挛疏长。

木鳖子，为葫芦科多年生草质藤本植物木鳖的成熟种子，主产于湖北、广西、四川等地，多为野生，部分地区已有栽培。因其具有膨大的块状根，状似老鳖，故而得名。

木鳖子，味苦、微甘，性凉，有毒。功能攻毒疗疮，以治疮疡肿毒、瘰疬乳痈、痔疮肿痛、干癣秃疮等；还能疏通经络，以治筋脉拘挛，痹痛瘫痪。木鳖子入方，如乌龙膏、木鳖膏、木鳖裹方、木鳖子膏等。

药理研究显示，本品有抗炎、降压作用。临床应用易发生不良反应，应引起注意。有报道说，本品与鸡蛋同用，可以抑制其毒性；与猪肉同用，其毒性增大，可供参考。

土荆皮 （《本草纲目拾遗》）

土荆止痒杀虫，有毒只作外用，

主攻手头足癣，抗菌后显芒锋。

土荆皮，又名"土槿皮"，是松科植物落叶乔木金钱松的根皮及近根树皮。质脆、易断，断面呈红褐色，外皮颗粒性，内皮纤维性。主产于江苏、浙江、安徽、江西等地，多为栽培。

土荆皮，气微弱，味苦而涩，辛温有毒，归肺、脾经。外用有杀虫止痒之功，广泛适用于体癣、手足癣、头癣等各种癣病，以及湿疹、皮炎、皮肤瘙痒等。只作外用，不可内服。土荆皮入方，如土槿皮酊、鹅掌风药水等。

药理研究证实，本品抗菌范围很广，且作用较强；同时，具有抗癌、抗早孕、止血等作用。口服可能引起不良反应，主要表现为消化系症状。

蜂房 (《神农本草经》)

> 蜂房蜂之穴巢，攻毒可打战表，
> 祛风止痛杀虫，恶疮逃之夭夭。

蜂房，又名"露蜂房"，是胡蜂科昆虫果马蜂、日本长脚胡蜂或异腹胡蜂的巢。全国均有，南方较多。有趣的是，蜂房底盘菱形的所有钝角均为 109.8°，锐角均为 70.32°，是人类认识到的用最少的消耗材料制成最大的菱形容器的准确角度，有人因此把蜜蜂称为"天才数学家和设计师"。

蜂房，味甘，性平，归胃经。攻毒杀虫，用于痈疽、瘰疬、牙痛、癣疮、多种癌肿；祛风止痒，用于风湿痹痛、牙痛、瘾疹瘙痒。蜂房入方，如蜂房膏等。

药理研究显示，本品有抑制炎症、镇痛、促凝血、驱虫、降压、降温、强心和抗菌、抗癌等作用。对实验动物显示出相当的毒性，有引起肾损害的表现。

大蒜 (《名医别录》)

> 大蒜脾胃肺温，消肿解毒问津，
> 治癣治痨止痢，杀虫又灭病菌。

大蒜，又称"胡蒜"，为西汉博望侯张骞在公元前 139 年出使西域时带回。属百合科多年生草本植物大蒜的鳞茎，全国各地均有栽培。

大蒜，为辛温之品，有消肿、解毒、杀虫之功，而解毒作用甚强。临床用于痈疖肿毒、癣疮、肺痨、顿咳、痢疾、泄泻、钩虫病、蛲虫病的治疗，亦可用其防治流感、解食蟹中毒等。本品药用途径广泛，同时也是生活中的食品，生食、煮食、烧食、煎汤均可，还可作矫味品用。大蒜的调味作用主要表现在矫味、化臭腐、去油腻等方面：用大蒜配菜，菜的味道就鲜美；用大蒜烹鱼，鱼的腥味就消失；用大蒜烧肉，肉的腻性就减少。正如《本草纲目》所云："北方食肉面，（蒜）尤不可无。"

药理研究显示，本品抗菌效力在同类高等植物中最强，对多种细菌都有抑制和杀灭作用，对真菌、原虫的抑制和杀灭作用也相当明显。此外，还具有清热解毒、降压、降脂、降糖、抗氧化、抗衰老和对癌组织的抗有丝分裂作用等。

二十一、拔毒化腐生肌药

拔毒化腐又生肌，升药轻粉硼砂奇，
铅丹砒石炉甘石，外用有毒莫大意。

拔毒化腐生肌药，以拔毒化腐、生肌敛疮为主要作用，适用于痈疽疮疡溃后脓出不畅和溃后难以生肌愈后诸症，多为外用。

本类药物多有剧毒，应严格控制剂量和用法，亦不能持续使用。

升药 （《外科大成》）

升药升华结晶，其色或黄或红，
拔毒化腐劲足，剧毒中病速停。

升药，为水银、火硝、白矾多等份混合升华而成的化合物，故又称"升丹"、"三仙丹"。其中，色红者称"红升"；色黄者，称"黄升"，陈久者良。

升药，辛热有大毒，归肺、脾二经，具拔毒、化腐之功，一般作外用。用于痈疽溃后脓出不畅或腐肉不去、新肉难生者，也可用于湿疮、黄水疮、顽癣及梅毒的治疗。升药入方，如九一丹、五五丹、八二丹、九转丹等。

药理研究显示，本品有广谱抗菌和改善创面微循环、减少微血栓、增强创面血氧供给等作用。本品毒大，内服危险，只可外用。

轻粉 （《本草拾遗》）

轻粉通导二肠，逐水以消肿胀，
外用攻毒杀虫，肾炎孕妇提防。

轻粉，为水银、白矾、食盐等升华制成的氯化亚汞结晶性粉末。因其色白质轻，捻之若粉而名。其又有"汞粉"、"水银粉"、"腻粉"等之称，避光保存。

轻粉，味辛，性寒，燥烈有毒。外用能攻毒杀虫，以治疥癣、梅毒、疮疡溃烂；内服可利水通利二便，而治水肿臌胀、二便不利。轻粉入方，如蛤粉散、如圣散、加味颠倒散、生肌玉红膏、舟车丸等。

药理研究显示，本品有广谱抗菌作用，口服有利尿和泻下作用。服用过量，可能引起急性肾炎，肾炎水肿；孕妇忌服，传统的《妊娠禁忌歌》中说得明白。

砒石 （《日华子本草》）

砒石有红有白，截疟痰喘惊骇，

外用蚀疮去腐，虫毒遇之自衰。

砒石，亦即"礜石"。礜，通"貔"，凶猛之兽也。本品毒大性猛，与"貔"相类，从石而名之。其又有"信石"、"人言"、"砒霜"之称，为矿物砷华的矿石或由毒砂、硫磺等含砷矿物加工而成。药材有"白砒"、"红砒"之分，前者含量更纯，入药多用后者。

砒石，大辛、大热、大毒，归肺、肝二经。内服可劫痰平喘截疟，用于寒痰哮喘、疟疾；外用有强烈的蚀疮祛腐作用，用于溃疡腐肉不脱、癣疮、瘰疬、牙疳、痔疮等。砒石入方，如紫金丹、枯痔散、砒霜膏、三品一条枪等。

药理研究显示，本品有杀灭病原微生物、疟原虫、阿米巴原虫的作用，有抗癌、促进蛋白合成、活跃骨髓造血、抗组织胺及平喘作用等。现代有将本品用于恶性肿瘤治疗的，据称已取得重要成果。本品毒性极大，用之不当，杀人于顷刻，尤当高度警惕！

铅丹 （《神农本草经》）

铅丹又叫黄丹，拔毒生肌可搬，

杀虫止痒收湿，截疟并治狂癫。

铅丹，为纯铅加工制成的铅的氧化物，主产于河南、广东、福建、云南等地。有"黄丹"、"广丹"、"东丹"等诸多称谓，生用或炒用入药。

铅丹，辛散、寒清，外用有良好的解毒止痒、收敛生肌的作用，治疗黄水湿疮、疮疡溃烂、疥癣狐臭等，为外科常用之品。内服有治疗惊痫癫狂和截疟的作用，近代已很少运用。铅丹入方，如敛疮内消方、桃花散等。

药理研究显示，本品有直接杀灭细菌、寄生虫，并有抑制黏膜分泌的作用。应用不当，容易引起中毒，应予高度关注。

炉甘石 （《外丹本草》）

甘石明目止泪，去翳蟾宫折桂，

解毒收湿止痒，生肌敛疮无愧。

炉甘石，亦名"甘石"，为碳酸盐类矿物方

解石族菱铁矿，主要成分为碳酸锌，主产于广西、湖南、四川、云南等地。因本品入药须经过炉火煅制，且具甘味，故而得名。

炉甘石，味甘、性平，入肝经而解毒明目退翳，走胃经而收湿止痒敛疮。临床用于目赤翳障、烂弦风眼和溃疡不敛、皮肤湿疮等，为治疗目疾之要药。炉甘石入方，如神应散、止泪散、平肌散、黄连炉甘石散等。

药理研究显示，本品能吸收创面的分泌液，有防腐、收敛、消炎、止痒、抑菌和保护创面的作用。本品一般只做外用，服用可能引起中毒反应，应予关注。

硼砂 (《日华子本草》)

硼砂清肺化痰，喉痛如遇甘泉，

外用清热解毒，口舌咽目尽欢。

硼砂，是天然矿物硼砂的矿石经提炼精制而成的结晶体，主产于青海、西藏等地。其名原为"蓬砂"，因其状如沙粒，加热即发泡膨胀，成为蓬松的絮状结块，故而得名；后从石，改为"硼砂"。其石色白如月，故又名"月石"。

硼砂，味甘、咸而性凉，外用有清热解毒之效，适量而可；内服收清肺化痰之功，谨慎从之。临床常用本品治疗口舌生疮、咽喉肿痛、目赤翳障和痰火壅滞，痰黄黏稠、咳吐不利等。硼砂入方，如四宝丹、冰硼散、白龙丹、八宝眼药等。

　　药理研究显示，本品有抑菌、防腐、收敛等作用。

附篇

一、药名笔画索引

本索引只收入书中药品的正名，其别名、俗名均在正文中说明，均未录入。

二　画

三　画

421

附 篇

六　画

九　画

十　画

十一画

附　篇

十二画

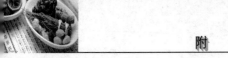

附　篇

二十画及以上

二、引用方剂索引

本索引只收入由两味药物及以上组成的方剂，凡单味药自成的方剂已在正文中说明，不再录入。

一　画

一服散（《杂病源流犀浊》）

乌梅　罂粟壳　半夏　杏仁　阿胶　苏叶　生姜　甘草

主治　肺虚久咳，痰盛寒热。

一粒金丹（《宣明论方》）

草乌头　五灵脂　木鳖子　白胶香　地龙　细墨　乳香　当归　没药　麝香

主治　风湿痹痛，腰膝走注疼痛。

一捻金散（《御药院方》）

蝎梢　川芎　细辛　香白芷

主治　祛风止痛，主治风冷牙痛。

二　画

二气汤（《圣济总录》）

牵牛子　甘遂

主治　水肿腹满。

二仙散 (《卫生宝鉴》)

白矾 黄丹

主治 疔肿恶疮。

二冬膏 (《张氏医通》)

麦冬 天冬 蜂蜜

主治 肺胃燥热，咳嗽痰黏。

二皮饮 (《湖北药物志》)

苦楝皮 石榴皮

主治 钩虫病。

二圣散 (《济生方》)

胆矾 白僵蚕

主治 缠喉风、急喉痹。

二母散 (《医方考》)

知母 贝母

主治 肺热咳嗽或阴虚燥咳痰稠者。

二甲复脉汤 (《温病条辨》)

生鳖甲 生牡蛎 干地黄 阿胶 麦冬 生白芍 炙甘草 麻仁

主治 热病后期阴伤，虚风内动，脉沉数，舌干齿黑，手指蠕动，甚则痉厥。

二至丸 (《医方集解》)

女贞子 旱莲草

主治 肝肾阴虚，头晕目眩，失眠多梦，腰膝酸软及阴虚出血，须发早白等。

二妙散 (《丹溪心法》)

黄柏 苍术

主治 湿热下注所致的下肢痿软无力，或足膝红肿热痛，或湿热带下，或下部湿疮等。

二陈汤（《和剂局方》）

半夏　陈皮　白茯苓　甘草　生姜　乌梅

主治　湿痰咳嗽，症见咳嗽，痰多色白，胸膈胀满，恶心呕吐，头眩心悸，舌苔白润，脉滑等。

二味拔毒散（《医宗金鉴》）

雄黄　白矾

主治　痈肿疮毒及疥癣等疾。

二味隔纸膏（《景岳全书》）

煅石膏　枯矾

主治　臁疮、湿毒疮及湿疹瘙痒。

二金排石汤（雷载权编《中药学》）

海金沙　金钱草　滑石　木通

主治　石淋。

二香散（《经验良方》）

青皮　赤芍　姜黄　丁香

主治　胸痹，寒凝气滞心痛。

二姜丸（《和剂局方》）

高良姜　炮姜

主治　脘腹冷痛。

二神丸（《本事方》）

补骨脂　肉豆蔻　大枣　生姜

主治　壮肾阳，暖脾阳，止泻。

二黄散（《痈疽神验秘方》）

黄连　黄芩　黄柏　栀子

主治　清热泻火解毒，主疮疡中毒。

二鲜饮（《医学衷中参西录》）

白茅根　鲜藕

主治　咯血。

十灰散　(《十药神书》)

大蓟　小蓟　茅根荷叶　山栀　大黄　侧柏叶　茜草根　棕榈皮　牡丹皮

主治　血热妄行所致的咯血、衄血、便血及崩漏等症。

十全大补汤　(《和剂局方》)

熟地黄　当归　川芎　白芍　人参　白术　茯苓　甘草　黄芪　肉桂　大枣　生姜

主治　面色萎黄，脚膝无力，不进饮食，或喘咳，遗精，失血；以及妇女崩漏，经候不调，痈疽溃久不敛等。

十补丸　(《鲍氏验方》)

杜仲　鹿茸　山茱萸　菟丝子等

主治　肾虚阳痿，精冷不固，小便频数。

十枣汤　(《伤寒论》)

大戟　芫花　甘遂　大枣

主治　悬饮，胁下有水气及水肿腹胀属实者。

十味导赤汤　(《医宗金鉴》)

生地黄　山栀子　木通　瞿麦　滑石　淡竹叶　茵陈蒿　黄芩　甘草　猪苓

主治　膀胱蓄热，小便不通，淋漓涩痛。

丁公藤风湿药酒　(《中国药物大全》)

丁公藤　桂枝　麻黄　羌活　当归　川芎　白芷　乳香　陈皮　补骨脂　猪牙皂　苍术　厚朴　香附　木香　枳壳　白术　山药　黄精　菟丝子　小茴香　苦杏仁　泽泻　蚕沙　白酒　五灵脂

主治　风寒湿痹，手足麻木，腰腿酸痛，跌仆损伤。

丁香柿蒂汤（《症因脉治》）

丁香　柿蒂　人参　生姜

主治　胃气虚寒，失于和降所致的呃逆、呕吐、食少等症。

丁香散（《叶氏女科》）

丁香　白术　砂仁

主治　脾胃虚寒之呕吐、食少。

七味白术散（《六科准绳》）

人参　白茯苓　白术　木香　葛根　藿香叶甘草

主治　脾胃虚弱，发热，口渴，纳减，腹泻等。

七宝美髯丹（《医方集解》）

何首乌　当归　枸杞子　菟丝子　补骨脂　白茯苓　牛膝

主治　精血亏虚，腰酸脚软，头晕眼花，须发早白及肾虚无子。

七宝散（《本草纲目拾遗》）

龙骨　象皮　血竭　人参　三七　乳香　没药降香

主治　各种外伤出血。

七宝膏（《证治准绳》）

珍珠　琥珀　龙脑　石决明　水晶　贝齿　空青玛瑙

主治　目赤疼痛，混睛外障等。

七厘散（《良方集腋》）

血竭　儿茶　乳香　没药　冰片　红花　麝香朱砂

主治　跌打损伤，筋断骨折，瘀滞肿痛，或外伤

437

出血。

八正散 （《和剂局方》）

木通　车前子　山栀子　滑石　瞿麦　萹蓄　大黄　炙甘草

主治　湿热下注，发为热淋、石淋。症见尿频涩痛，淋沥不畅，甚或癃闭不通，小腹胀满，口燥咽干等。

八宝丹 （《验方新编》）

龙骨　炉甘石　血竭　乳香　没药　赤石脂　冰片　轻粉

主治　溃疡不敛。

八宝眼药 （《全国中药药处方集》兰州方）

冰片　炉甘石　琥珀　珊瑚　硼砂　珍珠　麝香　朱砂　熊胆

主治　暴发火眼，两目肿痛，羞明畏光，见风流泪，眼边赤烂。

八珍汤 （《正体类要》）

人参　白术　白茯苓　甘草　熟地黄　当归　川芎　白芍　生姜　大枣

主治　面色苍白或萎黄，头晕目眩，四肢倦怠，气短懒言，心悸怔忡，食欲不振，舌质淡，苔薄白，脉细弱或虚大无力。

八厘散 （《医宗金鉴》）

苏木　没药　乳香　自然铜　血竭　红花　番木鳖　丁香　麝香

主治　跌打损伤，瘀滞疼痛。

人参胡桃汤 （《济生方》）

人参　胡桃　生姜

主治　肺肾不足之喘急胸满，不能睡卧。

人参养荣汤（《和剂局方》）

人参　白术　茯苓　炙甘草　熟地黄　当归　白芍　黄芪　桂心　五味子　远志　陈皮

主治　积劳虚损，气血衰少之证。

人参蛤蚧散（《卫生宝鉴》）

人参　蛤蚧　杏仁　甘草　知母　桑白皮　茯苓　贝母

主治　久病体虚兼有肺热之气喘咳嗽，痰中带血，或面目浮肿。

九一丹（《医宗金鉴》）

石膏　升丹

主治　祛腐生肌，敛疮收口。

九分散（《急救应验良方》）

麻黄　乳香　没药　马钱子

主治　跌打损伤，骨折疼痛。

九味羌活汤（《此事难知》）

羌活　防风　苍术　细辛　川芎　白芷　生地黄　黄芩　甘草

主治　恶寒发热，无汗头痛，肢体酸痛，口苦微渴，舌苔白，脉浮。

三　画

三才汤（《温病条辨》）

天冬　生地黄　人参

主治　热病气阴两伤，舌干口渴，或津亏消渴。

三子丸（《备急千金要方》）

五味子　菟丝子　蛇床子

主治　阳痿宫冷不孕。

三子养亲汤（《韩氏医通》）

苏子　莱菔子　白芥子

主治　咳嗽喘逆，痰多胸痞，食少难消，舌苔白腻，脉滑等。

小升丹（《疡医大全》）

水银　明矾　火硝

主治　疮口坚硬，肉暗紫黑，或有脓不净者；梅毒。

三仁汤（《温病条辨》）

白蔻仁　生苡仁　杏仁　滑石　白通草　竹叶
厚朴　半夏

主治　湿温初起，症见头痛身重，胸闷不饥，午后身热，苔白不渴，脉濡等。

三石汤（《温病条辨》）

生石膏　寒水石　滑石　杏仁　竹茹　金银花
金汁　白通草

主治　暑温蔓延三焦，邪在气分者。

三甲复脉汤（《温病条辨》）

龟甲　生鳖甲　生牡蛎　阿胶　干地黄　麦冬
生白芍　炙甘草

主治　温热病后期，阴血亏损，肝风内动，手足心热，手指蠕动，痉厥；或内伤杂病，阴虚阳亢，头晕目眩，耳鸣心悸等症。

三仙丸（《世医得效方》）

益智仁　山药　乌药

主治　暖肾固精缩尿。

三皮汤(《医方类聚》)

青皮　陈皮　桂皮

主治　脘腹冷痛，气滞不通。

三圣散 (《儒门事亲》)

藜芦　瓜蒂　防风

主治　中风闭证及癫痫等有痰浊壅塞胸中，脉象浮滑者；或误服毒物，尚未吸收者。

三灰散 (《类证治裁》)

血余炭　地榆　槐花

主治　便血。

三豆饮 (《世医得效方》)

黑豆　绿豆　红豆　甘草　白糖

主治　疮痈、痘疮、麻疹的预防。

三妙丸 (《医学正传》)

黄柏　苍术　牛膝

主治　湿热下注，足膝肿痛或两脚麻痿。

三拗汤 (《和剂局方》)

麻黄　杏仁　甘草　生姜

主治　风寒外束，肺气壅遏，鼻塞声重，胸满气喘，咳嗽多痰。

三味乌蛇散 (《圣济总录》)

乌梢蛇　干荷叶　枳壳

主治　燥湿祛风，用于干湿癣证。

三物小白散 (《伤寒论》)

巴豆　贝母　桔梗

主治　寒实结胸，痰涎壅塞，胸膈窒闷，肢冷汗出。

三物备急丸(《金匮要略》)

巴豆　干姜　大黄

主治　寒邪食积，阻结肠道，卒然心腹胀痛，痛如锥刺，矢气不通，甚至气急暴厥者。

三品一条枪 (《外科正宗》)

明矾　雄黄　砒石　乳香

主治　外用，治疗瘰疬、疔疮。

干姜黄芩黄连人参汤 (《伤寒论》)

干姜　黄芩　黄连　人参

主治　阳虚，外感风寒。

三棱丸 (《六科准绳》)

三棱　莪术　川芎　牛膝　延胡索　蒲黄　莔蒿
牡丹皮　芫花　白芷　当归　干地龙　干姜　大黄

主治　妇人经脉不通，气痛、带下、血瘕。

下虫丸 (《医宗金鉴》)

苦楝皮　木香　桃仁　贯众　芫荑　槟榔　鹤虱
使君子

主治　湿热蕴积之蛔疳。

下乳涌泉散 (《清太医院配方》)

当归　川芎　天花粉　白芍药　生地黄　柴胡
青皮　漏芦　桔梗　木通　白芷　通草　穿山甲　王
不留行　甘草

主治　产后乳房肿胀、乳汁不行。

下瘀血汤 (《金匮要略》)

大黄　桃仁　䗪虫

主治　产妇腹痛，有瘀血者。脐下或血瘀而致经水不利等。

大风丹(《血证论》)

大风子　土硫黄　明雄黄　枯矾

主治　皮癣痒疮。

大风丸（《解围元薮》）

大风子　防风　川芎　蝉蜕　全蝎

主治　麻风。

大乌头煎（《金匮要略》）

乌头　蜂蜜

主治　寒疝绕脐痛，汗出肢厥，脉沉紧者。

大半夏汤（《金匮要略》）

半夏　人参　白蜜

主治　反胃呕吐。

大安丸（《丹溪心法》）

山楂　神曲　莱菔子　半夏　陈皮　白术　茯苓
连翘

主治　食积而又脾虚者。

大补阴丸（《丹溪心法》）

熟地黄　龟甲　知母　黄柏　猪脊髓　蜂蜜

主治　肝肾阴虚，虚火上炎，症见骨蒸潮热，盗
汗，咳嗽咯血，或烦热易饥，足膝热痛等。

大青汤（《圣济总录》）

大青叶　秦艽　犀角　山栀子　炙甘草　黄连

主治　心胃火盛，咽喉肿痛，口舌生疮。

大定风珠（《温病条辨》）

白芍　干地黄　麦冬　阿胶　龟甲　鳖甲　牡蛎
炙甘草　五味子　火麻仁　鸡子黄

主治　热邪久羁，真阴灼伤，神倦体软，舌绛
脉微。

大建中汤 (《金匮要略》)

蜀椒　人参　干姜　饴糖

主治　中阳衰弱，阴寒内盛，症见脘腹剧痛，呕不能食等。

大承气汤 (《伤寒论》)

大黄　芒硝　厚朴　枳实

主治　热盛便秘，腹部胀满，疼痛拒按，烦躁谵语，舌苔焦黄起刺，脉沉实有力；或热结旁流，下利清水臭秽；或热厥、痉病、发狂之属于里热实证者。

大造丸 (《诸证辨疑》)

紫河车　龟板　黄柏　杜仲　牛膝　茯苓　地黄砂仁　天冬　麦冬　五味子

主治　肾阳虚衰，精血不足之足膝无力、头晕耳鸣，男子遗精，女子不孕。

大陷胸丸 (《伤寒论》)

大黄　芒硝　甘遂　葶苈子　杏仁　白蜜

主治　结胸证，项亦强，如柔痉状。

大陷胸汤 (《伤寒论》)

大黄　芒硝　甘遂

主治　水饮与热邪结聚所致的结胸证。

大黄汤 (《圣济总录》)

大黄　滑石　芒硝　桑白皮　黄芩　杏仁

主治　火毒炽盛、迫热妄行之吐血、衄血。

大黄甘遂汤 (《金匮要略》)

大黄　甘遂　阿胶

主治　妇人少腹满如敦状，小便微难而不渴者。

大黄牡丹汤 (《金匮要略》)

大黄　芒硝　牡丹皮　桃仁　冬瓜子

主治　肠痈初起，症见右少腹疼痛拒按，或右足屈而不伸，恶寒发热等。

大黄散（《伤寒总病论》）

生地黄　生大黄

主治　血热吐衄。

万应保赤丸（1977 年版《中华人民共和国药典》）

巴豆霜　六曲　天南星　朱砂

主治　小儿冷积，停乳停食，腹部胀满，大便秘结，痰多，惊悸不安。

大黄䗪虫丸（《金匮要略》）

水蛭　䗪虫　桃仁　大黄　虻虫　干漆　蛴螬干地黄　芍药　黄芩　杏仁　甘草

主治　五脏虚极羸瘦，干血内结，肌肤甲错，两目暗黑，妇女经闭不通。

万金散（《太平圣惠方》）

蜈蚣　丹砂　轻粉

主治　小儿急惊风。

上清散（《丹溪心法》）

川芎　薄荷　荆芥穗　朴硝　石膏　桔梗　龙脑

主治　热鼻壅塞、头目不清利之头痛、目赤、咽痛。

小乌沉汤（《和剂局方》）

乌药　甘草　香附子

主治　行气、散寒、止痛。

小半夏加茯苓汤（《金匮要略》）

半夏　生姜　茯苓

主治　水湿停胃而呕吐者。

小半夏汤（《金匮要略》）

半夏　生姜

主治　胃寒或寒饮所致的呕吐。

小百劳散（《宣明论》）

乌梅　罂粟壳

主治　虚劳喘咳、自汗。

小青龙汤（《伤寒论》）

麻黄　桂枝　细辛　干姜　五味子　半夏　芍药
甘草

主治　外感风寒，内停水饮之恶寒发热，喘咳痰
多而清稀等。

小金丹（《外科全生集》）

枫香脂　草乌　五灵脂　地龙　木鳖子　乳香
没药　当归　香墨　麝香

主治　活血、消结、散毒，用于瘰疬、痰核、贴
骨疽等。

小金散（《经验方》）

全蝎　马钱子　半夏　五灵脂等

主治　流痰、瘰疬、瘿瘤。

小定风珠（《温病条辨》）

鸡子黄　阿胶　龟板　童便　淡菜

主治　滋阴熄风。

小建中汤（《伤寒论》）

桂枝　芍药　生姜　大枣　甘草　饴糖

主治　虚劳里急，腹中时痛，喜得温按，按之则
痛减；或虚劳心中悸动，虚烦不宁，面色无华；或虚
劳阳虚发热。

小承气汤（《伤寒论》）

大黄　厚朴　枳实

主治　阳明腑证，热结便秘，腹痛胀满；或痢疾初起，腹痛胀满，里急后重者。

小柴胡汤 (《伤寒论》)

柴胡　黄芩　半夏　生姜　人参　大枣　甘草

主治　伤寒邪在少阳，症见寒热往来，胸胁苦满，口苦，咽干，目眩等；或妇人伤寒，热入血室；以及疟疾，黄疸等杂病见少阳证者。

小陷胸加枳实汤 (《温病条辨》)

黄连　枳实　瓜蒌　半夏

主治　阳明暑温，水结在胸，面赤身热，渴欲冷饮，得水则呕，按之心痛，小便短，大便闭。

小陷胸汤 (《伤寒论》)

黄连　瓜蒌实　半夏

主治　痰热互结所致的小结胸证，症见胸脘痞闷，按之则痛等。

小黄丸 (《保命集》)

半夏　天南星　黄芩

主治　热痰咳嗽。

小蓟饮子 (《济生方》)

小蓟　蒲黄　藕节　生地黄　木通　滑石　淡竹叶　山栀子　当归　炙甘草

主治　下焦热结所致的血淋、尿血等症。

山甲下乳汤 (中山医学院《中药临床应用》)

穿山甲　王不留行　木通　黄芪

主治　产后乳汁不下。

山豆根汤 (《慈幼新书》)

射干　麦冬　天花粉　甘草　元参　山豆根

主治　太阳、少阴之火，为风寒壅遏，流连咽喉，发肿、痰涎稠浊、疼痛难堪者。

山茵陈丸（《圣济总录》）

秦艽　茵陈蒿　大黄　栀子　朴硝　郁李仁

主治　清肝利胆退黄。

千金汤（《本草纲目》）

蜀漆　牡蛎

主治　小儿暴惊，卒死中恶。

千金散（《寿世保元》）

全蝎　天麻　胆南星　僵蚕　朱砂　冰片　牛黄　黄连　甘草

主治　小儿痰喘，急慢惊风欲死。

千捶膏（《中国医学大辞典》）

蓖麻仁　松香　杏仁霜　银朱　广丹　轻粉　茶油

主治　一切痈疽、发背、对口疮、疔疮、小儿热疖等。

川芎茶调散（《和剂局方》）

川芎　白芷　防风　细辛　羌活　荆芥　薄荷　甘草　茶叶

主治　外感风邪，头目昏重，偏正头痛，或肢体疼痛等。

川芎散（《卫生宝鉴》）

川芎　菊花　石膏　白僵蚕

主治　偏头风或外感风热头痛。

己椒苈黄丸（《金匮要略》）

防己　椒目　大枫　葶苈子

主治　肠间有水气。症见腹满、口舌干燥者；或水饮停聚所致的喘咳、肿满等。

子芩丸（《古今医鉴》）

条芩　当归

主治　血热崩漏。

马齿苋粥（《太平圣惠方》）

马齿苋　粳米

主治　热毒血痢。

马钱散（《救生苦海》）

马钱子　穿山甲

主治　跌打损伤，痈疽肿痛。

四　画

开心散（《备急千金要方》）

远志　人参　茯苓　菖蒲

主治　健忘。

开噤散（《医学心悟》）

人参　黄连　石菖蒲　丹参　石莲子　茯苓　陈皮　陈米　冬瓜仁　荷蒂

主治　噤口痢疾，火盛气虚，下痢呕逆，不能饮食。

天王补心丹（《摄生秘剖》）

生地黄　玄参　柏子仁　酸枣仁　远志　桔梗　五味子　当归　天冬　麦冬　人参　丹参　白茯苓

主治　虚烦心悸，睡眠不安，精神衰疲，梦遗健忘，不耐思虑等。

天仙散（《仁斋直指方》）

天仙藤　羌活　白术　白芷　片姜黄　制半夏

主治　痰注臂痛。

天仙藤散 (《妇人良方》)

天仙藤　乳香　没药　延胡索　吴茱萸　干姜　小茴香

主治　癥瘕积聚及奔豚疝气。

天仙藤散 (《普济方》)

天仙藤　炒生姜　小便　白酒

主治　产后腹痛不止及一切血气腹痛。

天台乌药散 (《医学发明》)

乌药　茴香　木香　青皮　高良姜　槟榔　巴豆　川楝子

主治　寒凝气滞之小肠疝气，少腹痛引睾丸。

天花散 (《仁斋直指方》)

天花粉　干地黄　葛根　麦门冬　五味子　甘草

主治　消渴。

天竺黄散 (《幼科释谜》)

天竺黄　栀子　僵蚕　蝉蜕　郁金　茯神　甘草　硼砂　牙硝　白芷　川芎　枳壳　朱砂　麝香

主治　小儿急惊风，症见口鼻生疮，两目赤肿及咽膈不利，痰涎壅滞，气不通畅，惊搐烦闷，神思昏迷。

天麻丸 (《圣济总录》)

天麻　地榆　木香　防风　乌头　丁香　丹砂　麝香　龙脑　牛黄　自然铜

主治　中风手足不遂，筋骨酸痛。

天麻丸 (《普济方》)

天麻　川芎

主治　头晕欲倒，神昏多睡，偏正头痛，项急，肩臂拘挛，肢节烦痛，皮肤痒等症。

天麻丸（《魏氏家藏方》）

天麻　全蝎　制南星　白僵蚕

主治　小儿诸惊。

天麻钩藤饮（《杂病证治新义》）

天麻　钩藤　石决明　黄芩　山栀子　川牛膝
杜仲　桑寄生　益母草　夜交藤　茯神

主治　肝阳上亢，肝风内动所致的头痛眩晕，耳
鸣眼花、震颤失眠，甚或半身不遂等症。

天麻酒（《十便良方》）

天麻　牛膝　杜仲　附子　白酒

主治　妇人风痹，手足不遂。

木瓜丹（《传信适用方》）

木瓜　羌活　独活　附子

主治　脚膝疼痛，不能久立。

木瓜汤（《三因方》）

木瓜　吴茱萸　半夏　黄连

主治　湿浊中阻之呕吐泄泻，腹痛转筋者。

木瓜煎（《普济本事方》）

木瓜　乳香　没药　生地

主治　筋急项强，不可转侧。

木香汤（《圣济总录》）

海马　木香　炒大黄　炒白牵牛子　巴豆　青皮

主治　气虚血瘀，癥瘕积聚。

木香调气散（《张氏医通》）

木香　猪苓　赤茯苓　桑白皮　紫苏　槟榔

主治　湿脚气，遍身浮肿，喘促烦闷，小便不利。

木香散（《本事方》）

木香　黄连　生姜　罂粟壳　麝香　甘草

主治　久痢、血痢。

木香槟榔丸（《儒门事亲》）

木香　槟榔　青皮　陈皮　大黄　莪术　黄连　黄柏　香附子　黑牵牛

主治　积滞内停。症见脘腹痞满胀痛、大便秘结，以及赤白痢疾、里急后重等。

木鳖子膏（《百一选方》）

木鳖子　清油　黄醋　乳香

主治　筋脉拘挛。

木鳖裹方（《圣济总录》）

木鳖子　肉桂　芸台子　丁香　生姜汁　米粥

主治　跌打损伤，瘀血不散疼痛。

木鳖膏（《仁斋直指方》）

木鳖仁　乌鸡蛋

主治　瘰疬发歇无已，脓血淋漓。

五子衍宗丸（《摄生众妙方》）

枸杞子　覆盆子　五味子　车前子　菟丝子

主治　肾虚阳痿，遗精滑精及不育等症。

五仁丸（《世医得效方》）

桃仁　杏仁　郁李仁　松子仁　柏子仁　陈皮

主治　肠燥便秘。

五加皮丸（《瑞竹堂经验方》）

五加皮　远志

主治　风寒壅滞，脚气肿痛。

五加皮酒（《本草纲目》）

五加皮　白酒

主治　壮筋骨，填精髓。

五加皮散（《卫生家宝》）

五加皮　杜仲　牛膝

主治　肝肾不足，腰膝酸软。

五加皮散（《沈氏尊生书》）

五加皮　木瓜　松节

主治　风湿痹证之筋脉拘挛、腰膝疼痛。

五加皮散（《保婴撮要》）

五加皮　川牛膝　木瓜

主治　小儿行迟。

五皮饮（《麻科活人全书》）

茯苓皮　大腹皮　生姜皮　五加皮　陈橘皮

主治　水肿。

五皮散（《华氏中藏经》）

茯苓皮　桑白皮　大腹皮　生姜皮　陈橘皮

主治　水肿。

五皮散（《和剂局方》）

茯苓皮　地骨皮　大腹皮　生姜皮　五加皮

主治　水肿，小便不利。

五色丸（《小儿药证直诀》）

朱砂　水银　雄黄　铅丹　珍珠末

主治　小儿癫痫。

五灵脂丸（《玉机微义》）

五灵脂　神曲

主治　血崩不止。

五苓散（《伤寒论》）

茯苓　泽泻　猪苓　白术　桂枝

主治　外有表证，内停水湿所致发热烦渴，水入则吐，小便不利；或水湿内停所致水肿，泄泻，水便不利；或水饮内停，脐下动悸等症。

五虎追风散（广州中医学院编《方剂学》）

全蝎　天南星　蝉蜕　僵蚕　天麻　朱砂

主治　破伤风。

五味子丸（《卫生家宝方》）

五味子　罂粟壳　白饧

主治　肺虚久咳。

五味子散（《普济本事方》）

五味子　吴茱萸　米汤

主治　脾肾虚弱，久泻不止。

五味沙棘散（《青海省藏药标准》）

沙棘　栀子　木香　甘草　白葡萄干

主治　肺热久嗽，喘促痰多，胸中满闷，胸胁作痛。

五味细辛汤（《鸡峰普济方》）

五味子　细辛　干姜　白茯苓　甘草

主治　肺经受寒，咳嗽不已。

五味消毒散（《医宗金鉴》）

蒲公英　野菊花　紫花地丁　紫背天葵　金银花

主治　各种疔毒、疔疮、疖肿。

五痫丸（《杨氏家藏方》）

天南星　乌蛇　朱砂　全蝎　半夏　雄黄　蜈蚣
白僵蚕　麝香　白附子　白矾　皂角

主治　癫痫时发，不问久新。

五痹汤（《妇人良方》）

姜黄　羌活　当归　防风

主治　风寒湿邪之痛痹。

不二散（《拔萃方》）

蜈蚣　雄黄　猪胆汁

主治 肿毒恶疮。

不忘散 (《证治准绳》)

远志 人参 茯苓 茯神 菖蒲

主治 心神不安，失眠，健忘。

不换金正气散 (《和剂局方》)

藿香 苍术 厚朴 陈皮 半夏 甘草

主治 湿阻中焦，兼有外感之脘腹胀满，食欲不振，恶心呕吐，泄泻，恶寒发热等。

太乙紫金锭 (《外科正宗》)

雄黄 朱砂 山慈菇 千金子 红芽大戟 五倍子 麝香

主治 疮疡肿毒，痈疽发背等。

车前子散 (《杨氏家藏方》)

车前子 白茯苓 猪苓 人参 香薷

主治 暑湿泄泻。

瓦楞子丸 (《万氏家抄方》)

瓦楞子 陈醋

主治 一切气血癥瘕。

止血散 (《实用正骨学》)

煅龙骨 象皮 陈石灰 松香 降香 血竭 儿茶 白及

主治 外伤出血。

止血黑绒絮 (《伤科补要》)

刘寄奴 茜草 五倍子

主治 创伤出血。

止疟方 (《治病活法秘方》)

青蒿 桂心

主治 疟疾寒热。

止泪散（《证治准绳》）

海螵蛸　冰片　炉甘石

主治　风眼流泪。

止痉散（广州中医学院编《方剂学》）

全蝎　蜈蚣

主治　急慢惊风、中风面瘫、破伤风等痉挛抽搐之症。

止啼散（雷载权编《中药学》）

蝉蜕　薄荷　钩藤

主治　小儿感冒夹惊，惊痫、夜啼。

止痛灵宝散（《外科精要》）

皂角刺　瓜蒌　乳香　没药　甘草　络石藤

主治　肿疡毒气，凝聚作痛。

止嗽散（《医学心悟》）

荆芥　桔梗　陈皮　紫菀　百部　白前　甘草

主治　风邪犯肺，症见咳嗽咽痒、恶风发热。

少腹逐瘀汤（《医林改错》）

小茴香　干姜　延胡索　没药　当归　川芎　官桂　赤芍　蒲黄　五灵脂

主治　血瘀、不孕育、胎动不安等。

内消散（《医宗金鉴》）

金银花　贝母　皂角刺　穿山甲　知母　天花粉　乳香　半夏　白及

主治　痈疽发背，对口疔疮，乳痈，无名肿毒，一切恶疮。

内消瘰疬丸（《疡医大全》）

夏枯草　连翘　玄参　青盐　海蛤粉　海藻　川贝母　薄荷叶　天花粉　白蔹　熟大黄　生甘草　生

地黄　桔梗　枳壳　当归　硝石

主治　瘰疬。

水牛角解毒丸（《卫生部药品标准·中药成方制剂》）

水牛角　地黄　防风　黄连　当归　荆芥　连翘　赤芍　桔梗　牛蒡子　黄芩　薄荷　甘草

主治　清热解毒。主治疳肿疮疡，咽喉肿痛。

水石散（《古方汇精》）

寒水石　赤石脂

主治　水火烫伤而见溃烂有水者。

水陆二仙丹（《仁存堂经验方》）

芡实　金樱子

主治　遗精、白浊、尿频、白带过多。

手拈散（《医学心悟》）

没药　五灵脂　延胡索　香附

主治　血瘀气滞之胃痛。

牛郎丸（《普济方》）

牵牛子　槟榔

主治　蛔虫、绦虫等肠道寄生虫病。

牛黄夺命散（《保婴集》）

白牵牛　黑牵牛　川大黄　槟榔

主治　肺气壅肿，痰饮咳喘，面目浮肿者。

牛黄抱龙丸（《北京市中药成方选集》）

胆南星　茯苓　全蝎　僵蚕　天竺黄　牛黄　琥珀　雄黄　朱砂　麝香

主治　小儿急热惊风，痰涎壅盛，身热嗽喘，昏睡神迷。

牛黄散（《证治准绳》）

牛黄　朱砂　蝎尾　钩藤　天竺黄　麝香

主治　温热病及小儿惊风，壮热神昏，痉挛抽搐等症。

牛黄解毒丸（《保婴撮要》）

牛黄　甘草　金银花　草河车

主治　痈疽、疔毒、疮肿。

牛黄解毒丸（《常用中成药》）

牛黄　黄芩　生大黄　生石膏　雄黄　冰片　桔梗　甘草

主治　热毒郁结所致的咽喉肿痛溃烂，牙龈肿痛，口舌生疮，痈疽疔毒等症。

牛黄醒消丸（《外科全生集》）

牛黄　麝香　乳香　没药

主治　疮疡肿毒。

牛蒡子汤（《证治准绳》）

牛蒡子　升麻　桔梗　玄参　水牛角　黄芩　木通　甘草

主治　风热上壅，咽喉肿痛。

牛蒡汤（《证治准绳》）

薄荷　荆芥穗　牛蒡子　防风　大黄　甘草

主治　风热壅滞，咽喉肿痛及咳嗽咯痰不利等症。

牛膝汤（《备急千金要方》）

牛膝　当归　瞿麦　通草　滑石　冬葵子

主治　主胞衣不下；亦可用于尿血，小便不利，尿道涩痛等症。

升阳益胃汤（《脾胃论》）

黄芪　半夏　防风　人参　白芍　炙甘草　羌活　独活　橘皮　茯苓　柴胡　白术　黄连

主治 脾虚湿盛、清阳不升所致的泄泻。

升陷汤 (《医学衷中参西录》)

黄芪 知母 柴胡 桔梗 升麻

主治 大气下陷，气不足息，兼见寒热往来，神昏健忘。

升麻黄连汤 (《外科枢要》)

升麻 川芎 当归 连翘 黄连 牛蒡子 白芷

主治 胃经热毒，腮肿作痛或发寒热。

升麻葛根汤 (《小儿药证直诀》)

升麻 葛根 芍药 甘草

主治 麻疹未发或发而未透。症见发热恶风，目赤流泪等；亦治温疫。

升麻鳖甲汤 (《金匮要略》)

升麻 甘草 当归 川椒 鳖甲 雄黄

主治 阳毒，面赤斑如锦纹，咽痛，唾脓血。

化虫丸 (《医方集解》)

使君子 槟榔 鹤虱 苦楝皮 芜荑 胡粉 枯矾

主治 诸虫积，症见腹痛时作，痛剧时呕吐清水或吐蛔。

化血丹 (《医学衷中参西录》)

三七 花蕊石 血余炭

主治 咳血、吐衄及二便下血而有瘀滞者。

化毒丹 (《青囊秘传》)

夏枯草 金银花

主治 热毒疮疡。

化斑汤 (《温病条辨》)

犀角 玄参 石膏 知母 粳米 生甘草

主治　温热病，热毒炽盛，气血两燔。症见神昏谵语，身热发斑。

化瘀汤 （《经验方》）

穿山甲　当归　红花　桃仁

主治　闭经、癥瘕。

化瘀膏 （《经验方》）

青核桃枝　三七　甘遂　生甘草

主治　外敷，主治乳腺肿瘤。

化痰丸 （《卫生杂兴》）

生白矾　细茶

主治　风痰痫病。

化痰通窍汤 （雷载权编《中药学》）

半夏　白术　生南星　泽泻　菖蒲　桂枝　菊花

主治　自源性眩晕。

化癥回生丹 （《温病条辨》）

桃仁　三棱　苏木　干漆　人参　大黄　水蛭

䗪虫　乳香　没药　鳖甲胶　益母膏　熟地黄　白芍

当归　公丁香　杏仁　麝香　阿魏　川芎　两头尖

姜黄　肉桂　川椒炭　藏红花　五灵脂　降真香

香附　吴茱萸　延胡索　小茴香炭　高良姜　艾叶炭

苏子霜　蒲黄炭

主治　瘀滞癥瘕、经闭及跌仆损伤、瘀滞疼痛等症。

风引汤 （《金匮要略》）

紫石英　寒水石　石膏　滑石　白石脂　赤石脂

大黄　干姜　龙骨　桂枝　甘草　牡蛎

主治　心经痰热，惊痫抽搐。

风热散 （《仙拈集》）

川芎　白芷　煅石膏　荆芥穗

主治　疏风清热，主治风热头痛。

丹参饮（《医宗金鉴》）

丹参　白檀香　砂仁

主治　血瘀气滞所致的心腹胃脘疼痛。

丹参散（《妇人良方》）

丹参　白酒

主治　月经不调，痛经。

匀气散（《证治准绳》）

山楂　木香　青皮

主治　饮食积滞，脘腹疼痛。

乌及散（《中医方剂手册新编》）

乌贼骨　白及

主治　胃溃疡出血。

乌贝散（《中药文献研究摘要》）

乌贼骨　贝母

主治　胃痛吐酸。

乌龙膏（《医宗金鉴》）

草乌　半夏　木鳖子　小粉

主治　痈肿诸毒。

乌头汤（《金匮要略》）

川乌　麻黄　芍药　甘草　黄芪

主治　寒邪侵袭，历节疼痛，不可屈伸。

乌头赤石脂丸（《金匮要略》）

川乌　赤石脂　附子　干姜

主治　心腹冷痛，痛连腹背。

乌药汤（《济阴纲目》）

乌药　香附　当归　木香　甘草

主治　妇女经行腹痛。

乌药散（《太平圣惠方》）

乌药　木香　桂心　青皮　莪术

主治　脘腹胀痛，神情闷乱。

乌梅丸（《太平圣惠方》）

乌梅　黄连　蜡

主治　天行下痢，不能食。

乌梅丸（《伤寒论》）

乌梅　细辛　当归　附子　桂枝　蜀椒　干姜
黄连　黄柏　人参

主治　蛔厥，症见腹痛时作、手足厥逆、烦闷呕
吐、吐蛔；又治久痢。

乌蛇丸（《传信适用方》）

乌梢蛇　炮附子　天浆子　天麻　天南星　白附
子　防风　半夏　全蝎　牛黄　朱砂　麝香　雄黄

主治　小儿慢惊风。

乌蛇丸（《秘传大麻风方》）

乌梢蛇　白附子　大风子　白芷等

主治　祛风止痒，治麻风。

乌蛇酒（《本草纲目》）

乌梢蛇　白酒

主治　顽痹瘫痪，挛急疼痛。

乌蛇散（《卫生家宝》）

乌梢蛇　麝香　皂荚等

主治　小儿急慢惊风。

六一散（《伤寒标本》）

滑石　甘草

主治　感受暑湿，症见身热，心烦口渴，小便不

利或呕吐泄泻。亦治膀胱湿热、小便赤涩，以及砂淋等症。

六君子汤（《医学正传》）

陈皮　半夏　茯苓　甘草　人参　白术

主治　脾虚失运、痰湿阻滞之痰咳气逆。

六味地黄丸（《小儿药证直诀》）

熟地黄　干山药　山茱萸　牡丹皮　白茯苓泽泻

主治　肾阴不足，症见腰膝酸软、头晕目眩、耳鸣耳聋、潮热盗汗、遗精、消渴等。

六味汤（《咽喉秘集》）

桔梗　僵蚕　荆芥穗　薄荷　防风　甘草

主治　风热壅盛所致的咽喉肿痛。

六神丸（《中药制剂手册》）

麝香　牛黄　珍珠　冰片　蟾酥　雄黄

主治　烂喉丹毒，喉风，乳蛾，咽喉肿痛及痈疽疮疖。

火府丹（《本事方》）

黄芩　生地黄　木通

主治　心经蕴热，小便赤少，五淋涩痛。

巴戟丸（《太平圣惠方》）

巴戟天　牛膝　羌活　桂心　五加皮　杜仲干姜

主治　风冷腰胯疼痛，行步不得。

巴戟丸（《和剂局方》）

高良姜　肉桂　吴茱萸　紫金藤　青盐　巴戟天

主治　腰胯沉重、百节酸痛、四肢无力及妇女子宫久冷、月经不调、或多或少、赤白带下。

463

孔圣枕中丹（《千金方》）

龟甲　龙骨　菖蒲　远志

主治　健忘、神志不宁、夜寐多梦等。

双解贵金丸（《医宗金鉴》）

白芷　生大黄　连须葱　黄酒

主治　背疽初起，便秘、脉实者。

五　画

玉女煎（《景岳全书》）

石膏　知母　熟地黄　麦冬　牛膝

主治　胃热阴虚之头痛、牙痛、齿松牙衄、口舌生疮、烦热口渴等。

玉关丸（《景岳全书》）

枯矾　诃子　五味子　文蛤

主治　肠风血脱，崩漏带下及泻痢滑泄等。

玉灵膏（《随息居饮食谱》）

龙眼肉　白糖

主治　气血不足之证。

玉泉丸（《沈氏尊生书》）

麦冬　天花粉　葛根　人参　茯苓　乌梅　甘草黄芪

主治　消渴证及热病伤津、口渴多饮。

玉泉散（《百代医宗》）

葛根　天花粉　五味子　生地黄　麦冬　甘草糯米

主治　消渴证，烦渴多饮。

玉屏风散（《丹溪心法》）

黄芪　防风　白术

主治　表虚自汗。

玉壶丸（《仁斋直指方》）

人参　栝楼根

主治　消渴，引饮无度。

玉壶丸（《和剂局方》）

生半夏　生南星　天麻　生姜

主治　风痰吐逆，头痛目眩，及咳嗽痰盛，呕吐涎沫。

玉真散（《外科正宗》）

防风　白芷　羌活　天麻　天南星　白附子

主治　破伤风。

玉液汤（《医学衷中参西录》）

生黄芪　葛根　知母　天花粉　山药　鸡内金　五味子

主治　消渴。

玉锁丹（《和剂局方》）

五倍子　白茯苓　龙骨

主治　心气不足，思虑太过，肾精虚损，真阳不固，小便遗沥，白浊如膏。

正柴胡饮（《景岳全书》）

柴胡　防风　陈皮　芍药　甘草　生姜

主治　外感风寒，发热恶寒，头疼身痛，或疟疾初起。

甘麦大枣汤（《金匮要略》）

甘草　小麦　大枣

主治　妇人脏躁，喜悲伤欲哭。

甘松汤（《普济方》）

甘松　荷叶心　藁本

主治　湿脚气。

甘草附子汤（《金匮要略》）

甘草　附子　桂枝　白术

主治　风湿相搏，骨节疼烦掣痛，不得屈伸，近之则痛剧，汗出短气，小便不利，恶风不欲去衣或身微肿者。

甘草麻黄汤（《金匮要略》）

甘草　麻黄

主治　里水，一身面目悉肿，小便不利，脉沉者。

甘遂通结汤（《中西医结合治疗急腹症》）

甘遂末　大黄　厚朴　木香　桃仁　赤芍　生牛膝

主治　重型肠梗阻，肠腔积液较多者。

甘露消毒丹（《温病条辨》）

滑石　黄芩　茵陈　石菖蒲　川贝母　木通　藿香　射干　连翘　薄荷　白豆蔻

主治　湿温时疫，邪在气分，湿热并重之证。

艾附暖宫丸（雷载权编《中药学》）

艾叶　香附　当归　肉桂

主治　痛经，月经不调，宫冷不孕等。

古圣散（《圣济总录》）

漏芦　地龙

主治　历节风，筋脉拘挛，骨节疼痛。

左金丸（《丹溪心法》）

黄连　吴茱萸

主治　肝经火旺，症见胁肋胀痛、呕吐吞酸等。

石韦散（《圣济总录》）

石韦　槟榔　生姜

主治　咳嗽。

石韦散（《证治汇补》）

石韦　冬葵子　瞿麦　滑石　车前子

主治　清热、利湿、通淋。

石决明散（《证治准绳》）

石决明　菟丝子　熟地黄　知母　山药　细辛
五味子

主治　肝虚血少，日久目昏等症。

石连散（《仙拈集》）

石膏　黄连

主治　胃热呕吐。

石黄散（《青囊秘传》

熟石膏　黄柏

主治　湿疮发痒。

石斛夜光丸（《原机启微》）

石斛　菊花　菟丝子　青葙子　枸杞子　生地黄
熟地黄　草决明　天冬　人参　茯苓　五味子　麦冬
杏仁　干山药　牛膝　蒺藜　苁蓉　川芎　炙甘草
枳壳　防风　黄连　水牛角　羚羊角

主治　目中神水宽大渐散，昏如雾露中行，渐睹
空中有黑花，睹物成二体，久则光散不收，及内障神
水淡绿色、淡白色者。

石楠丸（《圣济总录》）

石楠叶　黄芪　鹿茸　肉桂　白术　牛膝　防风
天麻　枸杞子

主治　风湿日久，肾虚腰酸脚弱者。

石楠酒（《圣济总录》）

石楠叶　白酒

主治　风疹瘙痒。

石榴皮汤（《产经方》）

石榴皮　当归　阿胶　艾叶

主治　崩漏及妊娠下血不止者。

石榴皮散（《太平圣惠方》）

酸石榴皮　桃符　胡粉　白酒　槟榔

主治　虫积腹痛。

石膏川芎汤（《云岐子保命集论类要》）

石膏　川芎

主治　头痛不止。

布袋丸（《补要袖珍小儿方论》）

芜荑　白术　使君子　芦荟　夜明砂　白茯苓
人参　炙甘草

主治　小儿疳积，腹痛有虫，消瘦泄泻。

龙胆泻肝丸（《医方集解》）

龙胆草　柴胡　黄芩　栀子　木通　泽泻　车前
子　生地黄　当归　甘草

主治　肝胆实火上炎所致的胁痛、头痛、口苦、
目赤、耳聋、耳肿；及肝经湿热下注之阴肿阴痒、带
下、小便淋浊等。

龙胆泻肝汤（《兰室秘藏》）

柴胡　泽泻　车前子　木通　生地黄　当归　龙
胆草

主治　湿热下注之阴肿阴痒、湿疹瘙痒、带下黄
臭等。

龙胆散（《太平圣惠方》）

龙胆　木通　土瓜根　石膏　水牛角　栀子仁
川大黄　白茅根　朴硝

主治　急黄，面目如金色，烦躁，渴欲饮水。

龙脑甘露丸（《姚僧坦集验方》）

寒水石　甘草末　天竺黄　龙脑　糯米

主治　风热心躁，口出狂言，浑身壮热及中诸毒。

平肌散（《御院药方》）

龙骨　炉甘石

主治　外用，治疮疡不敛。

平肝潜阳汤（《常见病中医治疗研究》）

夏枯草　黄芩　菊花　石决明　生牡蛎　桑寄生　生地黄　杜仲　草决明　茺蔚子

主治　肝阳上亢，头晕头痛，烦躁易怒者。

平胃散（《和剂局方》）

苍术　厚朴　陈皮　甘草　生姜　大枣

主治　湿浊中阻所致的脘腹胀满，不思饮食，体重倦怠，呕恶吞酸，大便溏薄，舌苔厚腻等。

归脾汤（《济生方》）

龙眼肉　酸枣仁　茯神　白术　炙甘草　黄芪　人参　木香　生姜　大枣　当归　远志

主治　思虑过度，劳伤心脾。症见心悸怔忡，健忘失眠，及妇女月经超前，量多色淡，或淋漓不止等。

甲乙归藏汤（《医醇賸义》）

珍珠母　白芍　生地黄　龙齿　夜交藤　柴胡　薄荷　当归　丹参　柏子仁　夜合花　沉香　红枣

主治　肝阴不足，肝阳上亢所致的头痛眩晕、耳鸣、烦躁失眠等。

史国公药酒（《证治准绳》）

苍耳子　秦艽　蚕沙　萆薢　羌活　鳖甲　牛膝　松节　防风　枸杞子　干茄根

主治　风湿痹痛。

四生丸（《妇人良方》）

生地黄　生柏叶　生荷叶　生艾叶

主治　血热妄行所致的吐血、衄血、咯血等。

四君子汤（《和剂局方》）

人参　白术　茯苓　炙甘草

主治　脾胃气虚。症见面色无华，倦怠乏力，食少便溏。

四妙勇安汤（《验方新编》）

金银花　玄参　当归　甘草

主治　脱疽。

四妙散（《成方便读》）

苍术　黄柏　牛膝　薏苡仁

主治　湿热下注所致的下肢痿软无力，或足膝红肿热痛，或湿热带下，或下部湿疮等。

四苓散（《明医指掌》）

茯苓　泽泻　猪苓　白术

主治　内伤饮食，有湿而见小便赤少，大便溏泄。亦可用于水肿小便不利。

四物汤（《和剂局方》）

当归　川芎　熟地黄　白芍

主治　营血虚滞之惊惕头晕、目眩耳鸣、唇爪无华，妇人月经量少，或经闭、痛经等。

四宝丹（《疡医大全》）

硼砂　雄黄　冰片　甘草

主治　鹅口疮。

四逆汤（《伤寒论》）

附子　干姜　炙甘草

主治　少阴病，症见四肢厥逆、恶寒踡卧、吐痢腹痛、下痢清谷、神疲欲寐、脉沉微细；亦可用于亡阳证，冷汗自出、四肢厥逆、脉微欲绝。

四神丸（《证治准绳》）

补骨脂　肉豆蔻　五味子　吴茱萸　生姜　大枣

主治　脾肾虚寒之久泄、五更泄泻等。

生化汤（《景岳全书》）

当归　川芎　炙甘草　炮姜　桃仁　熟地黄

主治　产后恶露不行，小腹疼痛。

生地黄汤（《医学心悟》）

生地黄　牛膝　丹皮　焦栀子　丹参　玄参　麦冬　白芍　郁金　三七　荷叶　陈墨汁　童便

主治　热盛吐血。

生肌干脓散（《证治准绳》）

白砒　白矾　青黛　斑蝥　黄连　草乌头　麝香

主治　瘰疬瘘疮，脓汁不干者。

生肌玉红膏（《外科正宗》）

白芷　当归　血竭　白蜡　轻粉　甘草　紫草　麻油

主治　疮疡、湿疹、阴痒及烫伤、火伤等诸般溃烂证。

生肌散（《疡医大全》）

珍珠　冰片　象皮　乳香　血竭　没药　骨粉　轻粉　儿茶　白蜡

主治　痈疽疮疡，久不收口。

生脉散（《内外伤辨惑论》）

人参　麦冬　五味子

主治　热气伤阴，口渴多汗，体倦气短，脉弱者。

亦治久咳伤肺，气阴两伤，干咳短气、自汗之证。

生铁落饮（《医学心悟》）

生铁落　天门冬　麦门冬　川贝母　胆南星　橘红　远志　玄参　石菖蒲　连翘　茯苓　茯神　钩藤　丹参　朱砂

主治　痰火上扰之狂证。

失笑散（《和剂局方》）

五灵脂　蒲黄　陈醋

主治　瘀血停滞所致的月经不调，少腹急痛，痛经，产后恶露不行，心腹疼痛。亦治瘀滞胸痛、脘腹疼痛等。

代赭石汤（《经验方》）

代赭石　石决明　夏枯草　牛膝

主治　肝阳上亢、肝火炽盛者。

仙方活命饮（《校注妇人良方》）

金银花　甘草　赤芍　穿山甲　皂角刺　白芷　贝母　防风　当归　天花粉　乳香　没药　陈皮

主治　疮疡肿毒初起，红肿焮痛。

仙灵脾散（《太平圣惠方》）

仙灵脾　威灵仙　苍耳子　桂心　川芎

主治　行痹走注疼痛或肢体麻木。

仙茅丸（《圣济总录》）

仙茅　苍术　枸杞子　车前子　白茯苓　茴香　柏子仁　生地黄　熟地黄

主治　肝肾亏虚，须发早白，目昏目暗。

仙茅酒（《万氏家抄方》）

仙茅　淫羊藿　巴戟天　金樱子　白酒

主治　命门火衰，阳痿早泄，精寒不育。

白及汤（《古今医彻》）

白及　茜草　生地黄　丹皮　牛膝　陈皮　当归

主治　吐血。

白及枇杷丸（《证治准绳》）

白及　枇杷叶　藕节　阿胶　鲜生地汁

主治　肺阴不足，干咳咯血之症。

白及散（《素问病机气宜保命集》）

白及　童便

主治　衄血。

白及膏（《朱氏集验方》）

白及　冷水

主治　外用贴鼻，治衄血。

白龙丹（《证治准绳》）

硼砂　炉甘石　冰片　玄明粉

主治　一切火热眼及翳膜胬肉。

白头翁汤（《伤寒论》）

白头翁　黄连　黄柏　秦皮

主治　湿热泻痢，热毒血痢，发热腹痛，下痢脓血，里急后重等。

白头翁汤（《备急千金要方》）

白头翁　厚朴　阿胶　黄连　秦皮　附子　黄柏　茯苓　芍药　干姜　当归　赤石脂　龙骨　甘草　大枣　粳米

主治　赤痢下血，连月不愈。

白芷散（《妇人良方》）

白芷　血余炭　海螵蛸

主治　妇女赤白带下。

白花蛇酒(《濒湖集简方》)

白花蛇　全蝎　羌活　天麻　防风　独活　白芷　升麻　当归　五加皮　赤芍　甘草

主治　诸风无新久，手足缓弱，口眼歪斜，语言謇涩，或筋脉挛急，肌肉顽痹，皮肤瘙痒，骨节疼痛，或生恶疮、疥癞等。

白芥子散 (《证治准绳》)

白芥子　木鳖子　没药　桂心　木香

主治　营卫循行失度，痰滞经络，肩臂、肢体疼痛麻痹。

白豆蔻丸 (《太平圣惠方》)

白豆蔻　黄芪　甘草　木瓜　橘皮　川芎　人参　枇杷叶

主治　脾虚湿阻之胸腹虚胀、食少无力者。

白豆蔻汤 (《沈氏尊生书》)

白豆蔻　藿香　半夏　陈皮　生姜

主治　胃寒湿阻气滞之呕吐。

白矾散 (《太平圣惠方》)

白矾　朱砂

主治　小儿鹅口疮。

白虎加人参汤 (《伤寒论》)

石膏　知母　粳米　甘草　人参

主治　热病气津两伤，症见身热、烦渴不止、汗多、脉大无力。

白虎加苍术汤 (《类证活人书》)

知母　炙甘草　石膏　苍术　粳米

主治　湿温多汗，身重足冷。

白虎汤（《伤寒论》）

石膏　知母　粳米　甘草

主治　伤寒阳明经热盛或温病邪在气分，壮热、烦渴、脉洪大等实热亢盛之症。

白金丸（《本事方》）

白矾　郁金

主治　痰气壅阻，闭塞心窍所致的惊痫、癫狂等。

白带丸（《良朋汇集》）

艾叶　当归　熟地黄　香附　川芎　人参　白术苍术　黄柏　阿胶　椿根白皮　白芍　地榆　茯苓白石脂

主治　白带。

白前丸（《圣济总录》）

白前　桑白皮　葶苈子

主治　内伤肺热咳喘。

白前汤（《备急千金要方》）

白前　紫菀　半夏　大戟

主治　咳喘浮肿，喉中痰鸣，属于实证者。

白胶香膏（《鸡峰普济方》）

乳香　白胶香　沥青

主治　跌打损伤，瘀滞疼痛。

白通汤（《伤寒论》）

附子　干姜　葱白

主治　少阴病，下痢、脉微者。

白蒺藜散（《张氏医通》）

白蒺藜　菊花　蔓荆子　草决明　炙甘草　连翘青葙子

主治　肝肾虚热生风，目赤多泪。

白蔹丸 （《济生方》）

白蔹　鹿茸　狗脊　艾叶　陈醋

主治　白带过多，虚损羸瘦。

白蔹丸 （《普济方》）

狗脊　艾叶　鹿茸

主治　冲任虚寒，带下清稀。

白蔹散 （《太平圣惠方》）

白蔹　玄参　木香　赤芍药　川大黄

主治　痰火郁结，痰核瘰疬。

白蔹散 （《鸡峰普济方》）

白蔹　白及　络石藤

主治　疮疡溃后不敛者。

白蔹膏 （《刘涓子鬼遗方》）

白蔹　黄连　胡粉

主治　痰火郁结，痰核瘰疬。

白僵蚕散 （《证治准绳》）

白僵蚕　荆芥　桑叶　木贼　甘草　细辛　旋覆花

主治　风热头痛，迎风泪出。

白薇汤 （《本事方》）

白薇　人参　当归　甘草

主治　产后血虚发热、昏厥。

白薇散 （《证治准绳》）

白薇　白蔹　芍药　天花粉　甘草

主治　解毒疗疮，消毒散结。

瓜蒌牛蒡汤 （《中国临床医生》杂志）

瓜蒌　牛蒡子　连翘　天花粉　青皮　黄芩　山栀子　金银花　皂角刺　陈皮　柴胡　甘草

主治　肝郁化火，胃热壅络之乳痈证。

瓜蒌薤白半夏汤（《金匮要略》）

瓜蒌　薤白　半夏　白酒

主治　胸痹不得卧，心痛彻背者。

瓜蒌薤白白酒汤（《金匮要略》）

瓜蒌实　薤白　白酒

主治　胸痹喘息咳唾，胸背痛，短气，寸口脉沉而迟，关上小紧数者。

外敷麻药方（《救伤秘旨》）

川乌　蟾酥　生南星　生半夏　草乌　胡椒

主治　麻醉、止痛。

冬瓜丸（《杨氏家藏方》）

冬瓜皮　赤小豆　冬瓜子

主治　水肿喘满。

立效散（《和剂局方》）

山栀子　瞿麦穗　甘草

主治　下焦结热，小便黄赤，淋闭疼痛，或有血出，及大小便俱出血者。

冯了性风湿跌打药酒（《中国药典》）

丁公藤　桂枝　麻黄　羌活　当归　川芎　白芷　补骨脂　乳香　猪牙皂　陈皮　苍术　厚朴　香附　木香　枳壳　白术　山药　黄精　菟丝子　小茴香　苦杏仁　泽泻　五灵脂　蚕沙　牡丹皮　没药

主治　祛除风湿，活血止痛。用于风寒湿痹，手足麻木，腰腿疼痛，跌仆损伤。

玄麦甘桔汤（《中药成药制剂手册》）

玄参　麦冬　甘草　桔梗

主治　内热所致的口渴，咽喉干痒肿痛，咳嗽。

玄参升麻汤（《类证活人书》）

玄参　升麻　甘草

主治　热病发斑，甚则烦躁谵语；兼治喉闭肿痛。

玄参饮（《审视瑶函》）

玄参　栀子　大黄　羚羊角　升麻　防己　杏仁
沙参　车前子　桑白皮　火麻仁　大黄

主治　肝经热盛，目赤肿痛。

半边散（《普济方》）

蝼蛄　大戟　甘遂　芫花　大黄

主治　痰气郁结，咽中如有物阻，胸胁满闷作痛。

半夏干姜散（《金匮要略》）

半夏　干姜

主治　胃寒停饮，干呕、吐逆、吐涎沫。

半夏白术天麻汤（《古今医鉴》）

半夏　白术　天麻

主治　湿痰上犯之头痛、眩晕，甚则呕吐痰涎者。

半夏白术天麻汤（《医学心悟》）

半夏　白术　茯苓　天麻　橘红　甘草　生姜
大枣

主治　风痰所致的眩晕、头痛等症。

半夏泻心汤（《伤寒论》）

半夏　黄芩　干姜　人参　炙甘草　黄连　大枣

主治　心下痞满，干呕或呕吐，肠鸣下利。

半夏厚朴汤（《金匮要略》）

半夏　厚朴　苏叶　茯苓　生姜

主治　痰气郁结，咽中如有物阻之梅核气，亦治
湿痰咳嗽或呕吐等症。

半夏秫米汤（《灵枢经》）

半夏　秫米

主治　胃有痰浊，胃不和而卧不安之症。

半硫丸（《和剂局方》）

半夏　硫磺

主治　心腹痃癖冷气及高年风秘、冷秘或泄泻等。

宁坤至宝丹（《卫生鸿宝》）

黄芪　白术　酸枣仁　当归　香附　川断　条芩
枸杞子　血余炭　阿胶　杜仲　茯苓　白芍　丹参
北五味子　甘草　朱砂　生地

主治　月经不调、痛经、经闭及产后腹痛。

宁嗽煎（《奇方类编》）

知母　杏仁

主治　久嗽气急。

加味甘桔汤（雷载权《中药学》）

桔梗　甘草　牛蒡子

主治　外邪犯肺，咽痛失音。

加味四物汤（《傅青主女科》）

大熟地　白芍　当归　川芎　白术　粉丹皮　元
胡　甘草　柴胡

主治　肝肾亏虚、冲任不固之崩漏。

加味地黄丸（《医宗金鉴》）

鹿茸　五加皮　熟地黄　山药　山茱萸　茯苓
牡丹皮　泽泻　麝香

主治　精血不足，筋骨无力，或小儿发育不良、
骨软行迟、囟门不合等症。

加味逍遥散（《女科撮要》）

丹皮　栀子　柴胡　白芍　当归　茯苓　白术

甘草　生姜　薄荷

主治　肝气郁结，胁肋胀，或头痛，月经不调，痛经等症。

加味葳蕤汤（《重订通俗伤寒论》）

葳蕤　葱白　淡豆豉　薄荷　桔梗　白薇　甘草
红枣

主治　阴虚之体，感冒风热。症见发热咳嗽，痰稠难出，咽干口渴等。

加味颠倒散（《疮疡外用本草》）

大黄　硫磺　轻粉　冷水

主治　酒糟鼻、痤疮。

加减消毒饮（《外科真诠》）

蒲公英　金银花　元参　赤芍　连翘　炒山甲
皂刺尖　前胡　防风　香附　甘草

主治　阳毒初起，疮疡红肿未溃。

加减葛根汤（《疫痧草》）

葛根　蝉蜕　荆芥　牛蒡子　连翘　桔梗　枳壳
薄荷　香豉　防风　马勃　赤芍　焦栀子　甘草

主治　无汗痧瘹，舌白脉郁，喉烂不甚者；亦可用于麻疹初期或风热外束肌表而疹发不畅者。

加减赞育丹（《景岳全书》）

阳起石　山茱萸　淫羊藿　菟丝子　大熟地　怀
山药　巴戟肉　仙灵脾　仙茅　茯苓　锁阳　肉苁蓉
鹿角片

主治　温肾壮阳，主阳痿早泄。

圣功散（《传信适用方》）

槟榔　木香

主治　肠道寄生虫。

六 画

托里消毒散（《外科正宗》）

人参 川芎 白芷 黄芪 当归 白术 茯苓 金银花 白芍 甘草 皂角刺 桔梗

主治 痈疽脓已成，因气血不足而内溃迟滞者。

托里透脓散（《医宗金鉴》）

人参 白术 穿山甲 白芷 升麻 甘草 当归 黄芪 皂角刺 炒青皮

主治 托里透脓，症见红肿高起，焮热疼痛，脓色如苍蜡者。

托里黄芪汤（《圣济总录》）

黄芪 当归 人参 桂心 茯苓 远志 麦冬 五味子

主治 诸疮溃后，脓多内虚。

地附子汤（《济生方》）

地肤子 木通 瞿麦 冬葵子

主治 膀胱湿热，小便淋沥涩痛。

地骨皮汤《圣济总录》）

地骨皮 知母 鳖甲 柴胡 秦艽 贝母 当归

主治 虚劳，阴阳不和，早晚潮热。

地黄酒（《太平圣惠方》）

生地黄 益母草

主治 血热崩漏或产后下血、心烦意乱者。

地黄膏（《古今医统》）

地黄 当归 芍药 枸杞子 天门冬 川芎 麦门冬 莲肉 丹皮 地骨皮 人参 甘草

主治 阴虚内热，骨蒸潮热。

地榆丸（《证治准绳》）

地榆　黄连　木香　乌梅　诃子肉　当归　阿胶

主治　泻痢或血痢经久不愈。

地榆汤（《圣济总录》）

地榆　黄连　木香　白术　甘草　阿胶

主治　凉血、涩肠、止痢。

耳聋左慈丸（《全国中成药处方集》武汉、南京方）

熟地黄　山茱萸　山药　牡丹皮　泽泻　茯苓　煅磁石　柴胡

主治　肝肾阴亏，眩晕目眩，耳鸣耳聋。

芍药甘草汤（《伤寒论》）

芍药　甘草

主治　脘腹挛急作痛或四肢拘挛作痛。

芍药汤（《医学六书》）

芍药　木香　槟榔　黄连　黄芩　当归　甘草　大黄　官桂

主治　湿热痢，症见腹痛、里急后重、便脓血、肛门灼热等。

芍药清肝散（《原机启微》）

白术　川芎　防风　甘草　荆芥　桔梗　羌活　芍药　柴胡　前胡　薄荷　黄芩　山栀子　知母　滑石　石膏　大黄　芒硝

主治　肝经风热，目赤肿痛，羞明多眵。

百合地黄汤（《金匮要略》）

百合　生地黄

主治　热病后余热未消，虚烦惊悸，失眠多梦，神思恍惚等。

百合固金汤 (《慎斋遗书》)

百合　熟地黄　生地黄　玄参　贝母　桔梗　甘草　麦冬　芍药　当归

主治　肺肾阴亏，虚火上炎。症见咽喉燥痛，咳嗽气喘，痰中带血等。

百合知母汤 (《金匮要略》)

百合　知母

主治　热病后余热未清，虚烦惊悸，失眠多梦，神思恍惚，莫名所苦等。

百花膏 (《济生方》)

百合　款冬花　蜂蜜

主治　久咳不已或痰中带血。

百部汤 (《圣济总录》)

百部　百合　桑白皮　柴胡　枳壳　木通　赤芍药　郁李仁　炙甘草　赤茯苓　生姜

主治　热嗽气满。

夺命汤 (《外科全生集》)

金银花　黄连　蚤休　赤芍　甘草　细辛　蝉蜕　僵蚕　防风　泽兰　羌活　独活　青皮

主治　痈肿疔毒。

夺命散 (《济生方》)

水蛭　大黄　黑牵牛

主治　伤损瘀血内阻，心腹疼痛，大小便不通。

至圣丹 (《经验方》)

鸦胆子仁　烧酒　胶布

主治　外用敷贴，治鸡眼、寻常疣。

至宝丹 (《和剂局方》)

水牛角屑　生玳瑁屑　琥珀　朱砂　雄黄　龙脑

麝香　牛黄　安息香　金箔　银箔

主治　中暑、中恶、中风及温病因于痰浊内闭所致的神昏，以及小儿惊厥属于痰浊内闭者。

当归贝母苦参丸（《金匮要略》）

当归　贝母　苦参

主治　妊娠小便不利之症。

当归六黄汤（《兰室秘藏》）

当归　生地黄　熟地黄　黄连　黄柏　黄芩
黄芪

主治　阴虚有热，症见发热汗、五心烦热、面赤口干、舌红苔黄、脉数者。

当归生姜羊肉汤（《金匮要略》）

当归　生姜　羊肉

主治　寒疝腹中痛及胁痛里急者。

当归红花饮（《麻科活人全书》）

当归　红花　牛蒡子　连翘　葛根　甘草　升麻
白芍　葛根　甘草　桔梗

主治　疹已出而复收或热郁血滞、斑疹色暗者。

当归芦荟丸（《医学六书》）

当归　龙胆草　栀子　青黛　黄连　黄柏　黄芩
大黄　芦荟　木香　麝香　生姜

主治　肝胆实火之头晕头痛，目赤肿痛，烦躁易怒及抽搐等。

当归补血汤（《内外伤辨惑论》）

当归　黄芪

主治　劳倦内伤，血虚气弱，症见肌热面赤、烦渴欲饮、脉洪大而虚，重按无力；以及妇女产后血虚发热、头痛，或疮疡产后血虚发热，久不愈合者。

当归建中汤（《千金翼方》）

当归 桂枝 甘草 大枣 芍药 生姜 饴糖

主治 产后虚羸不足，腹中疼痛不止，或少腹拘急，痛引腰背，不能饮食等属于营血内虚之症。

当归散（《金匮要略》）

白术 当归 芍药 川芎 黄芩

主治 妊娠小便不利之证。

曲麦枳术丸（《医学正传》）

枳实 白术 神曲 麦芽 山楂

主治 饮食太过，食积内停，脘腹胀满不舒或大便泄泻。

回升续命丹（《跌损妙方》）

川乌 草乌 自然铜 地龙 乌药 青皮 禹余粮

主治 跌打损伤，瘀肿疼痛。

回阳救急汤（《伤寒六书》）

熟附子 干姜 人参 甘草 白术 肉桂 陈皮 五味子 茯苓 半夏

主治 寒邪直中阴经之真寒证。

肉苁蓉丸（《证治准绳》）

肉苁蓉 熟地黄 菟丝子 五味子 山药

主治 肾虚精亏，肾阳不足之阳痿、尿频等。

朱砂安神丸（《医学发明》）

朱砂 黄连 炙甘草 当归 生地

主治 心火亢盛，灼伤阴血所致的心神不安，胸中烦热，惊悸怔忡，失眠多梦等。

竹叶石膏汤（《伤寒论》）

竹叶 石膏 麦冬 半夏 人参 炙甘草 粳米

主治　热病后余热未清，气阴两伤，虚羸少气，气逆欲吐，口舌糜烂等。

竹叶柳蒡汤（《先醒斋医学广笔记》）

淡竹叶　柽柳　牛蒡子　蝉衣　荆芥穗　玄参　麦冬　薄荷叶　葛根　知母　甘草

主治　痧疹透发不出，烦闷燥乱，喘咳及呕喘咳，或咽喉肿痛者。

竹沥达痰丸（《杂病源流犀烛》）

姜半夏　陈皮　白术　大黄　茯苓　黄芩　炙甘草　人参　青礞石　火硝　沉香　竹沥

主治　痰涎凝聚在胸，吐咯不出，咽喉阻塞疼痛，头晕目眩，腹中结块。

竹茹饮（《延年秘录》）

竹茹　橘皮　生姜　人参　芦根　粳米

主治　热性呕逆。

伏龙肝汤（《外台秘要方》）

灶心土　干姜　黄芩　阿胶

主治　下焦虚损便血者。

伏龙肝汤（《张氏医通》）

灶心土　山楂　黑糖

主治　产妇下痢不止。

自然铜散（《张氏医通》）

自然铜　乳香　没药　当归　骨碎补

主治　跌仆骨折，瘀阻肿痛。

血府逐瘀汤（《医林改错》）

当归　牛膝　红花　生地黄　桃仁　枳壳　赤芍药　柴胡　甘草　川芎　桔梗

主治　瘀血凝滞所致之经闭不行，行经腹痛，或头痛胸痛，或内热烦闷等。

舟车丸（《景岳全书》）

大黄 黑牵牛 甘遂 大戟 轻粉 芫花 青皮 陈皮 木香 槟榔

主治 水肿水胀，形气俱实，大小便秘者；亦用于胸胁积液等症。

全蝎末方（《仁斋直指方》）

全蝎 麝香 白酒

主治 风湿痹痛之疼痛。

壮筋续骨丹（《伤科大成》）

当归 菟丝子 党参 补骨脂 刘寄奴 川芎 白芍 杜仲 桂枝 熟地黄 五加皮 三七 木瓜 骨碎补 续断 黄芪 䗪虫

主治 骨折伤筋后期，骨筋软疲者。

冰硼散（《外科正宗》）

冰片 硼砂 玄明粉 朱砂

主治 咽喉、口齿肿毒糜烂及痰火久嗽、音哑咽痛等症。

交泰丸（《韩氏医通》）

川黄连 肉桂心

主治 交通心肾，清火安神。

安中散（《和剂局方》）

延胡索 桂枝 高良姜

主治 寒证胃痛。

安虫散（《小儿药证直诀》）

胡粉 槟榔 川楝子 鹤虱 干漆 雄黄 巴豆霜 白矾

主治 小儿虫积腹痛。

安冲汤（《医学衷中参西录》）

炒白术　黄芪　龙骨　牡蛎　生地　白芍　海螵蛸　茜草　续断

主治　妇女经水时多时少且久，过期不止或不时漏下。

安肺宁嗽丸（《医学衷中参西录》）

嫩桑叶　儿茶　硼砂　苏子　粉甘草

主治　肺热咳嗽有痰。

安宫牛黄丸（《温病条辨》）

牛黄　麝香　水牛角　郁金　黄芩　黄连　雄黄　山栀子　朱砂　梅片　珍珠　金箔

主治　温热病，热邪内陷心包，窒闭心窍所致高热烦躁，神昏谵语，或舌謇肢厥，及中风窍闭，小儿惊厥属于痰热内闭者。

安神补心丸（《中药制剂手册》）

丹参　五味子　石菖蒲　珍珠母　夜交藤　旱莲草　合欢皮　生地黄　菟丝子　女贞子

主治　养心安神。

安神定志丸（《医学心悟》）

石菖蒲　远志　茯苓　龙齿　茯神　人参

主治　惊恐不安，失眠健忘，梦中惊跳、怵惕等。

安息香丸（《全幼心鉴》）

安息香　沉香　木香　丁香

主治　小儿肚痛，曲脚而啼。

导气汤（《医方简义》）

川楝子　小茴香　吴茱萸　木香

主治　寒疝，以及偏坠、小肠疝痛。

导赤散（《小儿药证直诀》）

木通　生地　甘草梢　竹叶

主治　心经有热。症见口舌生疮、心胸烦热、渴欲冷饮，或心移热于小肠，小便短赤而涩、尿时赤痛等。

导赤散（《医方简义》）

木通　车前子　生地黄　淡竹叶　生甘草

主治　心移热于小肠，口糜、淋痛。

导痰汤（《济生方》）

陈皮　半夏　茯苓　枳实　南星　生姜　甘草

主治　痰涎壅盛，胸膈留饮。症见咳嗽恶心、发热背寒、饮食少思及中风痰盛、语涩眩晕等。

异功散（《小儿药证直诀》）

人参　白术　茯苓　炙甘草　陈皮

主治　脾胃虚弱而兼气滞，症见饮食减少，消化不良，大便溏薄，胸脘痞闷不舒等。

阳和汤（《外科全生集》）

鹿角胶　肉桂　姜炭　熟地黄　麻黄　白芥子　甘草

主治　一切阴疽、贴骨疽、流注、鹤膝风等属于阴寒之症。

阳起石丸（《济生方》）

阳起石　鹿茸

主治　虚寒之极，崩中不止及宫冷、阳痿等。

防己汤（《备急千金要方》）

防己　茯苓　白术　桂心　生姜　乌头

主治　厉节风，四肢疼痛不可忍音。

防己茯苓汤（《金匮要略》）

防己　黄芪　桂枝　茯苓　甘草

主治　皮水，四肢肿，水气皮肤中。

防己黄芪汤（《金匮要略》）

防己　白术　黄芪　生姜

主治　风水或风湿。症见汗出恶风，肢体面目浮肿，小便不利等。

如圣金刀散（《外科正宗》）

松香米　枯矾　生白矾

主治　刀刃所伤，皮破筋断、出血不止者。

如圣散（《圣济总录》）

陈石灰　轻粉　铅丹　硫磺　清油

主治　外涂，治干湿癣。

如圣散（《杂病源流犀浊》）

连翘　白茅根　竹叶　木通　车前子

主治　湿热壅滞之小便淋漓涩痛。

如圣散（《证治准绳》）

棕榈　乌梅　炮姜

主治　冲任虚寒，崩漏下血，淋漓不断，血色淡者。

如神汤（《太平圣惠方》）

白茅根　桑白皮

主治　肺热咳喘。

如意金黄散（《外科正宗》）

天花粉　黄柏　姜黄　白芷　大黄　厚朴　陈皮　甘草　苍术　南星

主治　外科一切顽恶肿毒，如痈疽、发背、疔肿、跌仆损伤、湿痰流毒、大头时肿、漆疮、火丹、风热天疱、肌肤赤肿、干湿脚气、乳痈、小儿丹毒等。

观音救苦散（《鲁舣经后录》）

当归　人参　罂粟壳　甘草

主治　久咳气喘。

红花散（《活法机要》）

红花　荷叶　牡丹皮　蒲黄　当归

主治　产后瘀滞腹痛。

红蓝花酒（《金匮要略》）

红花　白酒

主治　痛经。

红藤煎《中医方剂手册》

红藤　紫花地丁　连翘　金银花　没药　乳香
丹皮　延胡索　甘草　大黄

主治　肠痈。

约营煎（《景岳全书》）

生地黄　芍药　甘草　续断　地榆　黄芩　槐花
乌梅　荆芥穗

主治　血热便血者。

胃苓汤（《证治准绳》）

苍术　陈皮　厚朴　甘草　泽泻　猪苓　茯苓
白术

主治　湿阻中焦，腹胀呕恶。

七　画

寿胎丸（《医学衷中参西录》）

川续断　桑寄生　菟丝子　阿胶

主治　肝肾不足，滑胎。

麦门冬汤（《金匮要略》）

麦冬　半夏　人参　甘草　大枣

主治　益胃生津、降逆下气。

远志丸（《外台秘要方》）

远志　蛇床子　山药　续断　肉苁蓉　牛膝　石斛　天雄　人参　巴戟天　山茱萸　泽泻　菟丝子　茯神　覆盆子　鹿茸　甘草　干地黄　牡丹皮　白茯苓　五味子　杜仲　黄芪

主治　壮阳益阴，交通心肾。

远志丸（《济生方》）

远志　茯神　朱砂　龙齿　人参　石菖蒲　白茯苓

主治　惊吓后梦寐不宁、神不守舍、心志恐怯，及心肾不足、梦遗、滑精。

赤石脂禹余粮汤（《伤寒论》）

赤石脂　禹余粮

主治　泻痢日久，滑泻不禁。

赤石脂散（《太平圣惠方》）

赤石脂　侧柏叶　乌贼骨

主治　妇人漏下，数年不瘥。

赤芍药散（《王氏博济方》）

牡丹皮　白茯苓　赤芍药　白芷　甘草　柴胡　生姜　大枣

主治　妇人气血不和，心胸烦闷，不思饮食，四肢少力，头目昏眩，身体疼痛。

芜荑散（《仁斋直指方》）

芜荑　槟榔　木香　石榴根

主治　虫积腹痛。

苇茎汤（《千金方》）

苇茎　冬瓜子　薏苡仁　桃仁

主治　肺痈，症见咳吐腥臭黄痰脓血、胸中隐隐作痛、咳时尤甚。

花蕊石白及散（《经验方》）

花蕊石　白及　血余炭

主治　咯血。

花蕊石散（《十药神书》）

花蕊石　白酒　童便

主治　瘀滞吐血。

花蕊石散（《和剂局方》）

花蕊石　硫磺

主治　外用敷撒，止外伤出血。

芩术汤（《医学入门》）

黄芩　白术

主治　清热安胎。

苍耳子散（《济生方》）

苍耳子　辛夷　白芷　薄荷叶

主治　鼻渊头痛，不闻香臭，时流浊涕等症。

芪术膏（经验方）

黄芪　白术

主治　脾虚气短，食少便溏，倦怠乏力。

芪附汤（《赤水玄珠》）

黄芪　附子　生姜

主治　阳气大虚，汗出不止，肢体倦怠。

苎根汤（《小品方》）

苎麻根　干地黄　当归　芍药　阿胶　甘草

主治　劳损所致之胎动，腹痛下血。

苎根散（《圣济总录》）

苎麻根　人参　白垩　蛤粉

主治 吐血不止。

芦根饮 (《千金方》)

芦根 生姜 竹茹 粳米

主治 伤寒后干呕哕，不下食。

劳嗽方 (《是斋医方》)

补骨脂 人参 木香等

主治 虚喘劳嗽。

苏子降气汤 (《和剂局方》)

紫苏子 厚朴 陈皮 半夏 前胡 肉桂 当归 炙甘草 生姜 大枣 薄荷

主治 上实下虚，痰涎壅盛，咳喘上气，胸膈满闷等。

苏长史茱萸汤 (《备急千金要方》)

吴茱萸 木瓜

主治 脚气入腹，困闷欲死，腹胀。

苏叶黄连汤 (《温热经纬》)

川连 苏叶

主治 清热化湿，和胃止呕。

苏冰滴丸 (《上海市药品标准》1980 年版)

苏合香 冰片

主治 芳香开窍，通脉止痛。用于冠心病、胸闷、心绞痛、心肌梗死；也可用于中风所致的突然昏迷、牙关紧闭、不省人事，以及中暑所致之昏迷等。

苏合丸 (《和剂局方》)

苏合香 冰片 安息香 檀香 香附 木香 丁香 乳香 八角茴香 朱砂

主治 血瘀或寒凝气滞之脘腹痞满、冷痛。

苏合香丸 (《和剂局方》)

苏合香油　麝香　丁香　白术　青木香　水牛角屑　香附子　朱砂　诃子　白檀香　安息香　沉香荜茇　龙脑　熏陆香

主治　寒邪或痰湿闭塞气机所致的闭证，如中风昏迷、痧胀昏厥，或时疫霍乱导致昏迷等。

杜仲丸（《圣济总录》）

杜仲　枣肉

主治　妇人胞胎不安。

杜仲散（《太平圣惠方》）

杜仲　丹参　川芎　桂心　细辛

主治　外伤腰痛，痛不可忍。

杏苏二陈汤（《雷载权编《中药学》》

杏仁　紫苏　陈皮　半夏　生姜

主治　风寒犯肺，痰多咳嗽，恶寒头痛者。

杏苏散（《温病条辨》）

杏仁　紫苏　陈皮　生姜　苦桔梗　茯苓　半夏甘草　前胡　枳壳　大枣

主治　头微痛、恶寒无汗、咳嗽痰稀、鼻塞嗌塞等；亦可用于外感风寒，发热恶寒、头痛鼻塞、咳嗽胸闷之症。

杞菊地黄丸（《医级》）

枸杞子　菊花　熟地黄　山茱萸　山药　泽泻牡丹皮　白茯苓

主治　肝肾阴虚而眼花歧视或枯涩疼痛者。

更衣丸（《先醒斋医学广笔记》）

芦荟　朱砂

主治　热结便秘而见烦躁易怒、失眠者。

豆蔻汤（《圣济总录》）

草豆蔻　半夏　陈皮　生姜

主治　脾胃寒湿，气机不畅者。

两地丹（《石室秘录》）

生地　地榆

主治　血热便血、衄血。

扶桑至宝丹（《寿世保元》）

桑叶　巨胜子　白蜜

主治　肝肾精血不足之视物昏花。

扼虎膏（《圣济总录》）

胭脂　阿魏　—

主治　瘊疣。

抗热解惊丸（《卫生部药品标准·中药成方制剂》）

水牛角　石菖蒲　连翘　玄参等

主治　血热癫狂。

来复汤（《医学衷中参西录》）

山萸肉　生龙骨粉　生牡蛎粉　生杭芍　野台参　炙甘草

主治　大汗欲脱或久汗虚脱者。

连朴饮（《霍乱论》）

制厚朴　川黄连　石菖蒲　制半夏　香豆豉　焦栀子　芦根

主治　行食涤痰，用于湿热蕴伏而成霍乱者。

连须葱白汤（《类证活人书》）

连须葱白　生姜

主治　伤寒已发汗或未发汗，头痛如破。

连理汤（《症因脉治》）

人参　白术　干姜　炙甘草　黄连

主治　脾胃虚寒，湿热内蕴，寒热相搏，升降失常之呕吐酸水、顺逆、心痛、口糜、泄泻、腹胀者。

连翘金贝煎（《景岳全书》）

金银花　贝母　蒲公英　夏枯草　红藤　连翘

主治　清热解毒，消肿排脓。

连翘解毒汤（《疡医大全》）

连翘　牡丹皮　牛膝　天花粉　木瓜　桃仁　金银花　薏苡仁　甘草　白僵蚕

主治　疮疡脓出，红肿溃烂。

连翘解毒散（《伤寒全生集》）

连翘　山栀子　羌活　元参　薄荷　防风　柴胡桔梗　升麻　川芎　当归　黄芩　芍药　牛蒡子

主治　热毒壅盛，痈肿疮疡。

吴茱萸汤（《圣济总录》）

吴茱萸　人参　生姜　大枣

主治　温中补虚，降逆止呕。

吴茱萸汤（《伤寒论》）

吴茱萸　人参　生姜　大枣

主治　胃中虚寒，食谷欲吐，胃脘作痛，吞酸嘈杂；或厥阴头痛，干呕吐涎沫；或少阴病吐利，手足厥冷，烦躁欲死等。

牡丹皮散（《证治准绳》）

牡丹皮　红花　乳香　没药　赤芍　生地黄　当归　桃仁　川芎　骨碎补　续断

主治　跌打伤痛、血滞疼痛。

牡丹汤（《圣济总录》）

牡丹皮　山栀子仁　黄芩　大黄　木香　麻黄

主治　伤寒热毒，发疮如豌豆。

牡蛎散 (《和剂局方》)

牡蛎　麻黄根　黄芪　小麦

主治　体虚卫外不固，症见自汗、夜卧更甚、心悸惊惕、短气烦倦等。

利胆排石片 (《中华人民共和国药典》1995年版)

金钱草　茵陈　黄芩　木香　郁金　大黄　槟榔　枳实　芒硝　厚朴

主治　肝胆湿热之结石症。

邱祖伸筋丹 (《赛金丹》)

当归　木瓜　黄芪　续断等

主治　脚膝折损，筋缩疼痛。

何人饮 (《景岳全书》)

何首乌　人参　当归　陈皮　煨生姜

主治　疟疾久发不止，气血两虚者。

何首乌汤 (《疡医大全》)

何首乌　防风　金银花　荆芥　苍术　白鲜皮　甘草　苦参　连翘　木通　灯心

主治　湿热风毒，遍身脓窠，黄水淋滴，肌肉溃烂。

何首乌散 (《外科精要》)

何首乌　防风　薄荷　苦参

主治　遍身疮肿痒痛。

谷神丸 (《澹寮方》)

谷芽　姜汁　食盐　炙甘草　砂仁　白术

主治　脾虚食少，消化不良。

谷精龙胆散 (《证治准绳》)

谷精草　荆芥　龙胆草　赤芍　生地黄　红花　木通　甘草　白茯苓　牛蒡子　灯芯

主治　肝经风热，目赤肿痛，羞明多泪或目生翳者。

谷精草汤（《审视瑶函》）

谷精草　荆芥　龙胆草　赤芍药　玄参　牛蒡子　连翘　草决明　菊花　桔梗

主治　风热上扰，目赤肿痛，羞明多泪，目生翳膜。

含化丸（《证治准绳》）

海藻　昆布　海蛤　海带　瓦楞子　文蛤　五灵脂　猪靥

主治　瘿瘤、痰核等证。

含巴绛矾丸（《血吸虫病防治研究文集》）

绛矾　巴豆霜

主治　晚期血吸虫病之肝硬化腹水。

羌苏达表汤（经验方）

羌活　紫苏　防风

主治　风寒感冒，咳嗽痰多。

肠风泻血丸（《本草汇言》）

诃子　秦艽　白芷　防风等

主治　肠风下血。

羌活四物汤（《金匮翼》）

川芎　羌活　独活　防风

主治　血虚头痛。

羌活芎藁汤（《审视瑶函》）

半夏　杏仁　羌活　藁本　川芎　防风　茯苓　甘草　白芷　麻黄　陈皮　桂枝

主治　祛风胜湿，散寒止痛，用于风寒客于太阳经所致的头风头痛、夜热恶寒。

羌活胜湿汤（《内外伤辨惑论》）

羌活　独活　藁本　防风　甘草　川芎　蔓荆子

主治　风湿在表，症见头痛头重，一身尽痛，难以转侧，恶寒微热，苔白脉浮等。

沙参麦冬汤（《温病条辨》）

沙参　麦冬　天花粉　玉竹　生扁豆　生甘草　冬桑叶

主治　燥伤肺胃，津液亏损，而见咽干口渴、干咳少痰、舌红少苔等。

沉香丸（《圣济总录》）

沉香　陈皮　荜澄茄　胡椒

主治　寒邪犯胃，呕吐清水。

沉香四磨汤（《卫生家宝》）

沉香　乌药　木香　槟榔

主治　冷气攻冲，心腹作痛。

沉香桂附丸（《卫生宝鉴》）

沉香　附子　川乌　炮姜　炒高良姜　炒茴香　官桂　吴茱萸

主治　中气虚弱，脾胃虚寒冷积，心腹疼痛，胁肋膨胀，腹中雷鸣，手足厥冷。

沉香磁石丸（《慈禧光绪医方选议》）

沉香　磁石　胡芦巴　附子　巴戟天　阳起石　炮附子　椒红　山茱萸　山药　青盐　菊花　蔓荆子

主治　阳痿不用，滑泄精冷，头晕目眩。

沉香磨脾散（《仁斋直指方》）

沉香　人参　丁香　藿香　檀香　甘草　白豆蔻　木香　砂仁　白术　肉桂　乌药

主治　脾胃虚寒，心腹胀满，呕逆恶心，泻利腹痛。

快气汤（《和剂局方》）

缩砂仁　香附子　甘草

主治　脘腹胀痛，胸膈噎塞，噫气吞酸。

完带汤（《傅青主女科》）

白术　山药　人参　白芍　车前子　苍术　甘草
陈皮　黑芥穗　柴胡

主治　脾虚肝郁，湿浊带下。症见带下色白、清
稀如涕、面色无华、倦怠便溏、舌淡苔白、脉缓或濡
弱者。

良附丸（《良方集腋》）

高良姜　香附　生姜汁

主治　肝郁气滞，胃有寒凝之胃脘疼痛、胸闷胁
痛、痛经等。

诃子皮散（《兰室秘藏》）

诃子　干姜　罂粟壳　橘皮

主治　脱肛日久，复下赤白脓痢，里急后重，白
多赤少。

诃子汤（《宣明论》）

诃子　桔梗　甘草

主治　失音不能言语者。

诃子饮（《济生方》）

诃子　杏仁　通草　煨生姜

主治　久咳，语声不出。

诃子散（《伤寒六书》）

诃子　黄连　木香　甘草　白术　芍药

主治　久痢腹痛而有热者。

诃黎勒丸（《脾胃论》）

诃子　母丁香　椿根白皮

主治　休息痢。

诃黎勒散（《太平圣惠方》）

诃黎勒　白矾　大米

主治　久痢、久泻。

补中益气汤（《脾胃论》）

黄芪　人参　白术　当归　橘皮　炙甘草　升麻
柴胡

主治　脾胃气虚，中气下陷。症见身热有汗、头痛恶寒、渴喜热饮、少气懒言、四肢乏力，及脱肛、子宫下垂、胃下垂、久泻、久利等。

补阳还五汤（《医林改错》）

黄芪　当归　川芎　赤芍　桃仁　红花　地龙

主治　中风后气虚血滞。症见半身不遂、口眼歪斜、语言謇塞。

补肠汤（《永类钤方》）

黄芪　五味子　桑白皮　熟地黄　人参　紫菀

主治　肺气亏虚，气短喘咳、语言无力、声音低弱及劳嗽潮热、盗汗。

补肺汤（《备急千金要方》）

黄芪　甘草　钟乳　人参　桂心　生地黄　茯苓
白石英　厚朴　桑白皮　干姜　紫菀　橘皮　当归
五味子　远志　麦门　大枣

主治　肺虚咳喘痰多者。

补肺汤（《永类钤方》）

桑白皮　人参　五味子　熟地黄

主治　肺虚有热，咳喘气短，潮热盗汗。

补肺阿胶汤（《小儿药证直诀》）

阿胶　马兜铃　牛蒡子　炙甘草　杏仁　糯米

主治　肺虚火盛，喘咳、咽干痰少或痰中带血。

补骨脂丸 (《本草纲目》)

补骨脂　菟丝子　胡桃肉　沉香　乳香　没药

主治　下元虚败，脚手沉重，阳痿。

驱风膏 (《医垒元戎》)

白花蛇　天麻　薄荷　荆芥　白酒　蜂蜜

主治　风瘫疬风，遍身疥癣。

尿精梦泄露方 (《外台秘要方》)

韭菜子　车前子　菟丝子　麦冬等

主治　肾阳虚衰，阳痿不举，遗精、遗尿。

阿胶丸 (《医林集要》)

阿胶　白芍　黄连

主治　先便后血。

阿胶四物汤 (《杂病源流犀浊》)

阿胶　川芎　当归　白芍　地黄

主治　血虚咳嗽。

阿胶芍药汤 (雷载权编《中药学》)

阿胶　当归　赤芍药

主治　便血如下豆汁。

阿胶鸡子黄汤 (《通俗伤寒论》)

阿胶　白芍　石决明　钩藤　生地黄　炙甘草
牡蛎　络石藤　茯神　鸡子黄

主治　邪热伤阴，筋脉拘挛，手足蠕动，头目眩晕。

阿胶散 (《直指方》)

阿胶　人参　天冬　北五味子　白及

主治　肺破嗽血。

阿魏丸（《丹溪心法》）

连翘　山楂　黄连　阿魏

主治　肉食积滞。

阿魏化痞膏（《何日中手集》）

阿魏　三棱　莪术　生川乌　草乌　木鳖子　蜣螂　大黄　乳香　没药　香附　芦荟　血竭　官桂　雄黄　穿山甲　胡黄连　大黄　厚朴　樟脑

主治　气滞血凝，癥瘕痞块，脘腹疼痛，胸胁胀满。

附子理中丸（《和剂局方》）

附子　干姜　人参　白术　炙甘草

主治　脾胃虚寒而致的呕吐泻利，脘腹绞痛，心下逆满，手足厥寒，腹中雷鸣，饮食不进及霍乱转筋等。

附子薏苡败酱散（《金匮要略》）

附子　薏苡仁　败酱草

主治　肠痈。

附桂理中丸（《三固方》）

附子　肉桂　干姜　白术　人参　炙甘草

主治　脉微肢厥，昏睡露睛，或寒中内脏之霍乱吐痢、转筋、口噤、四肢强直等脾肾阳虚之阴寒重证。

鸡肶胵散（《太平圣惠方》）

鸡内金　熟地黄　牡蛎　白龙骨　鹿茸　黄芪　赤石脂　桑螵蛸　肉苁蓉

主治　膀胱虚冷，小便滑数，漏精，白浊如泔。

鸡鸣散（《证治准绳》）

木瓜　吴茱萸　陈皮　槟榔　紫苏叶　桔梗　生姜

主治　寒湿郁结所致的湿脚气，症见足胫肿重无力、行动不便、麻木冷痛，或挛急上冲，甚至胸闷泛恶，以及风湿流注，发热恶寒、脚足肿痛不可忍、筋浮肿者。

驱尿石汤（《北京中草药制剂选编》）

王不留行　金钱草　海金沙　冬葵子　车前子　石韦　怀牛膝　泽泻　滑石　枳壳

主治　泌尿系结石。

八　画

青龙丸（《外科方外奇方》）

番木鳖　炒甲片　白僵蚕

主治　一切疔疮肿毒、贴骨痈疽、颈项瘰疬，及乳串结核、痰气凝滞硬块成毒、小儿痘后痈疽等。

青皮丸（《沈氏尊生书》）

青皮　山楂　麦芽　神曲　草果

主治　食痛饱闷，噫败卵气。

青州白丸子（《和剂局方》）

天南星　半夏　白附子　川乌

主治　手足顽麻，半身不遂，口眼歪斜，痰涎壅盛，及小儿惊风、大人头风等症。

青娥丸（《和剂局方》）

杜仲　补骨脂　核桃

主治　肾虚腰痛脚弱，腰间重坠，起坐困难。

青葙丸（《医宗金鉴》）

菟丝子　茺蔚子　生地黄　青葙子　防风　五味子　黑参　柴胡　泽泻　细辛　车前子　茯苓

主治　肝虚积热，症见眼目红肿疼痛羞明，涩泪难开，久则渐生翳膜，视物昏暗。

青葙丸（《证治准绳》）

青葙子　茺蔚子　山羊角等

主治　肝火上炎之目赤肿痛、眼生翳膜、视物昏花。

青蒿鳖甲汤（《温病条辨》）

青蒿　鳖甲　生地　丹皮　知母

主治　温病后期，邪热未尽，阴液已伤。症见夜热早凉、热退无汗、舌红少苔、脉数等；亦可用于阴虚内热所致的潮热。

青黛石膏汤（《重订通俗伤寒论》）

青黛　鲜生地　生石膏　升麻　黄芩　焦栀子　葱头

主治　热郁阳明，热极而发紫黑斑、脉洪数者；亦治血热妄行的吐血、咯血、衄血等。

青黛海石丸（《症因脉治》）

青黛　瓜蒌仁　川贝母　海石

主治　热咳，气急、痰稠。

抵挡汤（《伤寒论》）

水蛭　虻虫　桃仁　大黄

主治　血滞经闭，癥瘕积聚。

拨云退翳丸（《原机启微》）

川芎　菊花　蔓荆子　蝉蜕　蛇蜕　密蒙花　薄荷叶　木贼　荆芥穗　黄连　楮实　地骨皮　天花粉　炙甘草　川椒皮　当归　白蒺藜

主治　散风明目，消障退翳。

苦参丸（《杂病源流犀浊》）

龙胆草　苦参

主治　湿热黄疸。

苦参地黄丸（《医宗金鉴》）

苦参　生地黄

主治　肠风，便后下血。

苓甘五味姜辛汤（《金匮要略》）

茯苓　甘草　干姜　细辛　五味子

主治　温肺化饮。

苓桂术甘汤（《金匮要略》）

茯苓　桂枝　白术　炙甘草

主治　脾虚不运，水湿停蓄，或停饮所致的头眩、心悸、咳嗽等。

茅根汤（《小品方》）

白茅根　葛根

主治　胃热呕吐。

茅根饮（《圣济总录》）

茅根　木通　石韦　黄芩　当归　芍药　冬葵子　滑石　血余炭

主治　卒淋，结涩不通。

茅根饮子（《外台秘要方》）

白茅根　人参　地黄　茯苓

主治　虚热血尿。

松节酒（《太平圣惠方》）

松节　白酒

主治　风湿痹痛，历节风痛。

松节散（《太平圣惠方》）

松节　童便　陈醋

主治　跌打损伤，瘀肿疼痛。

枇杷清肺饮（《医宗金鉴》）

枇杷叶　桑白皮　栀子　黄连　黄柏　人参
甘草

主治　清降肺气，止嗽降逆。

郁李仁汤 （《圣济总录》）

郁李仁　桑白皮　赤小豆　白茅根　陈皮　紫苏

主治　水肿胸满气急。

郁李仁饮 （《圣济总录》）

郁李仁　朴硝　当归　生地黄

主治　产后肠胃燥热，大便秘涩。

虎杖散 （《圣济总录》）

虎杖　赤芍药

主治　损伤后血瘀不散，瘀血腹中不行。

虎潜丸 （《丹溪心法》）

熟地黄　白芍药　知母　黄柏　龟甲　锁阳　虎
骨　干姜　陈皮

主治　肝肾阴亏，精血不足。症见筋骨痿软、腰
膝酸楚、腿足瘦弱、步履乏力。

昆布丸 （《广济方》）

昆布　海藻　海蛤　通草　羊靥

主治　气瘿，症见胸膈满塞、颈项渐粗。

明矾散 （《沈氏尊生书》）

明矾　儿茶　胡黄连

主治　牙疳。

易黄汤 （《傅青主女科》）

黄柏　芡实　山药　车前子　白果

主治　脾虚湿热带下，症见带下黏稠量多、色白
兼黄，其气腥臭，头眩且重、乏力等。

固冲汤 （《医学衷中参西录》）

黄芪　白术　海螵蛸　茜草　龙骨　牡蛎　山茱萸　杭白芍　棕榈炭　五倍子

主治　冲脉不固，脾胃虚弱。症见血崩或月经过多，色淡质稀，心悸气短等。

固肠丸（《证治准绳》）

乌梅　肉豆蔻　诃子肉　罂粟壳　苍术　人参　茯苓　木香

主治　久泻不止。

固经丸（《妇人大全良方》）

椿根白皮　龟甲　香附　白芍　黄芩　黄柏

主治　血虚有热，经水不止，崩漏紫黑成块。

钓痰膏（《太平圣惠方》）

皂角　半夏　明矾　柿饼

主治　胸中痰结。

知柏地黄丸（《医宗金鉴》）

知母　黄柏　熟地黄　山茱萸　山药　白茯苓　泽泻　牡丹皮

主治　阴虚火旺，症见骨蒸潮热，盗汗、梦遗等。

使君子丸（《和剂局方》）

厚朴　陈皮　川芎　使君子

主治　小儿疳积，脾胃不和，心腹膨胀，不进饮食，形体羸瘦。

使君子散（《证治准绳》）

使君子　白芜荑　苦楝子　甘草

主治　驱虫化积。

金刚丸（《张氏医通》）

川草薢　肉苁蓉　杜仲　菟丝子　鹿胎　紫河车　巴戟肉

主治　肾虚骨痿，不能起动。

金沸草散（《类证活人书》）

旋覆花　生姜　半夏　细辛　前胡　荆芥　赤芍　甘草　大枣

主治　伤寒，中脘有痰，令人壮热，项强筋急，时发寒热。

金铃子散（《太平圣惠方》）

金铃子　延胡索

主治　肝气郁滞，气郁化火所致的胸腹胁肋疼痛，或痛经，疝气痛，时发时止等。

金黄洗肝汤（《经验方》）

野菊花　金银花　密蒙花　夏枯草

主治　风火相煽之目赤肿痛。

金黄散（《妇人良方》）

川大黄　粉甘草

主治　热毒壅肿。

金锁固精丸（《医方集解》）

沙苑子　芡实　莲须　龙骨　牡蛎　莲子粉

主治　肾虚不固，症见遗精滑泄，神疲乏力，四肢酸软，腰痛耳鸣等。

金箔镇心丸（《万病回春》）

金箔　朱砂　琥珀　胆南星　天竺黄　牛黄　雄黄　珍珠　麝香

主治　一切惊悸。

乳香丸（《证治准绳》）

乳香　没药　枫香脂

主治　疮疡溃烂，痛不可忍者。

肥儿丸（《医宗金鉴》）

人参　白术　茯苓　黄连　胡黄连　使君子　神曲　麦芽　山楂　炙甘草　芦荟

主治　小儿疳积、腹痛、面色萎黄、消瘦。

狗脊丸（《太平圣惠方》）

狗脊　萆薢　菟丝子

主治　各种腰痛。

狗脊饮（《中国医学大辞典》）

狗脊　杜仲　续断　川牛膝　桂枝　秦艽　海风藤　宣木瓜　桑枝　松节　当归　熟地

主治　气血亏虚，兼感风湿。症见手足麻木，行动不利。

炙甘草汤（《伤寒论》）

炙甘草　人参　阿胶　干地黄　桂枝　麦门冬　麻仁　生姜　大枣

主治　气虚血少，症见虚羸少气，心悸心慌，脉结代或虚数等。

疝气内消丸（《北京市中药成方选集》）

小茴香　吴茱萸　橘核　川楝子　荔枝核　沉香　肉桂　甘草　白术　丝瓜炭　炮姜　青皮　大茴香　补骨脂　制附子

主治　肝经寒凝气滞所致之小肠疝气。

泻心汤（《金匮要略》）

黄连　黄芩　大黄

主治　心胃火炽，迫血妄行，以致吐衄便秘；或三焦积热，目赤口疮，牙齿肿痛；或久患痈肿，证属热毒炽盛者。

泻白散（《小儿药证直诀》）

桑白皮　地骨皮　炙甘草　粳米

主治 肺热咳嗽气喘。

泽兰汤（《医学心悟》）

泽兰 当归 川芎 香附 丹皮 牛膝 桃仁 红花 三七 赤芍药

主治 妇科经产瘀血、跌损瘀血疼痛。

泽兰汤（《济阴纲目》）

泽兰 当归 白芍药

主治 血瘀兼血虚之闭经，痛经，产后腹痛。

泽泻汤（《金匮要略》）

泽泻 白术

主治 痰饮所致的眩晕，亦治泄泻。

泽漆汤（《金匮要略》）

半夏 紫菀 桂枝 人参 泽漆 生姜 白前 甘草 黄芩

主治 咳嗽、脉沉。

治妇人漏下方（《备急千金要方》）

海螵蛸 龙骨 白僵蚕 赤石脂 禹余粮 白马蹄

主治 妇人崩漏。

治崩极验方（《女科要旨》）

地榆 生地 黄芩 牡丹皮

主治 血热崩漏。

治喘方（《医方论》）

补骨脂 核桃肉 蜂蜜等

主治 补肾助阳，纳气平喘。

定命散（《圣济总录》）

白花蛇 乌梢蛇 蜈蚣

主治 破伤风，项颈紧硬、身体强直。

定喘汤（《摄生众妙方》）

黄芩　桑白皮　白果　麻黄　苏子　甘草　款冬花　杏仁　半夏

主治　风寒外束，痰热内蕴所致的哮喘证。症见痰多气急、痰稠色黄，或有表证，恶寒发热等。

建瓴汤（《医学衷中参西录》）

生地黄　生牡蛎　生龙骨　怀牛膝　生赭石　生山药　生杭芍　柏子仁

主治　肝阳上亢引起的头痛、眩晕，耳鸣目胀，心悸健忘，梦多失眠，脉弦硬而长等。

参花散（《万病回春》）

人参　天花粉

主治　咳嗽发热、气喘吐血。

参芪膏（《全国中药成药处方集》南京、武汉方）

党参　黄芪　冰糖

主治　体弱气虚，四肢无力。

参角丸（《鸡峰普济方》）

苦参　皂角　荆芥

主治　皮肤瘙痒。

参附汤（《校注妇人良方》）

人参　附子

主治　元气大亏，阳气暴脱。症见出现手足厥逆、汗出、呼吸微弱、脉微等。

参苓白术散（《和剂局方》）

人参　白术　白茯苓　甘草　山药　莲子肉　白扁豆　薏苡仁　砂仁　桔梗　大枣

主治　脾胃气虚夹湿，症见四肢无力、形体虚羸、饮食不化、或吐或泻、胸脘痞塞、面色萎黄等。

参茸固本丸（《中国医学大辞典》）

人参　当归　熟地黄　枸杞子　鹿茸　白芍药　小茴香　陈皮　白术　黄芪　牛膝　桂心　巴戟肉　菟丝子　山药　茯神　肉苁蓉　炙甘草

主治　诸虚百损，五劳七伤，元气不足。症见畏寒肢冷，腰痛耳鸣，四肢酸软，形体瘦弱，精神疲乏，阳痿早泄，宫冷不孕，小便频数等。

参椒汤（《外科证治全书》）

苦参　花椒

主治　疥癣。

参遂攻结汤（《医学衷中参西录》）

生赭石　朴硝　干姜　甘遂

主治　大便数日不通。

参赭培气汤（《医学衷中参西录》）

党参　天门冬　生赭石　清半夏　淡苁蓉　知母　当归　柿饼

主治　噎膈不能食，大便秘结。

参赭镇气汤（《医学衷中参西录》）

党参　山茱萸　生赭石　芡实　苏子　生山药　生龙骨　生牡蛎　生杭芍

主治　阴阳两虚，喘逆迫促，有将脱之势；亦治肾虚不摄，冲气上干，致胃气不降而作满闷。

细辛汤（《圣济总录》）

细辛　荜茇

主治　风冷牙痛。

细辛散（《普济方》）

细辛　川芎　麻黄　附子

主治　风寒上侵，头痛如破，通连脑户之风冷头痛。

驻景丸 (《和剂局方》)

菟丝子　熟地黄　车前子

主治　肝肾亏虚，眼昏生翳。

贯众散 (《圣济总录》)

贯众　黄连

主治　血热出血，吐血不止。

贯众散 (《普济方》)

贯众　萆薢　白芷

主治　温热毒邪之感冒、痔疮、发斑、发疹等。

九 画

珍宝散 (《丹台玉案》)

珍珠　硼砂　青黛　冰片　黄连　人中白

主治　口舌生疮，咽喉溃烂，牙龈肿痛。

珍珠母丸 (《普济本事方》)

珍珠母　当归　人参　犀角　茯神　沉香　龙齿
酸枣仁　柏子仁　生地黄。

主治　滋阴养血、镇惊安神。

珍珠散 (《全国中成药处方集》)

珍珠　牛黄

主治　口舌生疮，咽喉溃烂，牙龈肿痛。

珍珠散 (《张氏医通》)

珍珠　炉甘石　血竭　象皮　赤石脂　琥珀　龙
骨　钟乳石　朱砂　冰片

主治　外伤或疮疡，溃烂不长肉。

荆防败毒散 (《摄生众妙方》)

荆芥　防风　羌活　柴胡　前胡　川芎　枳壳

独活　茯苓　桔梗　甘草

主治　外感风寒湿邪及时疫疟疾、痢疾、疮疡具风寒湿表证者。

茜梅丸 (《本事方》)

茜草　乌梅　艾叶

主治　衄血

荜茇丸 (《太平圣惠方》)

荜茇　白术　桂心　陈皮　肉豆蔻　煨诃子　丁香　胡椒　炮姜　木香　炮附子　厚朴

主治　气劳，大肠时泄，不欲饮食，四肢厥冷，面色青黄。

荜茇散 (《圣济总录》)

荜茇　白术　干姜　肉豆蔻

主治　脾胃虚寒，腹痛冷泄。

草豆蔻散 (《王氏博济方》)

草豆蔻　肉桂　高良姜　陈皮　甘草

主治　寒湿阻滞之呕吐证。

草还丹 (《扶寿精方》)

山茱萸　补骨脂　当归　麝香

主治　肾阳不足之阳痿、滑精、腰酸、神疲。

草果饮 (《慈幼新书》)

草果　常山　知母　槟榔　乌梅　穿山甲　甘草

主治　芳香辟秽，除痰截疟。

茵陈五苓散 (《金匮要略》)

茵陈　猪苓　泽泻　白术　茯苓　桂枝

主治　湿热黄疸，湿邪偏重，小便不利显著者。

茵陈四逆汤 (《玉机微义》)

茵陈　附子　干姜　炙甘草

主治　寒湿阴黄，症见手足逆冷、脉沉微细等。

茵陈汤（《圣济总录》）

茵陈蒿　山栀仁　炙甘草　木通　栝楼根　柴胡　麦门冬

主治　湿热蕴蒸之黄疸、尿赤。

茵陈蒿汤（《伤寒论》）

茵陈　栀子　大黄

主治　湿热黄疸。

茯苓甘草汤（《伤寒论》）

茯苓　桂枝　甘草　生姜

主治　温中化饮，通阳利水。主水气凌心之心悸。

茯菟丸（《和剂局方》）

白茯苓　菟丝子　石莲子

主治　肾虚遗精，白浊或尿有余沥。

胡芦巴丸（《圣济总录》）

胡芦巴　附子　硫黄

主治　肾脏虚冷，腹胁胀满。

胡芦巴丸（《和剂局方》）

吴茱萸　川楝子　巴戟天　茴香　川乌　胡芦巴

主治　疝气，偏坠阴肿，小腹有形如卵，上下来去痛不可忍，或绞结绕脐攻刺，呕恶闷乱等。

胡芦巴丸（《杨氏家藏方》）

胡芦巴　补骨脂　木瓜

主治　寒湿脚气，腿膝冷痛，行步无力。

胡连追毒丸（《外科正宗》）

胡黄连　麝香　刺猬皮

主治　消肿解毒，清热化痔。

胡桃汤（《御院药方》）

核桃仁　杜仲　补骨脂　萆薢等

主治　肾虚腰痛，两足痿弱。

荔香散（《景岳全书》）

荔枝核　木香

主治　心腹胃脘久痛，屡触屡发者。

枯痔散（广州中医学院编《外伤科学》）

白砒　白矾　硼砂　雄黄　硫黄

主治　痔疮。

枳术丸（《脾胃论》）

枳实　白术

主治　脾胃虚弱，饮食停滞。症见脘腹痞满、不思饮食。

枳芎散（《济生方》）

枳实　川芎

主治　气血阻滞，胸胁疼痛。

枳实导滞丸（《内外伤辨惑论》）

枳实　大黄　黄连　黄芩　神曲　白术　茯苓泽泻

主治　积滞内阻，蕴湿生热。症见胸腹痞满、下利、泄泻、腹痛后重，或大便秘结、小便短赤。

枳实栀子豉汤（《伤寒论》）

枳实　栀子　豆豉

主治　病后劳复，身热，心下痞闷者。

枳实消痞丸（《兰室秘藏》）

枳实　厚朴　半夏曲　白术　干生姜　炙甘草麦芽　白茯苓　人参　黄连

主治　脾胃虚弱，寒热互结所致的心下痞满，不欲饮食，体弱倦怠，或胸腹痞胀，食少不化，大便不畅者。

枳实薤白桂枝汤（《金匮要略》）

枳实　薤白　桂枝　瓜蒌　厚朴

主治　胸痹，气结在胸，心中痞满，气从胁下上逆抢心者。

柏子仁丸（《普济本事方》）

柏子仁　人参　牡蛎　五味子　半夏曲　白术　麻黄根　枣肉　净麸

主治　虚烦不眠，惊悸怔忡，盗汗。

柏子养心丸（《体仁汇编》）

柏子仁　枸杞子　麦冬　当归　石菖蒲　茯神　熟地黄　玄参　甘草

主治　营血不足，心肾失调，精神恍惚，怔忡惊悸，夜睡多梦，健忘盗汗。

柏叶汤（《金匮要略》）

柏叶　干姜　艾叶　马通汁

主治　吐血不止。

栀子汤（《圣济总录》）

山栀子　大黄末

主治　肝胆火攻之目赤肿痛。

栀子柏皮汤（《金匮要略》）

栀子　黄柏

主治　肝胆湿热之黄疸。

栀子豉汤（《伤寒论》）

栀子　淡豆豉

主治　外感热病，身热懊恼，虚烦不眠，胸脘痞闷等。

柿蒂汤（《济生方》）

柿蒂　丁香　生姜

主治　胸满呃逆不止，属寒呃而胃气不虚者。

厚朴三物汤（《金匮要略》）

厚朴　枳实　大黄

主治　腹满痛而大便秘结。

厚朴麻黄汤（《金匮要略》）

厚朴　麻黄　石膏　杏仁　半夏　五味子

主治　寒饮化热之胸闷气喘，喉间痰鸣，烦躁不安者。

厚朴温中汤（《内外伤辨惑论》）

厚朴　陈皮　甘草　茯苓　草豆蔻　木香　干姜

主治　温中行气、燥湿除满。

砒霜膏（《太平圣惠方》）

砒石　硫磺　苦参　附子　蜡　清油

主治　外用，治恶疮日久不愈。

牵牛丸（《沈氏尊生书》）

槟榔　牵牛　大黄　雄黄

主治　蛔虫等肠道寄生虫病。

牵正散（《杨氏家藏方》）

白附子　僵蚕　全蝎

主治　中风面瘫，口眼歪斜，甚或面部肌肉抽动。

咳血丸（《丹溪心法》）

青黛　瓜蒌　栀子　丹皮

主治　咳嗽胸痛，痰中带血。

钟乳补肺汤（《御药院方》）

五味子　款冬花　桑白皮　人参　紫石英　钟乳石　麦门冬　肉桂　紫菀

主治　肺气不足，短气喘乏。

钩藤饮 (《医宗金鉴》)

钩藤　天麻　羚羊角　全蝎　人参　炙甘草

主治　小儿急惊，症见牙关紧闭、手足抽搐、惊悸壮热、眼目窜视等。

钩藤饮子 (《小热药证直诀》)

钩藤　天竺黄　蝉蜕　黄连　防风　人参　麻黄　僵蚕　天麻　蝎尾　炙甘草　川芎　麝香

主治　小儿急惊风之壮热神昏，牙关紧闭，手足抽搐。

钩藤饮子 (《普济方》)

钩藤　蝉壳　黄连　甘草　大黄　天竺黄　生姜　薄荷

主治　诸痫啼叫，痉挛抽搐。

香白散 (《外科大成》)

枯矾　轻粉　樟脑

主治　外敷，治臁疮。

香苏散 (《和剂局方》)

紫苏叶　香附子　陈皮　炙甘草

主治　外感风寒，内有气滞。症见形寒身热，头痛无汗，胸脘痞闷，不思饮食等。

香连丸 (《兵部手集方》)

木香　黄连

主治　湿热痢疾，脓血相兼，腹痛，里急后重等症。

香附归芎汤 (《沈氏尊生书》)

川芎　当归　香附　白芍　蕲艾　熟地　麦冬　杜仲　橘红　甘草　青蒿

主治　月经不调、痛经。

香附旋覆花汤（《温病条辨》）

香附　旋覆花　苏子霜　茯苓　陈皮　半夏　薏
苡仁

主治　伏暑湿温胁痛，咳或不咳，无寒潮热，或
寒热如疟者。

香参丸（《沈氏尊生书》）

木香　苦参　甘草

主治　湿热泻痢。

香砂六君子丸（《张氏医通》）

人参　白术　茯苓　炙甘草　法半夏　陈皮　木
香　砂仁　生姜　大枣

主治　中虚气滞，痰湿内阻。症见胸中满闷，食
难运化，呕恶，腹痛，肠鸣，泄泻等。

香砂六君子汤（《景岳全书》）

人参　白术　茯苓　甘草　砂仁　藿香　半夏
陈皮　生姜

主治　气虚痰饮，呕恶痞闷，纳减消瘦及脾胃不
和所变生诸症。

香砂枳术丸（《摄生秘剖》）

木香　砂仁　枳实　白术

主治　脾虚食少或有宿食不消，胸脘痞闷等。

香桂散（《张氏医通》）

麝香　肉桂

主治　胎死腹中或胞衣不下。

香橘散（《张氏医通》）

小茴香　橘核　山楂肉

主治　睾丸偏坠胀痛。

香薷散（《和剂局方》）

香薷　白扁豆　厚朴

主治　暑月乘凉饮冷，外感于寒、内伤于湿所致恶寒发热，头重头痛，无汗，胸闷，或四肢倦怠，腹痛吐泻，舌苔白腻等。亦治夏伤暑湿，脾胃失和之吐泻。

骨碎补散（《太平圣惠方》）

骨碎补　自然铜　龟甲　没药　核桃仁

主治　金疮伤筋断骨，痛不可忍。

复元活血汤（《医学发明》）

大黄　桃仁　红花　当归　炮山甲　柴胡　栝楼根　甘草

主治　跌打损伤，瘀血留于胁下，痛不可忍者。

复方土茯苓汤（《中医临床经验资料汇编》）

土茯苓　金银花　白鲜皮　甘草　威灵仙

主治　梅毒或因梅毒服汞剂而致肢体拘挛者。

保和丸（《丹溪心法》）

莱菔子　山楂　神曲　陈皮　半夏　茯苓　连翘

主治　食积停滞，症见胸脘痞满、腹胀时痛、嗳腐吞酸、厌食恶心或大便泄泻。

保阴煎（《景岳全书》）

生地黄　熟地黄　芍药　山药　续断　黄芩　黄柏　甘草

主治　带浊遗淋，色赤带血，脉滑多热，便血不止，及血崩血淋，或经期太早，凡一切阴虚内热动血证及血热胎动不安。

禹功散（《儒门事亲》）

黑牵牛　茴香　木香　生姜汁

主治　停饮肿满。

追风散（《秘传大麻风方》）

蕲蛇　大黄　蝉蜕　皂角刺等

主治　麻风病。

追虫丸（《证治准绳》）

槟榔　雷丸　南木香　苦楝根　皂荚　黑丑

茵陈

主治　驱杀绦虫、蛔虫、钩虫等。

胜金丸（《和剂局方》）

常山　槟榔　白酒

主治　寒热往来之疟疾。

胜金散（《普济方》）

王不留行　酸浆　五灵脂　刘寄奴　白蒺藜　茺

蔚子

主治　妇人难产，胎死腹中。

独活汤（《活幼新书》）

独活　当归　白术　牛膝

主治　风寒湿痹，肢节疼痛。

独活细辛汤（《症因脉治》）

独活　细心　川芎　秦艽　生地　羌活　防风

甘草

主治　少阴头痛。

独活酒（《备急千金要方》）

独活　附子　乌头　防风

主治　行痹。

独活寄生汤（《备急千金要方》）

独活　桑寄生　干地黄　杜仲　牛膝　细辛　秦

艽　茯苓　肉桂　防风　川芎　人参　甘草　当归

芍药

主治 痹证日久，肝肾两亏，气血不足。症见腰膝冷痛，肢屈伸不利，酸软气弱，或麻木不仁，畏寒喜温等。

将军散（《本草汇言》）

丹皮 大黄 贝母 白芷 甘草 当归

主治 火毒炽盛，疮疡肿毒。

养心汤（《证治准绳》）

柏子仁 酸枣仁 五味子 茯苓 人参 黄芪 茯神 半夏曲 当归 川芎 远志 辣桂 甘草

主治 心虚血少，惊惕不宁。

养真丹（《御院药方》）

蛤蚧 益智仁 巴戟天 补骨脂 晚蚕蛾 没药 丁香 青盐 穿山甲 茴香 白术 乳香 青皮 沉香 香附子 姜黄 山药 木香 甘草 川楝子 牛膝 肉苁蓉 檀香 苍术 砂仁

主治 肾虚阳痿。

养脏汤（《和剂局方》）

人参 白术 肉桂 白芍药 木香 诃子 当归 肉豆蔻 炙甘草 罂粟壳

主治 泻痢日久，脾胃虚寒，滑脱不禁，甚至脱肛。

姜黄汤（《伤科方书》）

姜黄 当归 川芎 苏木 乳香

主治 跌打损伤。

姜黄散（《圣济总录》）

姜黄 当归 乌药 木香

主治 血瘀气滞之心腹痛。

姜黄散（《圣济总录》）

姜黄　当归　川芎　红花

主治　气滞血瘀之痛经、经闭、产后腹痛。

姜黄散（《百一选方》）

姜黄　白芷　细辛

主治　牙龈肿痛。

送胞汤（《傅青主女科》）

益母草　当归　川芎　乳香　没药　荆芥穗　麝香

主治　产后恶露不尽，瘀滞腹痛或难产。

前列腺汤（《北京市中草药制剂选遍》）

王不留行　赤芍　红花　败酱草　丹参　泽兰叶　桃仁

主治　慢性前列腺炎。

前胡散（《证治准绳》）

前胡　桑白皮　贝母　杏仁　麦门冬　炙甘草　生姜

主治　咳嗽涕唾稠黏，心胸不利，时有烦热。

首乌延寿丹（《世补斋医书》）

何首乌　女贞子　旱莲草　豨莶草　菟丝子　杜仲　牛膝　桑叶　金银花　生地黄　桑椹　金樱子　黑芝麻

主治　阴虚血虚，腰膝酸软，眩晕目暗，耳鸣，失眠，须发早白。

活络丹（《和剂局方》）

制川乌　制草乌　制南星　地龙　乳香　没药

主治　中风手足不仁，日久不愈，或风寒湿邪留滞经络，筋脉挛痛，肢体屈伸不利，或疼痛游走不定等。

活络效灵丹（《医学衷中参西录》）

丹参　乳香　没药　当归

主治　气血凝滞所致的心腹疼痛，腿臂疼痛，及风湿痹痛，跌打瘀肿，癥瘕积聚及疮疡初起等。

济川煎（《景岳全书》）

当归　牛膝　肉苁蓉　泽泻　升麻　枳壳

主治　肾虚气弱，大便不通，小便清长，腰酸背冷。

济生肾气丸（《济生方》）

炮附子　茯苓　泽泻　山茱萸　炒山药　车前子　牡丹皮　官桂　川牛膝　熟地黄

主治　肾虚腰重，脚肿，小便不利。

举元煎（《景岳全书》）

人参　黄芪　白术　升麻　炙甘草

主治　气虚下陷，血崩血脱，亡阳垂危等证。

宣郁通经汤（《傅青主女科》）

白芍　黄芩　柴胡　当归　牡丹皮　黑山栀　白芥子　香附　川郁金　生甘草

主治　肝郁有热，经前腹痛。

宣毒发表汤（《痘疹仁端录》）

荆芥　防风　升麻　葛根　甘草　木通　竹叶　枳壳　桔梗　前胡　连翘　薄荷　牛蒡子

主治　疏风解表、透疹解表。用于麻疹初起，欲出不出者。

宣痹汤（《温病条辨》）

防己　薏苡仁　滑石　杏仁　连翘　山栀子　半夏　晚蚕沙　赤小豆皮

主治　湿热痹证，症见寒战热炽，骨节烦疼，面目萎黄，小便短赤等。

穿山甲散（《妇科大全》）

穿山甲　鳖甲　赤芍　大黄　干漆　桂心　川芎　红花　当归

主治　经闭腹痛。

冠心苏合香丸（《中国药典》2000 年版）

苏合香　冰片　乳香　檀香　青木香

主治　理气宽胸，散瘀化浊，通窍止痛，用于冠心病心绞痛。

祛烦养胃汤（《医醇賸义》）

鲜石斛　南沙参　麦冬　山药　玉竹　熟石膏　天花粉　茯苓　陈皮　半夏　甘蔗

主治　胃阴不足，津亏口渴。

神术散（《和剂局方》）

苍术　白芷　川芎　藁本　细辛　羌活　甘草

主治　四时瘟疫，发热憎寒，头痛项强，身体疼痛。

神仙飞步丹（《袖珍方》）

苍术　草乌　川芎　白芷

主治　风湿痹痛及瘫痪。

神应丸（《证治准绳》）

威灵仙　桂心　当归

主治　风湿或跌打损伤，腰痛如折，牵引背膂，俯仰艰难。

神应散（《御院药方》）

玄明粉　炉甘石

主治　目赤暴肿。

神效瓜蒌散（《寿世保元》）

瓜蒌　当归　甘草　乳香　没药

主治　乳痈，痈疽瘰疬等。

神效方（《太平圣惠方》）

骨碎补　补骨脂　牛膝

主治　肾虚腰痛脚弱。

神效方（《普济方》）

小蓟　乳香　没药

主治　清热解毒，散瘀消肿。

神效托里散（《外科精要》）

忍冬藤叶　黄芪　当归　甘草

主治　痈疽发背，肠痈乳痈，无名肿毒，焮毒肿痛，憎寒发热。

神消散（《证治准绳》）

木贼　蝉蜕　谷精草　黄芩　蛇蜕　炙甘草苍术

主治　风热目赤翳障。

神捷散（《圣济总录》）

轻粉　吴茱萸　硫黄　赤小豆　白蒺藜　白芜荑

主治　疥疮。

神犀丹（《温热经纬》）

犀角　石菖蒲　黄芩　生地黄　金银花　连翘板蓝根　淡豆豉　玄参　天花粉　紫草

主治　温热、暑疫等邪入营血、热毒深重、耗液伤阴之证。

除风湿羌活汤（《内外伤辨惑论》）

羌活　防风　升麻　柴胡　藁本　苍术

主治　一身尽痛，或头重如蒙，甚而昏瞀，或霍乱，或皮肤熏黄，似疸非疸。

绛矾丸（《医方考》）

绛矾　红枣　苍术　厚朴　陈皮　甘草

主治　中满腹胀、黄肿。

十　画

泰山磐石散（《景岳全书》）

人参　黄芪　当归　续断　黄芩　白术　川芎
白芍　熟地黄　砂仁　炙甘草　糯米

主治　妇人气血两虚，胎动不安。

秦皮汤（《外台秘要方》）

秦皮　栀子　淡竹叶

主治　肝经郁火所致之目赤肿痛、目生翳膜。

秦皮汤（《眼科龙木论》）

秦艽　防风等

主治　肝经风热，目赤生翳。

秦艽天麻汤（《医学心悟》）

秦艽　天麻　羌活　陈皮　当归　川芎　桑枝
甘草　生姜

主治　风湿痹痛，关节屈伸不利。

秦艽升麻汤（《卫生宝鉴》）

升麻　干葛　甘草　芍药　人参　秦艽　白芷
防风　桂枝

主治　中风口眼㖞斜、语言不利而恶风寒者。

秦艽散（《小儿药证直诀》）

秦艽　薄荷　甘草

主治　小儿疳积发热。

秦艽鳖甲散（《卫生宝鉴》）

秦艽　青蒿　鳖甲　知母　地骨皮　柴胡　当归

乌梅

主治　骨蒸壮热，肌肉消瘦，唇红颊赤，气粗，四肢困倦，夜有盗汗。

珠黄散（《上海市药品标准》）

珍珠　西黄

主治　咽喉肿痛、腐烂，牙疳，口疳，口舌破碎。

蚕矢汤（《霍乱论》）

蚕沙　薏苡仁　黄连　吴茱萸　黄芩　大豆黄卷　木瓜　制半夏　通草　焦山栀

主治　湿热内蕴，霍乱吐泻。症见腹痛转筋，口渴烦躁等。

都气丸（《医宗己任编》）

熟地黄　山茱萸　山药　泽泻　牡丹皮　白茯苓　五味子

主治　肾阴虚而喘，面赤呃逆者。

莪术丸（《证治准绳》）

莪术　青皮　槟榔

主治　食积腹痛。

莪术散（《寿世保元》）

莪术　三棱　当归　香附

主治　经闭腹痛，腹中有块。

真人养脏汤（《和剂局方》）

党参　白术　肉豆蔻　肉桂　诃子　罂粟壳　木香　当归　白芍　甘草

主治　久泻久痢，脾胃俱虚，肠失固摄之证。

真武汤（《伤寒论》）

附子　白术　茯苓　生姜　芍药

主治　脾肾阳虚，水气内停。症见小便不利，肢体沉重疼痛，恶寒腹痛，下痢，或肢体浮肿，以及大汗伤阳，寒水内动所致的心悸头眩，身体振振动摇。

真珠丸（《太平圣惠方》）

珍珠　朱砂　麝香　伏龙肝

主治　小儿惊痫，惊惕不安，抽搐。

真珠散（《证治准绳》）

珍珠　菊花　石决明　青葙子等

主治　肝经风热，目赤肿痛，眼生翳膜。

桂附八味丸（《医方集解》）

肉桂　附子　熟地黄　山茱萸　山药　茯苓　泽泻　牡丹皮

主治　肾阳不足，腰膝酸软，少腹拘急，水肿，小便不利；或阳痿，尿频遗尿；或肾不纳气，喘急欲脱；亦治消渴、脚气。

桂枝加厚朴附子汤（《伤寒论》）

桂枝　生姜　芍药　炙甘草　厚朴　大枣

主治　太阳病下之后，表未解而微喘者。

桂枝加桂汤（《伤寒论》）

桂枝（重用）　芍药　生姜　炙甘草　大枣

主治　阴寒内盛，引动下焦冲气，上凌心胸所致奔豚者。

桂枝甘草龙骨牡蛎汤（《伤寒论》）

桂枝　甘草　龙骨　牡蛎

主治　心神不安，惊悸怔忡，失眠多梦。

桂枝汤（《伤寒论》）

桂枝　白芍　炙甘草　生姜　大枣

主治　外感风寒表虚证。症见发热头痛，汗出恶风，或鼻鸣干呕，舌苔薄白，脉浮缓。

桂枝附子汤（《金匮要略》）

桂枝　附子　生姜　甘草　大枣

主治　风湿相搏，身体痛烦，不能自转侧。

桂枝茯苓丸（《金匮要略》）

桂枝　茯苓　桃仁　丹皮　芍药

主治　妇人小腹有癥块及血瘀闭经，痛经。

桂枳散（《本事方》）

桂枝　枳实

主治　寒凝气滞，胸胁疼痛。

桔梗白散（《金匮要略》）

桔梗　巴豆　贝母

主治　肺痈，咳而胸满，时出浊唾腥臭，久久吐脓如米粥。亦治寒实结胸无热证者。

桔梗汤（《金匮要略》）

桔梗　甘草

主治　肺痈，时吐浊唾腥臭，久久吐脓如米粥。亦治咽喉肿痛，咳嗽有痰等。

桃红四物汤（《医宗金鉴》）

桃仁　红花　熟地黄　当归　川芎　白芍

主治　瘀血阻滞引起的月经不调及癥瘕，亦治损伤瘀痛等症。

桃花汤（《伤寒论》）

赤石脂　干姜　粳米

主治　少阴病，下痢，便脓血。

桃花散（《全国中药成药处方集》）

陈石灰　生大黄

主治　心肺火盛，体表出血势急。

桃花散 （《全国中药成药处方集》）

煅石膏　东丹　轻粉　冰片

主治　痈疽疮疡溃烂，脓水淋漓，久不收口者。

核桃承气汤 （《伤寒论》）

桃仁　大黄　桂枝　芒硝　炙甘草

主治　太阳病不解，热结膀胱，少腹胀满，大便黑，小便利，烦渴，其人发狂，至夜发热。又主体内瘀血较重而需破血下瘀者。

夏枯草汤 （《外科正宗》）

夏枯草　当归　白术　茯苓　桔梗　陈皮　生地黄　柴胡　甘草　贝母　香附　白芍　白芷　红花

主治　瘰疬马刀，不问已溃未溃或已溃日久成漏，形体消瘦，饮食不甘，寒热如疟，渐成痨瘵。

夏枯草散 （《张氏医通》）

夏枯草　香附　炙甘草

主治　肝热气滞，目珠痛，至夜疼剧。

夏枯草膏 （《医宗金鉴》）

夏枯草　当归　白芍　黑参　乌药　僵蚕　昆布　桔梗　陈皮　浙贝母　川芎　甘草　香附　红花

主治　瘿瘤。

补骨脂丸 （《魏氏家藏方》）

破故纸　茴香

主治　肾气虚冷，小便无度。

柴胡清肝汤 （《证治准绳》）

银柴胡　栀子　连翘　黄芩　人参　川芎　桔梗　甘草　冰片　薄荷

主治　小儿疳疾，烦渴躁急。

柴胡散 （《本事方》）

柴胡　炙甘草

主治　伤寒时疾，中喝伏暑，邪入经络，体瘦肌热。

柴胡疏肝散（《景岳全书》）

柴胡　芍药　陈皮　香附　川芎　枳壳　炙甘草

主治　肝气郁结，胁肋疼痛，寒热往来。

柴葛解肌汤（《伤寒六书》）

柴胡　葛根　黄芩　石膏　芍药　甘草　羌活　白芷　桔梗　生姜　大枣

主治　感冒风寒，寒郁化热。症见恶寒渐轻，而身热增盛，头痛肢楚，目痛鼻干，心烦不眠，眼眶痛等。

逍遥散（《和剂局方》）

柴胡　芍药　当归　白术　茯苓　生姜　炙甘草　薄荷

主治　肝郁血虚所致的两胁作痛，头痛目眩，口燥咽干，神疲食少，或见往来寒热，或月经不调，乳房作胀等。

鸭掌散（《摄生方》）

银杏　麻黄　炙甘草

主治　哮喘痰嗽。

秘元煎（《景岳全书》）

金樱子　五味子　炒枣仁　芡实　炒山药　远志　炒白术　茯苓　人参　炙甘草

主治　涩肠止泻，益肾健脾。

透疹汤（雷载权编《中药学》）

牛蒡子　薄荷　荆芥　蝉蜕　紫草

主治　麻疹不透。

透脓散（《外科正宗》）

生黄芪　当归　川芎　穿山甲　皂角刺

主治　痈疽诸毒，内脓已成，不溃者。

健脾丸（《证治准绳》）

白术　木香　黄连　甘草　白茯苓　人参　神曲　陈皮　砂仁　麦芽　山楂　山药　肉豆蔻

主治　脾虚食积之食少难消，脘腹痞闷，大便溏薄，倦怠乏力。

臭灵丹（《医宗金鉴》）

硫磺　轻粉　斑蝥　冰片　香油　面粉

主治　顽癣瘙痒。

射干汤（《幼幼新书》）

射干　升麻　马勃

主治　咽喉肿痛，难下饮食，兼有热痰壅盛者。

射干兜铃汤（《痧胀玉衡》）

射干　桑白皮　马兜铃　桔梗　贝母　玄参　天花粉　金银花　菊花　甘草　薄荷

主治　肺热咳嗽，痰黄稠者。

射干麻黄汤（《金匮要略》）

射干　麻黄　生姜　细辛　紫菀　款冬花　五味子　大枣　半夏

主治　痰饮，咳而上气，喉中有水鸣声音。

胶艾汤（《金匮要略》）

干地黄　当归　芍药　甘草　阿胶　艾叶　川芎

主治　妇女冲任虚损所致的崩漏下血，月经过多，产后或小产损伤冲任，下血不止，或妊娠下血，浮肿疼痛者。

凌霄花散（《证治准绳》）

凌霄花　黄连　白矾　雄黄　羊蹄根　天南星

主治　风湿热，诸癣久不愈。

高良姜汤（《备急千金要方》）

高良姜　厚朴　当归　桂心

主治　卒心腹绞痛如刺，两胁支满，烦闷不可忍。

凉惊丸（《小儿药证直诀》）

芒硝　龙胆草　青黛　龙脑　麝香　钩藤　黄连
牛黄　防风

主治　小儿惊风，发热痉挛等症。

凉膈散（《和剂局方》）

大黄　朴硝　甘草　栀子　薄荷　黄芩　连翘
竹叶　蜂蜜

主治　脏腑积热，咽燥口渴，谵语狂妄，二便
秘结。

拳参汤（《证治准绳》）

拳参　蜜百合　沙参　炙甘草

主治　阴虚久咳，肺痨，喘嗽。

益气聪明汤（《证治准绳》）

黄芪　人参　升麻　葛根　蔓荆子　白芍药　黄
柏　炙甘草

主治　中气不足，清阳不升，风热上扰，头晕目
眩，耳鸣耳聋。

益母丸（《集验良方》）

益母草　川芎　赤芍药　当归　木香

主治　调经活血，妇人胎前产后诸疾。

益母胜金丹（《医学心悟》）

熟地黄　当归　白芍　川芎　牛膝　白术　香附
丹参　茺蔚子　益母草

主治　月经不调，先后期不定。

益血润肠丸（《类证活人书》）

火麻仁　当归　熟地黄　杏仁　荆芥　枳壳　肉苁蓉　苏子　蜂蜜　杏仁　橘红　阿胶珠

主治　老人、产妇及体弱者，因津枯血少所致的肠燥便秘。

益胃汤（《温病条辨》）

麦冬　生地黄　玉竹　冰糖　沙参

主治　热病伤津或病退胃阴未复，舌干口渴，食欲不振。亦可用于消渴证。

益智散（《和剂局方》）

益智仁　干姜　青皮　川乌

主治　伤寒阴盛，心腹痞满，呕吐泄痢，手足厥冷；及一切冷气奔冲，心胁脐腹胀满绞痛。

消风散（《外科正宗》）

当归　生地黄　防风　蝉蜕　知母　苦参　胡麻仁　荆芥　苍术　牛蒡子　石膏　甘草　木通

主治　风湿浸淫，疮疥瘙痒。

消乳汤（《医学衷中参西录》）

知母　穿山甲　瓜蒌　丹参　乳香　金银花　连翘　没药

主治　乳痈肿痛。

消凉散（《万病回春》）

山豆根　连翘　桔梗　牛蒡子　黄芩　黄连　栀子　薄荷　防风　贝母　甘草

主治　热毒壅结，咽喉肿痛。

消痔灵注射液（《中国药典》）

明矾　五倍子　鞣酸　三氯叔丁醇　低分子右旋

糖酐注射液 枸橼酸钠 甘油 亚硫酸氢钠

主治 收敛、止血，用于各期内痔、静脉曲张性混合痔。

消渴丸（《普济方》）

麦门冬 黄连

主治 胃火炽盛之消渴证。

消瘰丸（《医学心悟》）

玄参 贝母 牡蛎

主治 瘰疬痰核。

消瘿汤（《中药临床手册》）

海藻 牡蛎 黄药子 昆布 土贝母

主治 甲状腺功能亢进，甲状腺肿。

海马汤（《中药临床应用》）

海马 枸杞子 鱼鳔胶 红枣

主治 肾阳虚弱，夜尿频繁，或妇女因体虚而白带多者。

海马拔毒散（《急救仙方》）

海马 穿山甲 水银 朱砂 雄黄 轻粉 冰片 麝香

主治 发背诸恶疮，兼治疗疮。

海马保肾丸（《北京市中药成方选集》）

海马 砂仁 远志 枸杞子 鹿茸 黄芪 山药 白术 肉苁蓉 肉桂 锁阳 茯苓 蛤蚧 人参 熟地黄 杜仲炭 狗脊 龟板 钟乳石 阳起石 巨胜子 黄精 淫羊藿

主治 肾气虚寒，精神衰弱，脑亏健忘，四肢无力。

海金沙散（《医学发明》）

海金沙　牵牛子　甘遂

主治　脾湿太过，通身肿满，喘不得卧，腹胀如鼓。

海桐皮酒 (《杂病源流犀浊》)

海桐皮　薏苡仁　生地黄　牛膝　川芎　羌活　地骨皮　五加皮　甘草

主治　腰膝痛不可忍。

海浮散 (《外科摘录》)

乳香　没药

主治　痈疽肿毒溃后，腐肉已化，新肉渐生，或溃久不敛，气血凝滞者。

海蝉散 (《慎德堂方》)

蝉蜕　胖大海

主治　风热上攻，咽痛音哑。

海藻玉壳汤 (《外科正宗》)

海藻　陈皮　连翘　川芎　当归　甘草　昆布　贝母　青皮　半夏　独活　海带

主治　瘿瘤。

涤痰汤 (《济生方》)

半夏　胆南星　橘红　枳实　茯苓　人参　石菖蒲　竹茹　甘草　生姜　大枣

主治　中风，痰迷心窍，症见舌强不能言、口眼歪斜、半身不遂、脉弦滑。

流伤饮 (《伤科秘方》)

刘寄奴　补骨脂　延胡索　童便

主治　跌仆损伤，筋骨碎断，内有瘀血者。

润肠丸 (《世医得效》)

肉苁蓉　沉香　麻子仁汁

主治　津液亏少，大便秘结。

涌泉散（《卫生宝鉴》）

瞿麦穗　麦门冬　王不留行　龙骨　穿山甲

主治　行血脉，通乳汁。

宽胸丸（《中药临床运用》）

檀香　荜茇　延胡索　细辛　高良姜　冰片

主治　冠心病心绞痛。

调胃承气汤（《伤寒论》）

大黄　芒硝　甘草

主治　阳明燥热内结，症见恶寒，口渴便秘，腹痛拒按及治肠胃积热引起的发斑，口齿喉痛及疮疡等。

通关散（《丹溪心法附余》）

细辛　猪牙皂

主治　中恶客忤或痰厥所致猝然口噤气塞，人事不省，牙关紧闭，痰涎壅盛属闭证、实证者。

通乳汤（《杂病源流犀浊》）

猪蹄　通草　川芎　穿山甲　甘草

主治　产后气血虚弱，乳汁不行。

通经丸（《类证治裁》）

苏木　川芎　当归　红花

主治　祛瘀通经，主妇人瘀滞经产诸症。

通草散（《小儿卫生总微论》）

通草　猪苓　地龙　麝香

主治　水湿停蓄之水肿证。

通窍活血汤（《医林改错》）

赤芍药　川芎　桃仁　红花　生姜　麝香　老葱　大枣　黄酒

主治　上部血瘀，耳聋，目赤肿痛，头发脱落，酒糟鼻，牙疳，紫癜。

通瘀煎（《景岳全书》）

当归尾　山楂　香附　红花　乌药　青皮　木香
泽泻

主治　妇人血滞血积，经脉不利，痛极拒按，及
产后瘀血实痛，并男妇血逆、血厥等证。

桑杏汤（《温病条辨》）

桑叶　杏仁　象贝　沙参　香豉　栀皮　梨皮

主治　外感温燥，症见头痛身热、口渴、干咳无
痰，或痰少而黏、舌红、苔薄白而燥、脉浮数等。

桑枝汤（《太平圣惠方》）

桑枝　柳枝　杉枝　槐枝等

主治　风毒攻袭之手足疼痛、皮肤不仁。

桑菊饮（《温病条辨》）

桑叶　菊花　杏仁　桔梗　连翘　薄荷　芦根
甘草

主治　外感风热及温病初起。症见发热头昏头痛、
咳嗽及咽喉肿痛等。

桑麻丸（《医级》）

嫩桑叶　黑胡麻子　白蜜

主治　肝阴不足，眼目昏花，咳久不愈，肌肤甲
错，麻痹不仁。

桑寄生散（《证治准绳》）

桑寄生　当归　川芎　川续断　香附子　人参
茯神　白术　甘草

主治　补肾、养血、安胎。

桑螵蛸丸（《世医得效方》）

桑螵蛸　五味子　附子　龙骨

主治 肾虚精关不固之遗精、滑精者。

桑螵蛸散（《本草衍义》）

桑螵蛸 远志 菖蒲 龙骨 茯神 人参 龟甲 当归

主治 心神恍惚，健忘，小便频数。

十一画

理中丸（《伤寒论》）

人参 干姜 白术 炙甘草

主治 脾胃虚寒，症见脘腹冷痛、泄泻、呕吐、腹满不食；或阳虚失血，及小儿慢惊，病后喜唾涎沫，以及胸痹等症由中焦虚寒而致者。

黄土汤（《金匮要略》）

灶心土 干地黄 附子 阿胶 白术 黄芩 甘草

主治 脾阳不足所致的大便下血，以及吐血、衄血、妇人血崩，血色暗淡，四肢不温等。

黄龙汤（《伤寒六节》）

人参 当归 大黄 芒硝 厚朴 枳实 甘草

主治 里实热结而气血虚者。

黄芩滑石汤（《温病条辨》）

黄芩 滑石 通草 白蔻仁 茯苓皮 猪苓 大腹皮

主治 湿温邪在中焦，湿热并重。症见发热身痛，汗出热解，继而复热，渴不多饮，或竟不渴者。

黄芪汤（《医部全录》）

黄芪 生地黄 麦冬 栝楼根 茯苓 五味子 炙甘草

主治 诸渴疾。

黄芪建中汤 (《金匮要略》)

桂枝 炙甘草 生姜 芍药 大枣 黄芪 饴糖

主治 阴阳气血不足，腹中拘痛，自汗盗汗，身重不仁。

黄芪桂枝五物汤 (《金匮要略》)

黄芪 桂枝 白芍 生姜 大枣

主治 血痹证，症见身体不仁，如风痹状。

黄连丸 (《外台秘要方》)

生地黄 黄连

主治 心胃火盛之消渴。

黄连汤 (《备急千金要方》)

黄连 黄柏 干姜 当归 阿胶 炙甘草 酸石榴皮

主治 赤白痢，久痢不止。

黄连汤 (《普济方》)

干姜 黄连 杏仁

主治 目赤肿痛，暴发赤眼。

黄连羊肝丸 (《全国中药成药处方集》)

黄连 黄柏 龙胆草 草决明 石决明 密蒙花 青皮 柴胡 木贼 胡黄连 黄芩 夜明砂 茺蔚子 鲜羊肝

主治 肝火上炎，目赤肿痛。

黄连阿胶汤 (《伤寒论》)

黄连 黄芩 白芍 阿胶 鸡子黄

主治 阴虚火旺，心中烦热，失眠；或热病后期，余热未清，阴液亏耗，虚烦不得眠；以及心火亢盛，迫血妄行所致的吐血、衄血。

黄连炉甘石散（《证治准绳》）

黄连　冰片　炉甘石

主治　眼眶溃烂，畏光羞明。

黄连解毒汤（《外台秘要方》）

黄连　黄芩　黄柏　栀子

主治　三焦热盛，症见大热烦扰，口燥咽干，错语不眠，或吐衄发斑，以及外科痈疽疔毒等。

黄连解毒汤（《外科正宗》）

黄连　黄芩　黄柏　栀子　连翘　牛蒡子　甘草　灯心草

主治　疔毒攻心，内热口干，烦闷恍惚，脉实者。

黄连橘皮竹茹半夏汤（《温热经纬》）

黄连　橘皮　竹茹　半夏

主治　胃热呕哕。

黄柏丸（《圣济总录》）

黄柏　黄连　熟艾　黄芩

主治　痢下黄赤水或黄赤脓，四肢烦，皮肤冷。

菖蒲郁金汤（《温病全书》）

鲜石菖蒲　竹沥　炒山栀　竹叶　丹皮　连翘　郁金　菊花　滑石　牛蒡子　姜汁　玉枢丹末

主治　湿温病，湿热酿痰，蒙蔽心包。症见身热不甚，胸脘痞闷，时或神昏谵语等。

萆薢丸（《太平圣惠方》）

萆薢　杜仲　牛膝　五加皮　槟榔　当归　独活　附子　防风　酸枣仁　肉桂　木香　枳壳　海桐皮　山羊角

主治　风湿痹痛，筋脉拘急。

萆薢分清饮（《丹溪心法》）

川萆薢　益智仁　石菖蒲　乌药

主治　小便频数，混浊不清，白如米泔，积如膏糊。

菟丝子丸（《世医得效方》）

菟丝子　鹿茸　附子　肉苁蓉　桑螵蛸　五味子　牡蛎　鸡内金

主治　肾虚小便多或小便不禁。

菟丝子丸（《沈氏尊生书》）

菟丝子　山药　莲肉　茯苓　枸杞子

主治　脾肾虚泄泻。

硇砂散（《医宗金鉴》）

硇砂　轻粉　雄黄　冰片

主治　耳痔、耳蕈。

硇砂膏（《证治准绳》）

硇砂　石矿灰　白丁香　黄丹　碱

主治　痈疽肿毒，瘰疬，疣痣。

推气散（《丹溪心法》）

姜黄　枳壳　桂心　炙甘草　生姜　大枣

主治　右胁疼痛，胀满不食。

接骨火龙丹（《普济方》）

水蛭　苏木　自然铜

主治　跌打损伤。

接骨紫金丹（《杂病源流犀浊》）

䗪虫　乳香　没药　自然铜　骨碎补　大黄　血竭　硼砂　当归　红花

主治　跌打损伤骨折，瘀血攻心，发热昏晕，不省人事。

控涎丹（《三因方》）

甘遂　大戟　白芥子

主治　痰涎伏在胸膈上下，忽然胸背、颈项、腰胯痛不忍，筋骨牵引钓痛，走易不定，或手足冷痹，或令头痛不可忍，或神志昏倦多睡，或饮食无味，痰唾稠黏，夜间喉中痰鸣，多流涎唾等。

救逆汤（《伤寒论》）

桂枝　炙甘草　生姜　牡蛎　龙骨　大枣　蜀漆

主治　伤寒脉微，医者以火迫劫之，亡阳，惊狂，卧起不安者。

常山饮（《圣济总录》）

常山　厚朴　草豆蔻　肉豆蔻　槟榔　乌梅　炙甘草

主治　疟疾寒热，山岚瘴气。

常山饮（《和剂局方》）

常山　知母　草果　炙甘草　高良姜　乌梅　生姜　大枣

主治　疟疾。

蛇床子散（《金匮要略》）

蛇床子　白粉

主治　妇人阴寒。

银翘败毒散（《医方集解》）

银花　连翘　柴胡　前胡　川芎　枳壳　羌活　独活　茯苓　桔梗　甘草　生姜　薄荷

主治　热毒为患，痈疮红肿疼痛。

银翘散（《温病条辨》）

金银花　连翘　薄荷　桔梗　淡竹叶　生甘草　荆芥穗　淡豆豉　牛蒡子　芦根

主治　外感风热及温病初起，症见头痛、发热、微恶风寒、无汗或有汗不畅、头痛口渴，或兼见咳嗽咽喉肿痛、脉浮数等。

银锁匙（《外科百效全书》）

天花粉　薄荷叶

主治　风热上攻，咽喉肿痛。

敛疮内消方（《普及本事方》）

黄明胶　铅丹

主治　外用，治疗疮疡初起红肿或脓成未溃者。

猪苓丸（《圣济总录》）

猪苓　肉豆蔻　黄柏

主治　肠胃寒湿，濡泻无度，嗜卧不食。

猪苓汤（《伤寒论》）

猪苓　茯苓　泽泻　滑石　阿胶

主治　水热互结，小便不利，发热，口渴欲饮，或见心烦不寐，或兼咳嗽、呕恶；亦治淋疾尿血。

麻子仁丸（《伤寒论》）

麻子仁　大黄　厚朴　枳实　杏仁　芍药

主治　肠胃燥热，大便硬，小便数。

麻黄汤（《伤寒论》）

麻黄　桂枝　杏仁　甘草

主治　外感风寒表实证，症见恶寒发热、头痛身疼、无汗而喘、脉浮紧等。

麻黄杏仁甘草石膏汤（《伤寒论》）

麻黄　杏仁　甘草　石膏

主治　热邪壅肺而致喘咳者。

麻黄杏仁薏苡甘草汤（《金匮要略》）

麻黄　杏仁　薏苡仁　炙甘草

主治　汗出当风或久伤取冷所致的风湿。症见一身尽痛，发热，日晡加剧者。

麻黄细辛附子汤（《伤寒论》）

麻黄　细辛　附子

主治　阳虚外感，恶寒发热，脉反沉者。

麻黄根散（《太平圣惠方》）

麻黄根　当归　黄芪

主治　产后虚汗不止。

麻黄散（《杂病源流犀浊》）

麻黄　蝉蜕　升麻　牛蒡子

主治　疹出不速。

鹿茸续断散（《鸡峰普济方》）

鹿茸　续断　肉苁蓉　菟丝子等

主治　阳痿不举，遗精滑泄，遗尿、尿频。

鹿茸散（《备急千金要方》）

鹿茸　当归　阿胶　蒲黄

主治　冲任虚寒，崩漏不止。

旋覆代赭汤（《伤寒论》）

旋覆花　半夏　生姜　人参　代赭石　甘草
大枣

主治　胃气虚弱，痰浊内阻，胃气上逆而致心下
痞硬，噫气不除，反胃呕吐，吐涎沫等。

旋覆花汤（《圣济总录》）

桔梗　桑白皮　大黄　鳖甲　柴胡　槟榔　旋覆
花　甘草

主治　支饮，胸膈实痞，呼吸短气。

羚羊角汤（《医醇賸义》）

羚羊角　龟板　生地黄　白芍　丹皮　柴胡　薄
荷　菊花　夏枯草　蝉衣　红枣　石决明

主治 肝阳上亢之头目眩晕、烦躁失眠、头痛如劈。

羚羊角散 （《和剂局方》）

羚羊角 黄芩 升麻 炙甘草 车前子 栀子 龙胆草 石决明

主治 肝火上炎之头痛、目赤肿痛、羞明流泪。

羚羊角散 （《济生方》）

羚羊角 独活 酸枣仁 五加皮 薏苡仁 防风 当归 川芎 茯神 杏仁 木香 炙甘草 生姜

主治 妊娠中风，头项强直，筋脉挛急，言语謇涩，痰涎不消，或发搐不省人事。

羚羊钩藤汤 （《通俗伤寒论》）

羚羊角 霜桑叶 川贝 生地黄 钩藤 菊花 茯神 白芍 甘草 淡竹茹 羚羊角

主治 热病邪入厥阴，液劫动风，头目眩晕，耳鸣心悸，手足蠕动，甚则瘛疭，狂乱痉厥。兼治孕妇子痫，产后惊风。

断红汤 （《张氏医通》）

侧柏叶 川续断 鹿茸 阿胶

主治 下焦虚寒，便血不止。

清开灵口服液 （《卫生部药品标准·中药成方制剂》）

珍珠母 栀子 水牛角 板蓝根 黄芩苷 金银花等

主治 清热解毒，镇静安神。用于外感风热时毒，火毒内盛所致高热不退，烦躁不安，咽喉肿痛，舌质红绛、苔黄、脉数者；上呼吸道感染，病毒性感冒，急性化脓性扁桃体炎，急性咽炎，急性气管炎，高热等病症属上述证候者。

清心温胆汤（《杂病源流犀浊》）

陈皮　半夏　茯苓　枳实　黄连　竹茹　白术　菖蒲　香附　当归　白芍　麦冬　川芎　远志　人参　甘草　生姜

主治　心脏虚损，气血不足之癫证；亦治痰热癫痫抽搐。

清气化痰丸（《医方考》）

黄芩　胆南星　枳实　瓜蒌仁　陈皮　杏仁　茯苓　半夏

主治　痰热内结，症见咳嗽痰黄，黏稠难咯，胸膈痞满，甚则气急呕恶等。

清肠饮（《疡医大全》）

金银花　地榆　麦门冬　玄参　薏苡仁　黄芩　当归　生甘草

主治　肠痈。

清肺汤（《增补万病回春》）

黄芩　栀子　枳实　桑白皮　杏仁　陈皮　茯苓　苏子　麦冬　贝母　沉香　朱砂　竹沥

主治　肺热咳嗽。

清肺散（《中藏经》）。

人参　胡颓叶

主治　气虚喘咳。

清骨散（《证治准绳》）

银柴胡　地骨皮　青蒿　胡黄连　知母　秦艽　鳖甲　甘草

主治　虚劳骨蒸或低热日久不退。症见唇红颧赤，形瘦盗汗等。

清音丸（《医学统旨》）

桔梗　诃子　甘草　硼砂　青黛　冰片

主治　咽喉肿痛，咳嗽失音。

清宫汤（《温病条辨》）

玄参心　连心　麦冬　莲子心　竹叶卷心　连翘心　水牛角尖

主治　外感温病，发汗而汗出过多，耗伤心液，以致邪陷心包，出现神昏谵语等。

清络饮（《温病条辨》）

鲜银花　鲜扁豆花　西瓜翠衣　鲜荷叶边　鲜竹叶心　丝瓜皮

主治　暑伤肺经气分之轻证或暑温病经发汗后，余邪未解，症见身热，口渴不甚，但头目不清，昏眩微胀等。

清热地黄丸（《现代中成药手册》）

水牛角　牡丹皮　生地黄　芍药

主治　清热凉血，主治血热妄行之斑疹、吐衄。

清热保津法附方（《时病论》）

鲜石斛　鲜生地　麦冬　天花粉　连翘　参叶

主治　温热有汗，风热化火，热病伤津，温疟舌苔变黑等。

清凉涤暑汤（《时病论》）

滑石　生甘草　青蒿　白扁豆　连翘　白茯苓　通草　西瓜皮

主治　暑热外感，头痛头昏，发热口渴。

清营汤（《温病条辨》）

水牛角　生地黄　玄参　竹叶心　麦冬　丹参　黄连　金银花　连翘

主治 温热病，邪热初入营分，症见身热夜甚，口渴或不渴，时有谵语，心烦不眠；或斑疹隐隐，舌绛而干，脉细数等。

清暑益气汤 (《温热经纬》)

西洋参 石斛 麦冬 黄连 竹叶 荷梗 知母 甘草 粳米 西瓜翠衣

主治 暑热气津两伤，症见身热汗多，口渴心烦，小便短赤，体倦乏力，精神不振，脉虚数者。

清胃散 (《外科正宗》)

黄芩 黄连 生地黄 牡丹皮 升麻 石膏

主治 胃经有热，牙龈作痛，出血不止。

清瘟败毒饮 (《疫疹一得》)

生石膏 小生地 栀子 桔梗 赤芍 鲜竹叶 水牛角 牡丹皮 玄参 知母 黄连 黄芩 连翘 甘草

主治 肺胃热毒壅盛，气血两燔，症见大热烦躁、渴饮干呕、头痛如劈、昏狂谵语；或有吐衄斑疹；或痉厥并见、舌绛唇焦、脉洪数等。

清瘟解毒丸 (《中国药典》2005 版)

大青叶 连翘 玄参 天花粉 桔梗 牛蒡子 羌活 防风 葛根 柴胡 黄芩 白芷 川芎 赤芍 甘草 淡竹叶

主治 风热表征或温病初起之发热头痛、口渴咽痛。

清震汤 (《审视瑶函》)

升麻 赤芍药 甘草 荆芥穗 薄荷 葛根 黄芩 荷叶 苍术

主治 雷头风，兼治发热、恶寒、口渴。

清燥救肺汤 (《医门法律》)

杏仁　麦冬　桑叶　石膏　甘草　人参　胡麻仁　阿胶　枇杷叶

主治　温燥伤肺，症见头痛，身热，干咳无痰，气逆而喘，咽喉干燥，鼻燥，心烦口渴，舌干无苔等。

淡竹叶汤 (《医学心悟》)

淡竹叶　麦门冬　小麦　白茯苓　炙甘草　人参

主治　气阴两虚，心烦喘闷。

深师薤术丸 (《僧深集方》)

香薷　白术

主治　暴水、风水，通身皆肿。

密蒙花散 (《和剂局方》)

密蒙花　菊花　木贼　石决明　蒺藜　羌活

主治　风气攻注，两目昏暗，羞明多泪，隐涩难开，渐生翳膜；及久患偏头疼，牵引两眼，渐觉细小，昏涩隐痛，并暴赤肿痛等。

堕胎丸 (《河北医药集锦》)

麝香　猪牙皂　天花粉　葱汁

主治　难产，死胎，胞衣不下。

续断丸 (《妇人良方》)

川续断　黄芪　熟地黄　当归　乌贼骨　五味子　龙骨　赤石脂　牛角腮　甘草　地榆　艾叶　附子　干姜　川芎

主治　妇人经水不止，口干心烦，四肢羸乏，饮食减少。

续断丸 (《扶寿精方》)

续断　杜仲　牛膝　萆薢　木瓜　补骨脂

主治　腰痛并脚酸腿软。

续断丹（《证治准绳》）

续断 杜仲 牛膝 萆薢等

主治 肝肾不足，腰膝疼痛。

续随子丸（《圣济总录》）

续随子 轻粉 青黛

主治 积聚癥块及涎积等。

续随子丸（《证治准绳》）

续随子 人参 木香 防己 茯苓 槟榔 葶苈
子 海金沙 桑白皮

主治 周身肿满，喘闷不快。

绿风还睛丸（《医宗金鉴》）

密蒙花 菟丝子 山药 肉苁蓉 甘草 白术
人参 茯苓 羌活 防风 羌活 防风 菊花 生地
黄 黄蓍藜 牛膝 木贼 青葙子 川芎

主治 肝虚有热之目暗干涩、视物昏花。

绿豆饮（《证治准绳》）

绿豆 黄连 干葛 甘草。

主治 误服热毒之剂而出现的药物、食物中毒。

绿豆饮（《景岳全书》）

绿豆 食盐

主治 解毒除烦，退热止渴，大利小水。

十二画

琥珀定志丸（《杂病源流犀浊》）

人参 茯苓 茯神 朱砂 菖蒲 天南星 远志
琥珀 人乳

主治 惊战，虚弱气乏。

琥珀抱龙丸（《全国中药成药处方集》济南方）

牛黄　琥珀　雄黄　赤茯苓　胆南星　全蝎　朱砂　麝香　天竺黄　僵蚕

　　主治　内热痰盛，惊风抽搐，咳喘气粗，神昏不醒。

琥珀散（《灵苑方》）

　　琥珀　当归　莪术　乌药

　　主治　妇人心膈迷闷，腹脏撮痛，气急气闷，经水不通。

琼玉膏（《医方集解》）

　　地黄　茯苓　人参　白蜜

　　主治　诸虚百损，虚劳干咳。

斑蝥痛经丸（《济阴纲目》）

　　斑蝥　桃仁　大黄　虻虫　水蛭

　　主治　妇科癥瘕，血瘀经闭。

款冬花汤（《圣济总录》）

　　款冬花　杏仁　贝母　知母　桑白皮　五味子　炙甘草

　　主治　暴发咳嗽。

款冬煎（《备急千金要方》）

　　款冬花　干姜　紫菀　五味子

　　主治　咳嗽偏于寒者。

款花汤（《疮疡经验全书》）

　　款冬花　薏苡仁　桔梗

　　主治　肺痈，咳吐脓痰。

越婢汤（《金匮要略》）

　　麻黄　生姜　石膏　炙甘草　大枣

　　主治　风水证，症见发热或无大热，汗出或无汗，恶风，或渴，一身悉肿，脉浮等。

越鞠丸（《丹溪心法》）

苍术　香附　川芎　神曲　栀子

主治　胸膈痞闷，脘腹胀痛，吞酸呕吐，饮食不消。

趁风膏（《三因极一病症方论》）

穿山甲　川乌　海蛤

主治　中风瘫痪，手足不举。

葛花解醒汤（《脾胃论》）

葛花　人参　白蔻仁　橘皮　青皮　木香　猪苓　白茯苓　神曲　泽泻　干生姜　白术　砂仁

主治　饮酒太过，呕吐痰逆，心神烦乱，胸膈痞塞，手足战摇，饮食减少，小便不利。

葛根汤（《伤寒论》）

葛根　麻黄　桂枝　炙甘草　芍药　生姜　大枣

主治　外感表证，恶寒无汗，项背强痛。

葛根芩连汤（《伤寒论》）

葛根　黄芩　黄连　炙甘草

主治　外感表证未解，热邪入里。症见身热下利，胸脘烦闷，口干作渴等。

葛根解肌汤（《麻科活人全书》）

葛根　前胡　荆芥穗　牛蒡子　连翘　蝉蜕　木通　赤芍　甘草　灯心　桑白皮　贝母

主治　麻疹初起，发热咳嗽，或乍冷乍热，已现麻路者。

葱豉汤（《肘后备急方》）

葱白　淡豆豉

主治　外感风寒轻证。

葱豉桔梗汤（《重订通俗伤寒论》）

鲜葱白　桔梗　薄荷　连翘　焦栀子　豆豉　生甘草　鲜竹叶

　　主治　感冒头痛。

葶苈大枣泻肺汤（《金匮要略》）

　　葶苈子　大枣

　　主治　痰涎壅盛，咳喘胸满。

葵子茯苓散（《金匮要略》）

　　葵子　茯苓

　　主治　妊娠有水气，身重，小便不利，洒淅恶寒，起即头眩。

楮实子丸（《素问病机气宜保命集》）

　　楮实子　白丁香　茯苓

　　主治　水肿胀满，小便不利。

椒茱汤（《医级》）

　　花椒　吴茱萸　蛇床子　藜芦　陈茶　烧盐

　　主治　妇人阴痒不可忍，非以热汤泡洗不能已者。

棕毛散（《普济方》）

　　棕榈炭　蒲黄　白酒

　　主治　赤白带下。

棕艾散（《圣济总录》）

　　棕榈炭　艾叶　熟鸡子　附子

　　主治　便血。

硝石散（《金匮要略》）

　　白矾　硝石

　　主治　女劳疸。

硫黄散（《圣济总录》）

　　硫磺　铅丹　陈石灰　腻粉　猪油

　　主治　疥疮。

雄矾丸 (《医方集解》)

白矾　雄黄　黄蜡

主治　一切痈肿恶疮或毒虫、蛇、犬咬伤。

雄黄丹 (《证治准绳》)

雄黄　巴豆　朱砂　杏仁

主治　喘满咳嗽，心胸烦闷，伤热触毒。

搜风解毒汤 (《本草纲目》)

土茯苓　白鲜皮　金银花　薏苡仁　防风　木通　木瓜　皂角子

主治　杨梅结毒，初起结肿，筋骨疼痛。

紫苏麻仁粥 (《普济本事方》)

紫苏　杏仁　火麻仁　瓜蒌仁　糯米

主治　肠燥便秘。

紫金丹 (《本事方》)

信石　淡豆豉

主治　多年喘急哮嗽，夜不得卧。

紫金皮散 (《证治准绳》)

昆明山海棠　天南星　半夏　川芎

主治　跌打损伤，骨折。

紫金膏 (《证治准绳》)

昆明山海棠　芙蓉叶　生地黄

主治　跌打损伤，骨折。

紫草快斑汤 (《张氏医通》)

紫草　蝉蜕　赤芍　甘草　木通

主治　血热毒盛而致斑疹不畅，色不红活之证。

紫草消毒饮 (《张氏医通》)

紫草　牛蒡子　连翘　山豆根　荆芥　甘草

主治　痘疹并发血热咽痛。

紫草解肌汤（《证治准绳》）

紫草　黄芪　升麻　荆芥等

主治　麻疹气虚，疹出不畅。

紫草膏（《仁斋直指方》）

紫草茸　黄连　黄柏　漏芦　赤小豆　绿豆粉

主治　湿疹。

紫雪丹（《和剂局方》）

水牛角屑　羚羊角屑　石膏　寒水石　磁石　滑石　青木香　沉香　玄参　升麻　甘草　朱砂　丁香　朴硝　硝石　麝香　黄金

主治　温热病，邪热内陷心包而致的高热烦躁，神昏谵语，痉厥，以及小儿热极惊厥等。

紫菀汤（《医方集解》）

紫菀　知母　贝母　阿胶　桔梗　人参　茯苓　五味子　甘草

主治　肺虚劳热久嗽，吐痰咯血。

紫葳散（《沈氏尊生书》）

紫葳　当归　红花　赤芍　延胡索　刘寄奴　肉桂　牡丹皮　白芷

主治　血滞经闭，发热腹胀。

蛤粉散（《外科正宗》）

黄柏　蛤粉　轻粉　煅石膏　麻油

主治　外涂，治黄水疮痒痛。

蛤蚧丸（《太平圣惠方》）

蛤蚧　贝母　紫菀　杏仁　鳖甲　皂荚仁　桑根白皮

主治　肺虚咳喘。

黑锡丹（《和剂局方》）

附子　肉桂　黑锡　硫黄　阳起石　补骨脂　胡芦巴　金铃子　木香　肉豆蔻　沉香　小茴香

主治　真元不足，上盛下虚，痰壅气喘，汗出肢厥，脉沉微；或寒疝腹痛，男子阳痿精冷，女子血海虚寒等。

鹅黄散 （《济生方》）

寒水石　黄柏

主治　口疮。

鹅掌风药水 （《中国药物大全》）

土荆皮　蛇床子　大风子仁　百部　防风　当归透骨草　侧柏叶　吴茱萸　花椒　蝉蜕　斑蝥

主治　外用擦涂，治疗体癣、手足癣等。

稀涎散 （《传家秘宝》）

明矾　猪牙　皂荚

主治　风涎潮于上膈，痹气不通。

舒筋汤 （《妇人良方》）

羌活　海桐皮　当归　芍药　姜黄　白术　甘草

主治　风湿所伤，肩臂作痛，经络不利，及腰下作痛。

舒筋活血汤 （《伤科补要》）

羌活　防风　荆芥　独活　当归　续断　青皮牛膝　五加皮　杜仲　红花　枳壳

主治　跌打损伤，腰膝瘀痛。

番木鳖散 （《医方摘要》）

青木香　山豆根　番木鳖

主治　喉痹肿痛。

猬皮丸 （《寿世保元》）

刺猬皮　当归　槐角子　黄连　地骨皮　核桃

乳香　甘草

主治　痔漏。

猬皮散（《杨氏家藏方》）

白刺猬皮　木贼草

主治　肠风下血。

痛泻要方（《景岳全书》）

防风　白术　陈皮　白芍

主治　肝郁脾虚，症见肠鸣腹痛，大便泄泻，泻必腹痛。

痫证镇心丹（《中医内科学讲义》）

犀角　胆南星　茯苓　麦冬　黄连　牛黄　朱砂珍珠　远志　石菖蒲　酸枣仁　甘草

主治　祛痰开窍，清心安神。用于癫痫（羊角风）痰多，心火亢盛，上蒙清窍者。

普济消毒饮（《医方集解》）

黄芩　黄连　陈皮　柴胡　桔梗　板蓝根　连翘牛蒡子　玄参　马勃　薄荷　僵蚕　升麻　甘草

主治　大头瘟，症见恶寒发热，头面红肿焮痛，咽喉不利，舌燥口渴等。

遂心丹（《济生方》）

甘遂　辰砂　猪心

主治　风痰迷心癫痫。

温经汤（《金匮要略》）

当归　川芎　吴茱萸　生姜　芍药　人参　桂枝阿胶　牡丹皮　半夏　麦门冬　甘草

主治　冲任虚寒瘀血阻滞之月经不调，或前或后；或逾期不止；或一月再行，傍晚发热，手心发热，唇口干燥；或小腹冷痛；或久不受孕等。

温胆汤 (《备急千金要方》)

半夏　陈皮　茯苓　枳实　竹茹　生姜　大枣
甘草

主治　痰热上扰，胆胃不和，虚烦不眠，眩晕心
悸，痰多呕吐等。

温脾汤 (《备急千金要方》)

人参　附子　干姜　大黄　甘草

主治　冷积便秘，或久痢赤白，腹痛，手足不温，
脉沉弦。

滑石白鱼散 (《金匮要略》)

滑石　乱发　白鱼

主治　小便不利，小腹胀痛，或有血尿者。

滑石散 (《圣济总录》)

木通　滑石粉

主治　热淋，小便赤涩热痛。

滋水清肝饮 (《医宗己任编》)

熟地黄　当归　白芍　枣仁　山萸肉　茯苓　山
药　柴胡　山栀　牡丹皮　泽泻

主治　阴虚肝郁，胁肋胀痛，胃脘疼痛，咽干口
燥，舌红少苔，脉虚弦或细软。

滋血汤 (《和剂局方》)

当归　牡丹皮　川芎　马鞭草　荆芥穗　赤芍药
枳壳　肉桂

主治　妇人血热气虚，经候涩滞不通，致使血聚，
肢体麻木，肌热生疮，浑身痛倦，将成劳瘵等。

滋脺饮 (《医学衷中参西录》)

黄芪　山茱萸　生地黄　山药　猪胰子

主治　津伤口渴，内热消渴。

滋燥饮（《杂病源流犀浊》）

天冬　麦冬　生地黄　天花粉　白芍药　秦艽

主治　肺热燥咳。

寒降汤（《医学衷中参西录》）

生赭石　生杭芍　竹茹　牛蒡子　清半夏　瓜蒌

仁　甘草　腹皮　生姜皮　椒目　木通

主治　遍身水肿，喘息口渴，二便不利者。

犀角大青汤（《医学心悟》）

犀角屑　大青叶　玄参　甘草　升麻　黄连　黄

芩　黄柏　黑山栀

主治　伤寒，斑出已盛，心烦大热，错语呻吟不

得眠或咽痛不利。

犀黄丸（《外科证治全生集》）

犀黄　麝香　乳香　没药

主治　痰核、瘰疬、流注、恶疮。

疏凿饮子（《济生方》）

泽泻　赤小豆　茯苓皮　槟榔　羌活　秦艽　商

陆　大腹皮　生姜皮　椒目　木通

主治　遍身水肿，喘息口渴，二便不利者。

十三画

摄风散（《仁斋直指方》）

僵蚕　全蝎　蜈蚣　钩藤　朱砂　麝香　竹沥

主治　破伤风，痉挛抽搐、角弓反张。

填精补髓丹（《丹溪心法》）

赤石脂　茯苓　山药　肉苁蓉　巴戟天　杜仲

牛膝　五味子　菟丝子　熟地黄　山茱萸　晚蚕蛾

穿山甲　地龙　柏子仁　厚朴　枸杞子　补骨脂　川

椒　人参　白术　仙灵脾

主治　肾虚阳痿、遗精。

塌痒汤（《外科正宗》）

苦参　威灵仙　蛇床子　当归　狼毒　鹤虱

主治　湿热带下，阴肿阴痒。

鹊石散（《本事方》）

寒水石　黄连

主治　伤寒发狂或弃衣奔走、逾墙上屋。

蒿芩清胆汤（《重订通俗伤寒论》）

青蒿脑　淡竹茹　鲜半夏　赤茯苓　青子芩　生枳壳　陈广皮　碧玉散

主治　寒热如疟，寒轻热重，口苦膈闷，吐酸苦水，或呕吐黄涎而黏，甚则干呕呃逆，胸胁胀痛等。

蒲黄丸（《圣济总录》）

蒲黄　龙骨　艾叶

主治　月经过多，漏下不止。

蒲黄散（《证治准绳》）

蒲黄　冬葵子　生地黄

主治　膀胱热甚，血淋涩痛。

椿皮丸（《丹溪心法》）

龟板　升麻　香附　芍药　侧柏叶　椿根白皮

主治　肠风便血，日久血虚。并治麻风、癣疮见于面部。

椿根散（《鲁府禁方》）

椿根白皮　松花面　地榆　荷叶蒂

主治　湿热泻痢。

槐花散（《经验良方》）

槐花　山栀子

主治 血热便血。

槐角丸 (《和剂局方》)

防风 槐角 地榆 枳壳 当归 黄芩

主治 痔疮出血,血色鲜红者。

榆槐脏连丸 (《成方便读》)

川连 槐米 地榆炭 荆芥 侧柏叶 猪大肠

主治 肠风下血。

雷丸散 (《杨氏家藏方》)

雷丸 使君子 鹤虱 榧子 槟榔

主治 小儿疳积。

暖肝煎 (《景岳全书》)

肉桂 沉香 乌药 当归 枸杞子 小茴香 茯苓 生姜

主治 肝肾阴寒,小腹疼痛,疝气等。

蜈蚣星风散 (《医宗金鉴》)

蜈蚣 天南星 防风 江鳔

主治 破伤风。

蜂房膏 (《太平圣惠方》)

露蜂房 玄参 黄芪 蛇蜕 杏仁 乱发 黄丹

主治 瘰疬脓水不干。

蜀漆散 (《金匮要略》)

蜀漆 云母 龙骨

主治 寒多热少之牝疟。

腽肭脐丸 (《济生方》)

海狗肾 人参 鹿茸 附子 天雄 川乌 阳起石 钟乳粉 朱砂 沉香

主治 肾阳亏虚,阳痿不举,腰膝痿弱,尿频便溏,腹中冷痛等。

腽肭脐散 （《圣济总录》）

海狗肾　吴茱萸　甘松　陈皮　高良姜　葱白
胡椒　无灰酒

主治　肾阳衰微，下元虚冷，心腹冷痛。

新加香薷饮 （《温病条辨》）

香薷　金银花　扁豆花　厚朴　连翘

主治　暑季感寒，发热头痛，恶寒，无汗，头晕，
胸闷。

十四画

碧玉散 （《宣明论方》）

滑石　甘草　青黛

主治　暑热惊痛，兼目赤咽痛或口舌生疮。

截疟七宝饮 （《杨氏家藏方》）

常山　草果　槟榔　厚朴　青皮　陈皮　炙甘草

主治　疟疾数发不止，痰湿甚而体壮者。

截疟饮 （《医宗必读》）

黄芪　人参　乌梅　常山　白术　茯苓　草果
砂仁　五味子　陈皮　甘草

主治　体虚久疟不止者。

截疟青蒿丸 （《金匮钩玄》）

青蒿　冬青叶　官桂　马鞭草

主治　疟疾。

截疟常山饮 （《丹溪心法》）

穿山甲　草果　知母　槟榔　乌梅　炙甘草
常山

主治　疟久不愈，而成虐母者。

酸枣仁汤 （《金匮要略》）

酸枣仁　知母　茯苓　川芎　甘草

主治　虚劳、虚烦不得眠。

磁朱丸（《备急千金要方》）

磁石　朱砂　六曲

主治　心肾不交，心悸失眠，耳鸣耳聋，视物昏花；亦治癫痫。

豨桐丸（《拔萃良方》）

豨莶草　臭梧桐

主治　感受风湿，或嗜饮冒风，内湿外邪，以致两脚软酸疼痛，不能步履，或两手牵绊不能仰举，状似风瘫；亦治中风手足不遂。

蜡矾丸（《医方集解》）

白矾　黄蜡

主治　痈肿恶疮及毒虫蛇犬所伤。

蝉花散（《一草亭目科全书》）

蝉蜕　菊花　木贼　谷精草　羌活　甘草　蒺藜　草决明　防风　山栀　川芎　密蒙花　荆芥穗　蔓荆子　黄芩

主治　肝经风热，目赤、目翳、多泪等症。

蝉薄饮（《中国当代名中医秘验方临证备要》）

蝉蜕　薄荷　牛蒡子　金银花　连翘

主治　风热火毒上攻之咽喉红肿疼痛、声音嘶哑。

罂粟散（《普济方》）

罂粟壳　陈皮　诃子　缩砂仁　炙甘草

主治　脾虚久泻不止。

膈下逐瘀汤（《医林改错》）

五灵脂　川芎　牡丹皮　赤芍药　乌药　延胡索　甘草　当归　桃仁　红花　香附　枳壳

主治 瘀在膈下，积块痛处不移；或小儿痞块，卧则腹坠者。

腐尽生肌散（《医宗金鉴》）

儿茶 血竭 乳香 没药 冰片 麝香 三七

主治 疮疡不敛。

漏芦汤（《圣济总录》）

漏芦 连翘 木通 桂枝 犀角屑 黄芩 柴胡 玄参 大黄 知母

主治 瘰疬初结，时发寒热。

漏芦汤（《备急千金要方》）

漏芦 黄芩 连翘 白蔹 枳壳 升麻 甘草 麻黄 朴硝 大黄

主治 痈疽丹毒恶肉，时行热毒赤肿，鼻疽色紫坚痛。

漏芦散（《和剂局方》）

漏芦 瓜蒌 蛇蜕

主治 乳痈肿痛。

熊胆丸（《本草纲目》）

熊胆 冰片

主治 清热平肝，明目退翳。

缩毒散（《普济方》）

山栀子 白芷

主治 诸般肿毒。

缩泉丸（《校注妇人良方》）

益智仁 山药 乌药

主治 下元遇冷，小便频数及小儿遗尿。

缩砂香附汤（《世医得效方》）

香附子 乌药 苏叶 缩砂仁 甘草

主治　气滞腹痛，胸胁胀满，嗳气吞酸。

十五画

增液汤 （《温病条辨》）

生地黄　玄参　麦冬

主治　阳明温病，津液不足。症见大便秘结，口渴，舌干红，脉细稍数或沉而无力。

增液承气汤 （《温病条辨》）

生地黄　玄参　麦冬　大黄　芒硝

主治　阳明温病，热结阴亏，燥屎不行，下之不通者。

樗树根丸 （《摄生众妙方》）

黄柏　芍药　良姜　樗树根皮

主治　湿热下注，带下赤白，淋漓腥臭。

樟脑散 （《不知医必要》）

樟脑　硫黄　川椒　枯矾

主治　疥疮有脓者。

撮风散 （《证治准绳》）

蜈蚣　蝎梢　钩藤　直僵蚕　朱砂　麝香

主治　小儿撮口，手足抽搐。

震灵丹 （《和剂局方》）

代赭石　禹余粮　赤石脂　紫石英　五灵脂　朱砂　乳香　没药

主治　妇女崩漏或白带久不止，眩晕腰酸者；亦可用于久泻久痢无湿热者。

镇肝熄风汤 （《医学衷中参西录》）

生赭石　生牡蛎　生龙骨　生杭芍　怀牛膝　生龟甲　玄参　天冬　川楝子　生麦芽　茵陈　甘草

主治 阴虚阳亢，肝风内动所致的眩晕头痛，目胀耳鸣，或肢体不利，口眼歪斜；或眩晕颠仆，昏不知人等。

十六画

薏苡仁汤（《类证治裁》）

薏苡仁 当归 芍药 麻黄 官桂 苍术 甘草

主治 风湿痹证湿盛者。

薏苡附子败酱散（《金匮要略》）

薏苡仁 附子 败酱草

主治 肠痈脓已成者。

薄荷汤（《痧胀玉衡》）

薄荷 香薷 连翘 紫朴 金银花 木通

主治 夏令感受暑湿秽浊之气的脘腹胀痛、呕吐泄泻。

颠倒木金散（《医宗金鉴》）

木香 郁金 甘草

主治 气滞血瘀之胸痹。

橘皮汤（《金匮要略》）

橘皮 生姜

主治 胃失和降，恶心呕吐。

橘皮竹茹汤（《金匮要略》）

橘皮 竹茹 生姜 人参 大枣 甘草

主治 胃虚有热而哕逆者。

橘皮枳实生姜汤（《金匮要略》）

橘皮 枳实 生姜

主治 胸痹，胸中气塞短气。

橘核丸（《济生方》）

橘核　海藻　昆布　海带　川楝子　桃仁　厚朴　木通　枳实　桂心　延胡索　木香

主治　睾丸疼痛。

整骨麻药方（《医宗金鉴》）

川乌　草乌　曼陀罗　姜黄　羊踯躅　麻黄

主治　外敷，主骨折疼痛。

整骨麻醉方（《医宗金鉴》）

川乌尖　草乌尖　蟾酥　胡椒　生南星　生半夏

主治　麻醉止痛。

醒消丸（《外科全生集》）

乳香　没药　麝香　雄精

主治　红肿痈毒。

醒脾散（《古今医统》）

天麻　僵蚕　全蝎　白附子　人参　白术　茯苓　木香　生姜　大枣　甘草

主治　小儿吐泄不止，慢惊风。

赞育丹（《景岳全书》）

熟地黄　白术　当归　枸杞子　杜仲　仙茅　巴戟天　山茱萸　淫羊藿　肉苁蓉　韭子　蛇床子　附子　肉桂

主治　阳痿无子。

十七画及以上

黛蛤散（《卫生鸿宝》）

青黛　煅蛤粉

主治　肝火犯肺，头晕耳鸣，咳痰带血，咽喉不利，胸胁作痛。

礞石滚痰丸（《养生主论》）

青礞石　沉香　黄芩　大黄

主治　实热顽痰，咳喘胸痞，大便秘结，以及癫狂等。

藿朴夏苓汤（《退思庐感证辑要》）

藿香　半夏　厚朴　赤苓　淡豆豉　杏仁　生薏苡仁　白蔻仁　猪苓　泽泻

主治　湿温病初起，身热不渴，肢体倦怠，胸闷口腻，舌苔白滑，脉濡缓者。

藿香半夏汤（《和剂局方》）

丁香皮　藿香叶　半夏

主治　湿阻中焦之呕吐。

藿香正气散（《和剂局方》）

藿香　紫苏　白芷　半夏　厚朴　大腹皮　茯苓　白术　陈皮　苦桔梗　生姜　大枣　炙甘草

主治　外感风寒，内伤湿滞之发热恶寒，头痛，胸膈满闷，脘腹疼痛，恶心呕吐，肠鸣泄泻，舌苔白腻等。

蟾酥丸（《外科正宗》）

蟾酥　麝香　朱砂　轻粉　枯矾　寒水石　铜绿　乳香　没药　胆矾　雄黄　蜗牛　全蝎

主治　痈疽、恶疮。

蟾酥丸（《绛囊撮要》）

蟾酥　上西黄　真茅术　朱砂　明雄黄　麝香　丁香

主治　各种痧证。

鳖甲丸（《太平圣惠方》）

鳖甲　川大黄　琥珀

主治　经闭、癥瘕。

鳖甲煎丸（《金匮要略》）

鳖甲　乌扇　桃仁　大黄　䗪虫　丹皮　柴胡
黄芩　鼠妇　干姜　芍药　葶苈子　石韦　厚朴　瞿
麦　紫葳　阿胶　蜂蜜　赤硝　蜣螂　半夏　人参
桂枝

主治　久疟、疟母，肝脾肿大，胁肋疼痛。

癫宁片（雷载权编《中药学》）

天南星　胡椒　水牛角　冰片

主治　癫痫。

麝香汤（《圣济总录》）

麝香　木香　桃仁　吴茱萸　槟榔

主治　厥心痛。

蠲痹汤（《杨氏家藏方》）

羌活　防风　姜黄　当归　黄芪　赤芍　炙甘草

主治　风痹，症见项背拘急，肩时臂痛，举动艰
难等。

蠲痹汤（《医学心悟》）

羌活　秦艽　当归　桂心　海风藤　独活　川芎
木香　乳香　桑枝　炙甘草

主治　风寒湿痹，肢体关节疼痛，或沉重麻木，
得热则减，遇寒冷则加剧者。

蠲痛散（《妇人良方》）

香附子　荔枝核

主治　血气刺痛。

参考文献

[1] 张仁安. 本草诗解药性注. 西安：陕西人民出版社，1960.

[2] 北京中医学院. 药性赋白话解. 北京：人民卫生出版社，1960.

[3] 北京中医学院. 汤头歌诀白话解. 北京：人民卫生出版社，1961.

[4] 北京中医学院. 药性歌诀四百味白话解. 北京：人民卫生出版社，1962.

[5] 广州中医学院. 方剂学. 上海：上海人民出版社，1974.

[6] 江苏新医学院. 中药大辞典. 上海：上海人民出版社，1977.

[7] 成都中医学院. 中药学. 上海：上海科学技术出版社，1978.

[8] 四川医学院. 中草药学. 北京：人民卫生出版社，1979.

[9] 北京医学院，北京中医学院. 中草药成分化学. 北京：人民卫生出版社，1980.

[10] 马有度. 医方新解. 上海：上海科学技术出版社，1980.

[11] 苏敬，长孙无忌，李勣，等. 新修本草. 合肥：安徽科学技术出版社，1981.

[12] 中国中医研究院，广州中医学院. 中医大辞典

·医史文献分册．北京：人民卫生出版
社，1981.

[13] 高体三，曹健生，王文忠．汤头歌诀新义．郑
州：河南科学技术出版社，1981.

[14] 李时珍．本草纲目．北京：人民卫生出版
社，1982.

[15] 中国中医研究院，广州中医学院．中医大辞典
·中药分册．北京：人民卫生出版社，1982.

[16] 中国中医研究院，广州中医学院．中医大辞典
·方剂分册．北京：人民卫生出版社，1983.

[17] 凌一揆．中药学．上海：上海科学技术出版
社，1984.

[18] 孙星衍，孙冯翼，吴普，等．神农本草经．北
京：中华书局，1985.

[19]．萧源．永乐大典医药集．北京：人民卫生出版
社，1986.

[20] 杜文燮．药鉴．北京：中国中医药出版
社，1993.

[21] 冉先德．中华药海．哈尔滨：哈尔滨出版
社，1993.

[22] 温长路．中药趣话．北京：中国医药科技出版
社，1993.

[23] 雷载权．中药学．上海：上海科学技术出版
社，1995.

[24] 彭怀仁．中华医方精选辞典．上海：上海科学文
献出版社，1998.

[25] 樊蔚虹，杨新年，徐敏．最新方剂手册．郑州：
中原农民出版社，1998.

[26] 段苦寒. 中医临床处方手册. 北京：中国医药科技出版社，1999.

[27] 赵存义，赵春塘. 本草名考. 北京：中医古籍出版社，2000.

[28] 温长路. 健康长寿与民谣谚语. 北京：中国医药科技出版社，2001.

[29] 温长路. 健康长寿与民俗风情. 北京：中国医药科技出版社，2001.

[30] 丁兆平. 趣味中药. 北京：人民卫生出版社，2003.

[31] 温长路. 健康长寿与民歌诗词. 北京：中医古籍出版社，2003.

[32] 温长路. 健康长寿与成语典故. 北京：中医古籍出版社，2004.

[33] 高学敏. 中药学. 北京：中国中医药出版社，2007.

[34] 尚志钧. 神农本草经校注. 北京：学苑出版社，2008.

[35] 钱超尘，温长路，赵怀舟，等. 金陵本本草纲目新校正. 上海：上海科学技术出版社，2008.

[36] 温长路. 俗谚俚语话养生. 北京：中国中医药出版社，2010.